Hans Tilscher und Manfred Eder
Infiltrationstherapie

Infiltrationstherapie

Therapeutische LokalAnästhesie

Hans Tilscher
Manfred Eder

Grundlagen, Indikationen, Techniken

111 Abbildungen, 9 Tabellen
2., durchgesehene Auflage

Hippokrates Verlag Stuttgart

CIP-Titelaufnahme der Deutschen Bibliothek

Tilscher, Hans:
Infiltrationstherapie: therapeutische Lokalanästhesie;
Grundlagen, Indikationen, Techniken/Hans Tilscher;
Manfred Eder; (Zeichn.: M. Woscyzna). - Stuttgart:
Hippokrates Verl., 1991
ISBN 3-7773-1011-5

NE: Eder, Manfred:

Anschrift der Verfasser:

Prim. Univ.-Prof. Dr. Hans Tilscher
Orthopädisches Spital
Speisinger Straße 109
A-1134 Wien

Univ.-Doz. Dr. Manfred Eder
Schönaugasse 4
A-8010 Graz

Zeichnungen: M. Woscyzna, 5342 Rheinbreitbach

1. Auflage 1989
2. Auflage 1991

Wichtiger Hinweis

Medizin als Wissenschaft ist ständig im Fluß. Forschung und klinische Erfahrung erweitern unsere Kenntnisse, insbesondere was Behandlung und medikamentöse Therapie anbelangt. Soweit in diesem Werk eine Dosierung oder eine Applikation erwähnt wird, darf der Leser zwar darauf vertrauen, daß Autoren, Herausgeber und Verlag größte Mühe darauf verwandt haben, daß diese Angabe genau dem **Wissensstand bei Fertigstellung** des Werkes entspricht. Dennoch ist jeder Benutzer aufgefordert, die Beipackzettel der verwendeten Präparate zu prüfen, um in eigener Verantwortung festzustellen, ob die dort gegebene Empfehlung für Dosierungen oder die Beachtung von Kontraindikationen gegenüber der Angabe in diesem Buch abweicht. Das gilt nicht nur bei selten verwendeten oder neu auf den Markt gebrachten Präparaten, sondern auch bei denjenigen, die vom Bundesgesundheitsamt (BGA) in ihrer Anwendbarkeit eingeschränkt worden sind.
Geschützte Warennamen (Warenzeichen) werden nicht besonders kenntlich gemacht. Aus dem Fehlen eines solchen Hinweises kann also nicht geschlossen werden, daß es sich um einen freien Warennamen handele.

ISBN 3-7773-1011-5

Printed in Germany 1991. Satz: Fotosatz Sauter, 7334 Süßen. Druck: Kohlhammer, 7000 Stuttgart 61.
Schrift: 11/13 Punkt Times (Berthold).

Inhalt

Vorwort zur 2. Auflage

Bereits ein Jahr nach dem Erscheinen des Buches ergab sich die Notwendigkeit, eine Neuauflage vorzubereiten. Die gute Akzeptanz und durchweg positive Rezensionen haben gezeigt, daß die gewählte Vorstellung der Materie Zustimmung findet und deshalb weitgehende Änderungen von Text und Bildmaterial nicht notwendig sind. Deshalb wurden für die 2. Auflage auch nur dort, wo es notwendig schien, Textstellen klarer formuliert und Ergänzungen eingefügt bzw. Legenden vervollständigt - mit einem Wort »Feinschliff« vorgenommen.

Hans Tilscher, Wien
Manfred Eder, Graz
Dezember 1990

Vorwort zur 1. Auflage

Die ganzheitsmedizinische Betrachtung jener Leiden, deren Entstehung einem Faktorenpaket zugeschrieben werden muß, welches unter dem Sammelbegriff »Zivilisationsschaden« bekannt ist, läßt erkennen, daß zu deren Behandlung medikamentöse Therapieformen nur eine untergeordnete Rolle spielen.
Wie könnten auch Sitzschäden, Bewegungsverarmung, fehlernährungsverbundene Stoffwechselentgleisungen einerseits oder arbeitsbedingte Fehlstereotypien, sportliche Überlastungen und Streßeinwirkungen andererseits, medikamentös kompensierbar sein?
Das ständige Bestreben des Organismus, die lebenserhaltende Homöostase zu sichern, wird durch das erwähnte Störfaktorenpaket laufend belastet, und der Versuch, auftretende Dekompensationen dieser Regelvorgänge, die primär als Funktionsstörungen klinisch in Erscheinung treten, medikamentös beheben zu wollen, stellt nicht nur keine Problemlösung dar, sondern führt vielmehr des öfteren zur zusätzlichen Beanspruchung der homöostatischen Kapazität.
Somit ergibt sich zwangsläufig, abgesehen von jeder unmittelbaren notwendigen Schmerzbehandlung, die Forderung nach nichtmedikamentösen Therapieformen, die zur Entlastung der Regelvorgänge beitragen. Neben der Ausschaltung erkennbarer und ausschaltbarer Störfaktoren, durch Verbesserung der Lebensweise (Arbeitsplatzoptimierung, Ausgleichssport, richtige Ernährung usw.) kommen dazu die unter dem Sammelbegriff »Reflextherapien« zusammengefaßten Behandlungsmethoden in Frage.
Die in dieser Monographie vorgestellte therapeutische Lokalanästhesie nimmt dabei, gemessen an ihrer Effizienz und Wirkungsbreite, eine Spitzenposition ein. Gerade Behandlungen des chronisch gestörten Bewegungsapparates mit seinem Kardinalsymptom »Schmerz« sind ohne den Einsatz der

therapeutischen Lokalanästhesie kaum vorstellbar. Diese Erkenntnis beginnt sich mehr und mehr durchzusetzen, und das Bedürfnis nach entsprechend schulender Literatur wächst in gleichem Maße.
Die Autoren, seit vielen Jahren fast ausschließlich mit Erkrankungen des Bewegungsapparates und dessen Behandlung konfrontiert, haben ihre Erfahrungen mit der therapeutischen Lokalanästhesie in Buchform niedergelegt und hoffen, daß jenen Kollegen, die beabsichtigen, sich gleichfalls mit diesem Gebiet zu beschäftigen, der Einstieg in die Materie dadurch erleichtert wird. Nicht erspart bleibt allen Interessierten das zusätzliche Befassen mit grundlegenden Diagnostikverfahren, ohne die Behandlungserfolge dem Zufall überlassen bleiben. In diesem Zusammenhang sei darauf verwiesen, daß es in erster Linie die körperliche Patientenuntersuchung ist, die erst in die Lage versetzt, jene Ansatzpunkte zu bestimmen, über die gezielte Injektionstechniken der therapeutischen Lokalanästhesie hilfreich wirken können.
Einmal mehr sei der Ludwig-Boltzmann-Gesellschaft für die Förderung der Grundlagenerarbeitung gedankt. Eine weitere Dankadresse gebührt dem Verlag für das großzügige Entgegenkommen bei der Buchgestaltung, die sicherlich auch die Leserschaft zu würdigen wissen wird.

Hans Tilscher, Wien
Manfred Eder, Graz

A ALLGEMEINER TEIL

Einleitung

Ein gerade in den letzten Jahren immer wieder auftauchendes Diskussionsthema ist die Ausbildung des Mediziners. Von der vorherrschenden akademischen Überlegung ausgehend, auch Medizin mit dem Maßstab exakter Naturwissenschaften messen zu können, werden solcherart erarbeitete Details in den Vordergrund der Lehrtätigkeit gestellt, mit dem Ergebnis der Erziehung zum monokausalen Denken, einer Entwicklungsstufe, in der sich die Medizin von heute befindet und die zu Recht als ernste Krise bezeichnet werden kann. Ganz unbestritten, und das sei ausdrücklich betont, sind viele der erarbeiteten Details bei der Behandlung des Patienten sinnvoll einsetzbar, manche sind unersetzlich. Das gilt ganz besonders für die Therapie von Akutsituationen und die Beherrschung vital bedrohlicher Zustände. Kritisch zu beurteilen ist allerdings jegliche zu vordergründige monokausale Betrachtung und symptomatische Therapie beim chronisch Kranken. Zurückgehend auf die Frage der Medizinerausbildung, die ja an Kliniken abgewickelt wird, ergibt sich das Problem, daß hier ein Patientengut als Maßstab dient, das sich von jenem in der freien Praxis deutlich unterscheidet. Dominieren an der Klinik fortgeschrittene Fälle mit ausgeprägter pathomorphologischer Basis und zerstörter Funktion, so findet man in der Praxis die Vielzahl jener, die sich noch im reversiblen Zustand der gestörten Funktion befinden. Daß die einfache Übertragung klinischer Erkenntnisse über voll entwickelte Leiden auf lediglich funktionsgestörte Kranke bedenklich erscheinen muß, ist eines der Kernprobleme in der klinischen Ausbildung. Der in die freie Praxis tretende Arzt steht urplötzlich vor einem völlig anderen Patientenkreis und ist mit seinem auf das Klinikniveau abgestimmten Wissen bei diesen Patienten überfordert. Die gesamte Problemstellung erscheint neu und ungewohnt, Krankheitsschwerpunkte haben sich verschoben, es dominieren Befindensstörungen ohne pathomorphologische Veränderungen, vegetative und psychosomatische Beschwerden, Verminderung der Leistungsfähigkeit und besonders häufig Schmerzsyndrome des Bewegungsapparates in ihrer fast nicht mehr überschaubaren Mannigfaltigkeit, aber oft verwirrend ähnlichen Symptomatik. Der unter dem Zeitdruck der täglichen Praxis stehende Arzt flüchtet nach der speziell beim chronisch Kranken unbefriedigenden medikamentösen Behandlung, so wie er es von der Klinik her gewohnt war, in die medizinische Hochtechnologie und erwartet von ihr entscheidende Weiterhilfe. Damit wird nicht nur die Finanzierbarkeit der Medizin von heute zu einem bald unlösbarem Problem, sondern auch das Arzt-Patienten-Verhältnis auf eine sterile Ebene abgesenkt. Medizinische Hochtechnologie anstelle von anamnestischer Kleinarbeit und zeitaufwendiger körperlicher Untersuchung erspart zwar persönliche Verantwortlichkeit und in extremis juristische Konsequenzen, führt allerdings letztendlich zur Verunsicherung und Entfremdung der Patienten. Enttäuscht von Wissenschaft und Technik landen sie dann häufig in den Händen unqualifizierter Behandler, die, von den nicht immer kritisch agierenden Medien unterstützt, diese »Marktlücke« entdeckt haben und kräftig nützen. Deren Tenor ist einerseits die Verurteilung einer ihrer Meinung nach versagenden Medizin, sowie ihrer Vertreter, andererseits das Anbieten von Alternativen, sozusagen als Ersatz, als hätte die Medizin tatsächlich Jahrhunderte geschlafen. Die Exponenten dieser Strömungen fördern das Mißtrauen der Patienten gegenüber der Medizin und es kann nicht geleugnet werden, daß sie geschickt die Situation erfassen und mit ihrer vorgegebenen Zuwendung zum Patienten ein derzeit bestehendes ärztliches Manko ausgleichen. Die Faszination des guten Masseurs besteht zum Beispiel sicherlich auch darin, daß er oft, und das sei zugegeben, der erste ist, der den Patienten wirklich angreift, nach schmerzhaften Strukturen sucht, sie findet und in der Urform ärztlichen Tuns therapiert, in dem er sie im Sinne des Wortes »behandelt«. Das dabei meist begleitende Gespräch bringt zweifellos auch einen psychotherapeutischen Effekt. Kritik an der Gesamtsituation muß daher vor allem an der Medizin selbst ansetzen, deren brillante Technik zwar das gestörte Organ, aber nicht den erkrankten Menschen erfaßt. So kann es nicht genügen, beim häufigsten Symptom, das den Patienten zum Arzt treibt, dem Schmerz, nach der unbedingt notwendigen Erstversorgung weiterhin nur ein nebenwirkungsbehaftetes Analgetikum oder nichtsteroidales Antirheumatikum zu verordnen. Bei den Erkrankungen des Bewegungsapparates, die zunehmende Tendenz zeigen, ist das vorherrschende und den Patienten am meisten belastende Symptom das gerade angesprochene Schmerzgeschehen in allen seinen Nuancen. Für diesen Patientenkreis hat nun der praktizierende Arzt als Haupteffektor der Medizin in seiner Ausbildung wenig an klinisch-diagnostischem und therapeutischem Rüstzeug mitbekommen. In zunehmendem Maße wird daher versucht, diese Lücke durch Ausweichen auf sogenannte medizinische Randgebiete bzw. »alternative Therapieformen« zu überbrücken. Vielfach handelt es sich dabei um schon lange bekannte Methoden, die aber ganz einfach nicht in das Konzept der universitären Medizin gepaßt haben und von dieser als Außenseitermethoden abqualifiziert wurden. Die Ablehnung erfolgte nicht selten ohne genaue Nachprüfung, auf Vorurteilen aufgebaut und emotionell belastet. Begünstigt wurde und wird die kritisierte Denk- und Interpretationsweise allerdings zum Teil durch Vertreter dieser Randgebiete selbst, die ihre Aktivitäten mit einer Fülle von Theorien verbrämten, die einer auch wohlwollenden Nachprüfung nicht standhalten konnten. Andererseits, oder besser ausgedrückt, trotzdem ist es ernst zu nehmenden Pionieren früherer Außenseitermethoden gelungen, durch überlegtes Agieren und Argumentieren ihre Sparten so vorzustellen, daß eine Integration in die universitäre Medizin erfolgen konnte (Manuelle Medizin, Akupunktur).

Geschichte der Therapeutischen Lokalanästhesie

Die fachhistorische Ausleuchtung der vorzustellenden Materie weist einmal mehr dem Zufall eine auslösende Rolle zu. Auf der Suche nach einem Mittel zur Bekämpfung der Depression bemerkte und erkannte der Wiener Psychoanalytiker *Sigmund Freud* anläßlich eines Selbstversuches die anästhetische Wirkung des Kokains auf die Mundschleimhaut. Er teilte diese Beobachtung dem Augenarzt *K. Koller* mit, der dann im gleichen Jahr (1883) unter Kokainanästhesie die erste Staroperation ausführte. In *Tabelle 1* sind ohne Anspruch auf Vollständigkeit die Namen jener Pioniere vermerkt, die den Weg der Kokainära in der Lokalanästhesie geprägt haben.

In dieser Auflistung taucht erstmals mit dem Namen *Corning* der nichtoperationsgebundene, also therapeutische Einsatz eines Lokalanästhetikums auf. Der eigentliche Startschuß für das, was wir heute unter dem Begriff »Therapeutische Lokalanästhesie (TLA)« verstehen, konnte allerdings erst dann erfolgen, als das erforderliche Pulver dazu erfunden war (Novocain, *Einhorn* 1905). *Tabelle 2* nennt die Namen jener, die hauptsächlich dazu beigetragen haben, daß sich die Therapeutische Lokalanästhesie zum derzeitigen beachtlich hohen Status entwickeln konnte.

Tab. 1 Daten zur medizinhistorischen Entwicklung der Lokalanästhesie (LA)

Severino	(1664)	Schnee-, Eisanästhesie
Pravatz	(1853)	Injektionsspritze
Wood	(1853)	Hohlkanüle
Freud	(1883)	Kokainselbstversuch
Koller	(1883)	Staroperation/Kokain
Halsted	(1886)	Leitungsanästhesie
Schleich	(1892)	Infiltrationsanästhesie
Oberst	(1894)	LA in Blutleere
Corning	(1894)	Interspinöse LA bei Spinalreiz
Reclus	(1895)	Statistik zur LA mit Kokain
Bier	(1898)	Lumbalanästhesie

Tab. 2 Daten zur medizinhistorischen Entwicklung der Therapeutischen Lokalanästhesie (TLA)

Einhorn	(1905)	Novocainsynthese
Leriche	(1920)	Umspritzung der A. temporalis/Migräne
Mandl	(1926)	Paravertebrale Injektionen
F. u. W. Huneke	(1928)	i.v. Novocain/Fernwirkung
Leriche	(1931)	Infiltration von Operationsnarben
Leriche	(1934)	Sympathikusblockade
Huneke	(1940)	Sekundenphänomen
Fenz	(1941)	Rheumatherapie
Dittmar	(1949)	
Kibler	(1950)	TLA hyperalgetischer Zonen
Gross	(1951)	
Dosch	(1964)	Lehrbuch der Neuraltherapie

Immer dann, wenn die Entwicklung an verschiedene Persönlichkeiten gebunden ist, stiften Nomenklaturprobleme gewisse, meist keineswegs ernstzunehmende Unstimmigkeiten, so auch beim therapeutischen Einsatz der Lokalanästhesie. Von der Vielzahl der angebotenen Termini haben sich die Bezeichnung »therapeutische Lokalanästhesie« *(Gross)* und Neuraltherapie *(Huneke)* am besten durchgesetzt, wobei die Wortprägung Neuraltherapie sicherlich nicht glücklich erscheint, wirkt doch eine ganze Reihe anderer Therapieverfahren, vordergründig jene, die man unter dem Sammelbegriff Reflextherapie *(Tilscher, Eder)* zusammenfaßt, wie etwa Manuelle Medizin, Akupunktur und diverse Methoden der Physikalischen Medizin, gleichfalls im neurophysiologischen, also im neuralen Bereich. Schon aus diesem Grund ist der Ausdruck therapeutische Lokalanästhesie vorzuziehen, obwohl auch er nicht voll befriedigt, da der damit hervorgehobene Anästhesieeffekt nicht die einzige Wirkungskomponente der therapeutischen Lokalanästhesie darstellt. Wo liegen nun die Gründe für die nicht nur nomenklaturmäßige Differenzierung von Neuraltherapie und therapeutischer Lokalanästhesie, eine Separierung, die sich auch im Zusammenschluß zu jeweils eigenen Ärztegesellschaften manifestiert?

Therapeutische Lokalanästhesie – Neuraltherapie

Betrachtet man zuerst die medizinhistorisch gesehen älteren Neuraltherapiegesellschaften nach *Huneke*, ihre Vorstellungen und Präsentationen, so findet man eine seit den Gründungszeiten wenig veränderte ideologische Basis, die das sogenannte Sekundenphänomen als Mittelpunkt beinhaltet. Dieses Sekundenphänomen erfordert eine nähere Betrachtung. *Leriche* und nach ihm *Huneke* berichteten über das Erlöschen von weitab vom Injektionsort gelegenen Fernstörungen bei Unterspritzung chronischer Irritationsstellen (Narben etc.) mit einem Lokalanästhetikum. Da dieser Effekt unmittelbar bzw. fast gleichzeitig mit der Injektion erfolgte, prägte *Huneke* dafür den Terminus »Sekundenphänomen«. Viele Jahre später hat *Kellner* (1976), ein profunder Kenner der Materie, sicherlich nicht leichtfertig dazu sehr richtig gesagt: »Die Neuraltherapie ist überschattet durch das Sekundenphänomen«. Dieses voll zu unterstreichende Statement bezweckt keinesfalls eine Diskreditierung oder ein Anzweifeln der Realität dieses Phänomens, es will vielmehr versuchen, den Stellenwert emotionslos festzulegen.
Weil schwer erklärbar und durchschaubar, blieb das Sekundenphänomen bis zum heutigen Tage ein aktueller akademischer Zankapfel. Puristen der Befürworter und Gegner verbissen sich emotionell in die Materie und manövrierten sie ins Abseits. Der ganze Streitpunkt könnte aber ruhig ad acta gelegt werden, wenn die Streitparteien Konsensbereitschaft zeigen und anerkennen würden, daß:

- Sekundenphänomene sehr selten sind,
- ihre Existenz unbestreitbar ist,
- ein Nachweis über objektive Parameter gelingt,
- Placebo- und Suggestiveffekte keine außergewöhnliche Rolle spielen.

Arbeiten verschiedener Untersucher *(Bergsmann, Kellner, Pischinger* u. Mitarb.) bestätigen die Realität des Sekundenphänomens über Parameter der Regulationslagenbestimmung (Serum-Jodometrie, bilaterale Oxyhämoglobinwerte, physikalische Testmethoden). Gleichzeitig und im Zusammenhang mit diesen Ergebnissen kristallisierte sich eine Erklärung für den Wirkungsmodus heraus. Heute wird angenommen, daß an der Störstelle neben dem bereits geschilderten temporären bzw. kurzzeitigen Reizabbau durch das Lokalanästhetikum die Nadelstichreaktion als normale Mikrowunde vom Organismus erkannt und in Form einer normalen Mesenchymreaktion, wie sie jeder ungestörten Wundheilung zukommt, beantwortet wird. Der Informationseinstrom aus diesem Normalablauf überlagert dann die ursprünglichen Störstellensignale und verlängert oder ersetzt die Wirkung des initialen kurzzeitigen Anästhesieblocks *(Kellner).*
Die ursprüngliche Definition des Sekundenphänomens verlangt nicht nur das sekundenschnelle Abklingen der Fernstörungen, sondern darüber hinaus

ein Andauern der Beschwerdefreiheit für 24 Stunden und die Reproduzierbarkeit des Gesamtablaufs.

Diese seinerzeit von *Huneke* geforderte eintägige Beschwerdefreiheit läßt sich nach den derzeitigen Beobachtungen nicht mehr aufrechterhalten. Auch kürzere, nur Stunden andauernde Ausschaltungseffekte haben ihre Aussagekraft. So wie es einen epidemiologischen Wandel vieler Krankheitsbilder gibt – generell gesehen sind Akutstörungen seltener geworden und chronische Verläufe dominierend –, genauso haben sich die Sekundenphänomene verändert. Sie unterliegen einer eindeutigen rückläufigen Tendenz und lassen des weiteren erkennen, daß auch das Dogma der Unmittelbarkeit des Effektes ergänzt werden muß. *Bergsmann* und *Eder* (1976) sprechen diesbezüglich von protrahierten Besserungsphänomenen und begründen diese mit einer nicht in allen Systemen und Strukturen möglichen schlagartigen Funktionsnormalisierung.

Faßt man die mit dem Sekundenphänomen verknüpften Abläufe zusammen, so läßt sich sagen, daß hier, genauso wie beim Reizabbau im Rahmen der gesamten therapeutischen Lokalanästhesie analoge Mechanismen wirken. Der Unterschied liegt nur im Verhalten der Reizquelle. Während rein funktionell gestörte Strukturen über mehrmalige therapeutische Lokalanästhesie in den ursprünglichen Normalzustand rückführbar sind, liegt das Substrat der Störstelle des Herdgeschehens, die chronisch entgleiste Mesenchymreaktion im irreversiblen pathomorphologischen Bereich (dentale Herde, Tonsillitis chronica, usw.). Nadelstich und Lokalanästhesie können nur temporär, wie etwa beim Sekundenphänomen, wirksam sein. Die endgültige Ausschaltung solcher Störstellen muß meist operativ über die Ausräumung des entzündlich veränderten Reizterrains erfolgen.

Bezüglich der erzielbaren Testergebnisse beim Herdgeschehen wäre anzumerken, daß zwar ein positives Sekundenphänomen als Beweis für das Auffinden des auslösenden Herdes gilt, ein negatives Resultat aber ein Herdgeschehen nicht ausschließt. Speziell die Herdsuche mittels Testinjektionen im Zahn-Kieferbereich liefert nur selten verwertbare Aussagen.

Kritisch zu beurteilen ist gleichfalls die vielfach geübte Praxis, in einer Sitzung diverse, eventuell herdsuspekte Stellen zu unterspritzen. Wie unschwer zu verstehen, verwischt diese Vorgangsweise die Übersicht und die Interpretierbarkeit eventuell eintretender Erfolge, besonders dann, wenn protrahierte Besserungsphänomene zu beurteilen sind.

Zusammenfassend wäre zu sagen, daß herddiagnostische Teste zwar zum Indikationsbereich der Therapie mit Lokalanästhetika gehören, daß dieser relativ kleine Teilbereich aber nicht überbewertet werden darf.

Die eben getroffenen Ausführungen zum Thema Sekundenphänomen haben versucht, Realitäten aufzuzeigen sowie den Stellenwert im Rahmen der Anwendung der Lokalanästhetika zu bestimmen.

Und hier kann man nicht umhin, nochmals ausdrücklich zu betonen, daß es völlig ungeeignet ist, diesen eher seltenen Effekt in den Mittelpunkt einer Lehre zu rücken, wenn man die Integration in die universitäre Medizin fördern will.

Gerade das nehmen aber die »klassischen Neuraltherapeuten« nicht zur Kenntnis. Auf einschlägigen Kongressen sowie in entsprechenden Publikationen wird nach wie vor der Kasuistik gehuldigt und »ein Fall von« spekula-

tiv vorgetragen, mit dem Ergebnis, daß man »unter sich bleibt« und eine eigene Terminologie pflegt, die letztlich für die universitäre Medizin wie eine Fremdsprache wirkt. Man muß das klar sehen: Wer in der Welt verstanden werden will, muß Englisch können. Wer in die Welt der klinischen Medizin eindringen will, muß deren Sprache sprechen. Denn unzweifelhaft gibt es mehr Englisch Sprechende als Deutsch Sprechende und mehr Schulmediziner als Neuraltherapeuten.
Aufbauend auf diesen Überlegungen soll anschließend versucht werden, das weit über die Wertigkeit des Sekundenphänomens hinausgehende Wertvolle der Therapie mit Lokalanästhetika in einer Form und Sprache zu präsentieren, die allgemein verstanden wird.
Therapeutische Lokalanästhesie und die unter diesem Terminus Agierenden wollen, und dies sei expressis verbis betont, nun keinesfalls als Gegenspieler der Neuraltherapeuten, deren Pionierrolle gar nicht in Frage gestellt wird, wirken, es soll lediglich versucht werden, von einem anderen Grundgedanken ausgehend, begangene und weiterbestehende Fehler in der Interpretation auszuräumen. Ziel dieser Bemühungen ist es, unter Einbeziehung neurophysiologischer Erkenntnisse von Reiz und Reizbeantwortungsmechanismen über das Herausstellen der Funktionsstörung als Dominator des Krankheits- und Schmerzaufbaues und über das Aufzeigen der zur Diagnose und Therapie notwendigen Vorgangsweise eine nachvollziehbare und verständliche Therapieform anzubieten, die auch für die universitäre Medizin akzeptabel und letztlich unersetzbar werden wird.
Eine solche Entwicklung würde auch eine Brücke zwischen Patient und Arzt errichten, eine Brücke über jene Entfremdung, die sich durch den Rückzug der Medizin in Technik und Labor eingestellt hat. Therapeutische Lokalanästhesie bedeutet ja unmittelbares Eingehen auf die Beschwerden des Patienten, beinhaltet das Erheben einer genauen Anamnese und vor allem eine subtile Palpation zur Ortung gestörter Strukturen. All das sind ohne Zweifel Grundvoraussetzungen dafür, daß Arzt und Patient sich einander nähern und ein für den Therapieerfolg gleichfalls wichtiges Vertrauensverhältnis zustande kommen kann. Die weitere Verbreitung der TLA in Klinik und freier Praxis könnte darüber hinaus dazu beitragen, durch Übermedikamentierung bedingte iatrogene Schädigungen zu reduzieren. Gleichzeitig, und als wünschenswerter Nebeneffekt, würde solcherart die TLA mithelfen, Kostensteigerungen im Gesundheitswesen zu dämpfen.
Das wesentlichste Anwendungsgebiet der therapeutischen Lokalanästhesie ist das Schmerzgeschehen in seinen zahlreichen Varianten. Um einen optimalen Einsatz der Methode zu gewährleisten, muß daher nicht nur die Anwendungstechnik beherrscht werden, sondern auch ein entsprechendes Grundwissen über Schmerzentstehung und Schmerzmechanismen gegeben sein.

Schmerz und Schmerzmechanismen

Das Auftreten von Schmerzen zeigt eine örtliche Gewebsirritation an, wobei Reizarten verschiedenster Provenienz als Auslöser wirksam werden können.

> Was ist Schmerz?
> Lexikon:
> »Eine quälende, unlustbetonte, antriebsgeladene Empfindung«
> Ärzte der Antike:
> »Ein bellender Wachhund der Gesundheit«
> *Nietzsche:*
> »Der Schmerz gehört zu den arterhaltenden Werten«
> *Leriche:*
> »Ein persönlicher Feind ohne Nutzen«
> Gesichert scheint:
> die protektive Wirkung

Heller, scharf umrissener Schmerz zeigt dabei Schädigungen der Körperoberfläche an. Er geht von entsprechenden Nozizeptoren aus und wird über dünne myelinisierte A-Delta-Fasern weitergeleitet. Dumpfe, tiefe, schlecht lokalisierbare Schmerzen werden durch marklose, langsam leitende dünne Fasern (C-Fasern) übertragen. Das erste Schmerzverrechnungszentrum für alle Reizmeldungen liegt im Hinterhorn, wobei, vereinfacht ausgedrückt, die eintreffenden nozizeptiven Signale eine dreigeteilte Weiterleitung erfahren. Es sind dies:

- die direkte Schaltung zum motorischen Vorderhornkomplex,
- die Weiterleitung zum sympathischen Kerngebiet im Seitenhorn,
- die aufsteigende seitengekreuzte Information über den Tractus spinothalamicus zu Hirnstamm und Kortex.

Aus dieser Reizverteilung und ihrer Beantwortung resultiert das jeweils vorliegende Schmerzbild, dessen individuelle Färbung der Reaktionsintensität erregter Sekundärzentren entspricht *(s. Schema).*
Die Reizvermittlung an den *motorischen Vorderhornkomplex* bewirkt, und das ist ein ganz wesentlicher Effekt jeglicher Reizbeantwortung, eine primär segmentale muskuläre Tonuserhöhung, die bei andauernder Reizsituation Hartspann mit allen seinen Folgen nach sich zieht.
Die Aktivierung des *sympathischen Kerngebietes* veranlaßt in zugehörigen Bereichen Durchblutungsstörungen, Bindegewebsverquellungen und über das Freiwerden der Sympathikustransmitter (Adrenalin, Noradrenalin) die Stimulierung algetischer Substanzen und das Absinken der Schmerzschwelle.

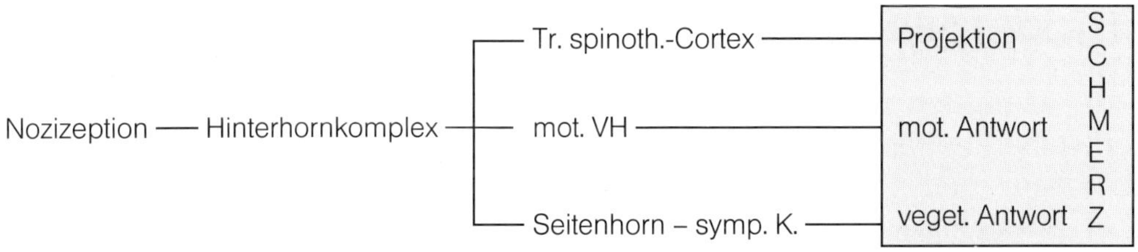

Reizverarbeitung und Schmerzbild

Die Erregung von *Hirnstamm* und *kortikalen Zentren* ist für mitlaufende affektive, sensorisch unterscheidende, projektive, aber auch hemmende Phänomene verantwortlich.

Dabei ist die Schmerzprojektion, die ja oft weit über das ursprüngliche Reizgebiet hinausreicht, eigentlich eine Wahrnehmungstäuschung, darauf zurückführbar, daß die Haut als Hauptangriffspunkt der meisten Reize im Kortex am stärksten repräsentiert wird, und demzufolge eintreffende Reizmeldungen der segmentalen Ordnung entsprechend in zugehörigen Regionen empfunden werden *(Head* u. Mitarb.).

Aus diesen Grundmechanismen bauen sich jene Schmerzformen auf, die für die einzelnen klinischen Schmerzsyndrome typisch sind:

Projektionsschmerz – referred pain

Während bis vor nicht allzulanger Zeit ausstrahlende Schmerzen fast ausschließlich über radikuläre Reizungen, oder im Sinne von Neuralgien gedeutet wurden, weiß man seit den Untersuchungen von *Kellgren* u. Mitarb., daß Ausstrahlungsschmerzen in den meisten Fällen von Schmerzrezeptoren der verschiedenen Gewebe (Ligamente, Gelenke, Insertionen, Organe, etc.) ausgehen. In den betroffenen Zonen werden auch häufig Dysästhesien angegeben, Hypalgesien fehlen aber immer. Als Konsequenz ergibt sich für die therapeutische Lokalanästhesie: Infiltration der Auslösungsstruktur und Quaddelung der Projektionszone.

Pseudoradikuläre Schmerzen

Diese Schmerzform imitiert radikuläre Ausstrahlungen (in unscharfer Form), läßt aber alle Charakteristika radikulärer Läsionen vermissen (keine Defizitsymptomatik!). Als Haupteffektor wirkt die reizbedingt (z.B. Gelenkreizzustand) verspannte Muskulatur.

Als Konsequenz ergibt sich für die therapeutische Lokalanästhesie: Infiltration der Auslösungsstruktur und der muskulären Schmerzzonen. Gleiches gilt für die über analoge Pathomechanismen entstehenden Triggerpunkte.

Triggerpunkte und Schmerzprojektion

Am häufigsten in der Muskulatur, aber auch in Faszien und Ligamenten entstehen bei längerer Reizcinwirkung über die gerade angeführten Pathomechanismen strang- und/oder knötchenförmige Verdickungen, die spontan bei physiologischen Belastungen Schmerz und Ausstrahlungen (referred pain) zeigen. Von diesen aktiven Triggerpunkten (TP) sind latente zu unterscheiden, die sich erst nach starker Reizung (Druck, Nadel etc.) zu erkennen geben. Die Triggerpunktentwicklung hat speziell für die Klinik des gestörten Bewegungsapparates große Bedeutung. Triggerpunkte weisen die unangenehme Tendenz zur Autonomisierung auf, wirken dann als sekundäres Reizzentrum und stellen unbehandelt ein beachtliches Rezidivreservoir dar. Im Laufe der weiteren Abhandlungen werden Triggerpunkte daher einen besonderen Stellenwert behalten, und dies auch deshalb, weil gerade mittels gezielter therapeutischer Lokalanästhesie befriedigende Behandlungserfolge zu erreichen sind.
Eines darf man dabei aber nicht vergessen und das soll schon deshalb klar herausgestellt werden, weil *Travell* und *Simons,* auf die ja die derzeitige Renaissance der Triggerpunktbewertung zurückzuführen ist, einen wesentlichen Punkt der Pathogenese vernachlässigt haben:

> Triggerpunkte sind das Resultat einer nozizeptiven Reizverarbeitung, die sich in der Muskulatur präsentiert, deren Pathogenese aber von differenten Startern (Gelenke, Ligamente, Muskulatur, Organreflektorik etc.) ihren Ausgang nehmen kann.

Wie schon durch den Ausdruck »sekundäre Reizzentren« betont wurde, existieren stets primäre Reizquellen, deren Aufdeckung und Ausschaltung notwendig ist, da nur durch Behandlungsansätze, die diese Strukturen mitbedenken, optimale Therapieeffekte erzielbar werden. Das heißt mit anderen Worten: Abgesehen von jenen Fällen, wo überlastungsbedingte oder traumatisch entstandene muskuläre Schädigungen den primären Reizort darstellen, müssen vor allem Gelenke, Ligamente und regional zugehörige Wirbelsäulenabschnitte, aber auch Organstörungen als Auslöser der Triggerpunktbildung in Betracht gezogen werden.

Radikuläre Schmerzen

Voraussetzung für die Entstehung dieser Schmerzform, bzw. echter Neuralgien, ist die Schädigung der Leitungsbahn zwischen Rezeptor und Synapse, durch langanhaltende und gravierende Kompressionseinwirkung. Solche Entwicklungen finden sich häufig beim Diskusprolaps mit Raumnot im Foramen intervertebrale und verbundener radikulärer Irritation, oder aber, um ein peripheres Beispiel zu bringen, beim Karpaltunnelsyndrom mit Druckschädigung des N. medianus, durch Sehnenscheidenverdickungen.
Als Folge der Druckschäden resultiert eine Faserentartung, die dazu führt, daß diese die Eigenschaft sensorischer Rezeptoren annehmen. Die primäre

Schädigung myelinisierter Fasern, vorwiegend solcher der A-Delta-Gruppe, bewirkt eine Störung der Tast- und Berührungswahrnehmung bei gleichzeitiger Aktivierung nozizeptiver Afferenzen. Diese Verknüpfung baut eine besonders intensive und unangenehme Schmerzform auf.
Muskuläre Verspannungen, die immer wieder als Erklärung für periphere Nervenirritationen dienen, führen dagegen nicht zu den aufgezeigten neuralen Schädigungen.

Man merke sich:

> Das Charakteristikum der radikulären Läsion bzw. echter Neuralgien ist die Defizitsymptomatik (Hypalgesie, Reflexausfälle, Paresen).

Für diagnostische Überlegungen wesentlich ist der Umstand, daß bei der orientierenden neurologischen Untersuchung nur das Algesieverhalten segmentspezifisch gewertet werden darf, denn hypästhetische Zonen zeigen Überlappungen und unscharfe Begrenzung. Darüber hinaus finden sich Hypästhesien bzw. Parästhesien auch bei pseudoradikulärer Symptomatik, Hypalgesien jedoch nur bei Läsionen mit neuralem Leitungsblock.
Als Konsequenz ergibt sich für die therapeutische Lokalanästhesie: Wurzelblockaden bzw. perineurale Infiltration im Kompressionsgebiet.

Medikamentöse Schmerztherapie

Kortison – wann und wie?

Die häufigsten Schmerzsituationen gehen von den Strukturen des Bewegungsapparates aus. Da es vordringlichste Verpflichtung des behandelnden Arztes ist, primär einen bestehenden schweren Schmerzzustand möglichst rasch zu bekämpfen, steht im Akutstadium der Wert einer medikamentösen Schmerztherapie über jeder Diskussion. Beim chronischen Schmerzpatienten stellen sich hingegen bezüglich einer Medikamentierung doch zusätzliche Fragen. Als erstes gilt es abzuwägen, ob die Fortsetzung einer initialen Medikotherapie imstande sein kann, das bestehende Beschwerdebild wirklich zu beeinflussen. Dies wird vor allem bei entzündlich-rheumatischen Erkrankungen der Fall sein, und bei diesen ist eine medikamentöse Langzeitbehandlung sicherlich gerechtfertigt. Liegen nichtentzündliche, dem sogenannten degenerativ-rheumatischen Formenkreis zugehörige Schmerzsyndrome vor, sind die Verhältnisse ganz anders. In solchen Fällen kann von einer medikamentösen Langzeitbehandlung keine Problemlösung erwartet werden, und das Risiko der Nebenwirkungen von den zumeist verordneten nichtsteroidalen Antirheumatika (NSAR) steht in keinem Verhältnis zum therapeutischen Effekt. Ganz zu schweigen von jenem Schädigungspotential, welches von kortisonhaltigen Mischpräparaten ausgeht.
Das Nichtansprechen der Beschwerden auf verordnete Medikamente verleitet darüber hinaus gar nicht so selten, besonders dann, wenn zusätzlich verordnete ungezielte Behandlungsmaßnahmen aus dem Bereich der physikalischen Medizin gleichfalls nicht die erhoffte Wirkung erbracht haben, dazu, die Beschwerden allzuschnell mit dem Stempel »psychosomatisch bedingt« zu versehen und so jenen Weg vorzubereiten, der bereits erwähnt wurde und der die Patienten in die Hände unqualifizierter Behandler treibt. Die Lösung des vorgestellten Problems liegt im Einsatz von Behandlungsarten, die in die Lage versetzen, ohne starke systemische Wirkung am Orte der Störung direkt und wirksam anzugreifen. Man faßt solche Methoden unter dem Sammelbegriff »Reflextherapie« zusammen, für die folgende Definition möglich ist:

> Reflextherapien sind nichtmedikamentöse Behandlungsmethoden, die auf verschiedenen neuralen Ebenen (Rückenmark, Stammhirn, Kortex) ablaufende Nozireaktionen dämpfen oder aufheben.

Die therapeutische Lokalanästhesie nimmt nun in der Effizienzwertung der Reflextherapien, zu denen auch Manuelle Medizin, Akupunktur und Anwendungen der physikalischen Medizin gehören, einen Spitzenplatz ein und bietet eine wirkungsvolle und risikoarme Alternative zu herkömmlichen Behandlungsarten.

> Im Unterschied zur alleinigen Medikotherapie eröffnet die therapeutische Lokalanästhesie die Möglichkeit, am Reizentstehungsort direkt einzuwirken, das Reizgeschehen zu blockieren und damit die Voraussetzungen zu schaffen, Regulationsstörungen auszugleichen und Normalfunktionen wiederzugewinnen.

Um die Wirkungsweise der therapeutischen Lokalanästhesie, die nicht nur aus dem Anästhesieeffekt besteht, interpretieren zu können, muß zuerst das Agens, das Lokalanästhetikum, näher betrachtet werden. Zuvor muß allerdings noch eine immer wieder gestellte Frage aufgegriffen und beantwortet werden: Wann ist eine Beimischung von Kortisonpräparaten zum Lokalanästhetikum sinnvoll und wie hoch darf dabei dosiert werden?

Dazu gilt prinzipiell: Wenn synoviale Reizzustände (Gelenkkapsel) oder Irritationen von Gleitstrukturen (Sehnenscheiden, Bursae) vorliegen, bringt die Beimischung von Kortison zum Lokalanästhetikum bessere Behandlungsergebnisse.

Jedoch ist die vielfach geübte Praxis, dafür 20–40 mg und noch mehr eines Prednisolonpräparates oder eine äquivalente Dosierung von Dexamethason beizumischen, risikobehaftet (systemische Wirkung, Gewebsschädigung) und darüber hinaus absolut unnötig.

Es genügt vollauf, 1–2 mg ($^1/_2$ Teilstrich der Spritzenkalibrierung einer 5-ml-Spritze) aus einer 10-mg-kristallinen-Prednisolonampulle mit 5 ml des Lokalanästhetikums zu verdünnen, also gerade so viel, daß eine leichte Trübung der Injektionslösung auftritt. 1–2 ml dieser Mischung reichen für die meisten Anwendungen aus.

Grundsätzlich ist anzumerken: Abgesehen von hochakuten Schmerzzuständen, die einen unmittelbaren Einsatz der vorgestellten Mischung sinnvoll erscheinen lassen, sollte die Behandlung möglichst immer mit dem reinen Lokalanästhetikum begonnen werden.

Lokalanästhetika

Chemismus und Wirkungsspektrum

Für die therapeutische Lokalanästhesie dürfen nur Präparate ohne vasokonstriktorische Zusätze Verwendung finden.

Zum Einsatz kommen nicht nur Stoffe, die als Abkömmlinge der Paraaminobenzoesäure zu betrachten sind, wie das schon erwähnte Novocain bzw. Procain, sondern auch chemisch ganz anders aufgebaute amidstrukturierte Verbindungen. Dazu gehören so bekannte Substanzen wie Lidocain (z.B. Xyloneural®), Mepivacain (z.B. Scandicain®) und andere mehr. Die Präparate der beiden Gruppen unterscheiden sich nicht in ihrer therapeutischen Effizienz, wohl aber in einigen Begleiteigenschaften, die *Tabelle 3* entnommen werden können.
Lidocain ist der bekannteste Vertreter der modernen amidstrukturierten Lokalanästhetika. Es wurde 1942 synthetisiert. Beim Lidocain stellt der aromatische Rest mit zwei Methylgruppen den lipophilen Anteil des Moleküls dar, welcher zur Penetration durch die lipoidhaltige Nervenmembran notwendig ist. Diese beiden Methylgruppen klammern sich gleichsam an der Nervenmembran fest, wodurch die lange Wirkungsdauer sowie die starke analgetische Potenz (viermal stärker als Procain) erklärt wird.

Tab. 3 Die verschiedenen pharmakologischen Eigenschaften von Procain und Lidocain

Parameter	Procain (Impletol®)	Lidocain (Xyloneural®)	
Chem. Struktur	Ester - COOH -	Amid $COHN_2$	
pH-Wert	4,0–4,3	6,6±0,2	Je neutraler die Reaktion, desto weniger schmerzhaft die lokale Applikation
Anteil von Base bei bei normalem Gewebs-pH von 7,4 *(Neumark)*	3,1%	24%	Je größer der Anteil der Base, um so besser die Penetration durch Nervenmembran
Anästhetischer Effekt auf markhaltige(Aα, Aβ) und marklose Fasern (Aδ,C) *(Fink* und *Cairns)*	zuerst marklose, später markhaltige	beide Qualitäten gleich schnell	Die längerdauernde, dumpfe Schmerzqualität fällt bei Lidocain weg
Latenzzeit	5–10 Min.	< 2 Min.	Alle genannten Eigenschaften bedingen die geringere Schmerzhaftigkeit bei der Anwendung von Lidocain

Die Formel des Lidocain zeigt folgende Strukturierung:

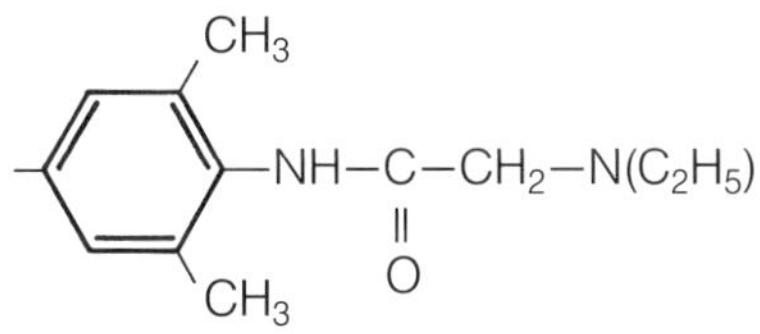

Die Zwischenkette zum hydrophilen Anteil besteht aus einer Amidbindung, die äußerst stabil ist. Dagegen besteht diese beim Procain aus einer Esterbindung, die relativ instabil erscheint und durch die Cholinesterase im Plasma leicht gespalten wird, und zwar in Äthylaminoäthanol und Paraaminobenzoesäure. Der letztere Bestandteil ist verantwortlich für die relativ häufigen allergischen Nebenwirkungen des Procain. Das Lidocain wird nicht wie Procain hydrolytisch im Serum gespalten, sondern vorwiegend in der Leberzelle oxydativ desalkyliert bzw. hydroxyliert. Dieser Mechanismus ist ein langsamer Vorgang, der zur Metabolitenbildung führt (Hydroxydimethylanilin und Monoäthylglycinxylidid).
Hervorzuheben wäre in diesem Zusammenhang besonders das nahezu völlige Fehlen allergischer Nebenwirkungen bei der Gruppe der amidstrukturierten Lokalanästhetika. Damit eröffnet sich im Falle der Unverträglichkeit von Procainpräparaten die Möglichkeit, auf solche der anderen Gruppe auszuweichen und die Therapie fortzusetzen. Erwähnenswert scheint diesbezüglich noch die Mitteilung von *Travell* und *Simons,* daß Procain zwar selten, aber wenn, dann hauptsächlich bei kutaner, subkutaner oder submuköser Applikation allergische Reaktionen auslöst, entsprechende Komplikationen jedoch bei tieferen muskulären Infiltrationen kaum auftreten.
Wie schon erwähnt, umfaßt das Wirkungsspektrum der Lokalanästhetika außer der lokalen Schmerzausschaltung eine Reihe weiterer Komponenten, die für den therapeutischen Einsatz bedeutsam sind:

- Schmerzausschaltung,
- Kapillarabdichtung,
- antihistaminisch,
- antiphlogistisch,
- antihyperergisch,
- endoanästhetisch.

Dazu einige Details: Die antiphlogistische Wirkung der Lokalanästhetika ist besser als die des Phenylbutazon. Antiallergische bzw. antihyperergische Effekte ließen sich über die Unterdrückung der Sanarelli-Shwartzman-Reaktion nachweisen. Das heißt: Während normalerweise die Zweitinjektion eines keimfreien, aber toxinhaltigen Infiltrats von E. coli im Tierversuch eine anaphylaktische Reaktion mit tödlichem Ausgang auslöst, unterbleibt dieser Ablauf, wenn die Einbringungsstelle mit einem Lokalanästhetikum umspritzt wird. Die antihyperergische Wirkung bestätigte sich aber auch im praktischen medizinischen Einsatz bei der Behandlung von Giftschlangenbissen. Wenn mangels spezifischer Sera Bißstellen mit einem Lokalanästhetikum unterspritzt wurden, so sollen damit sonst letale Folgen verhindert worden sein.

Ein weiterer wesentlicher Faktor des Wirkungsspektrums ist der endoanästhetische Effekt der Lokalanästhetika. Darunter darf nun keinesfalls ein narkoseähnlicher Wirkungsmodus verstanden werden. Endoanästhesie bedeutet im Zusammenhang die Desensibilisierung rezeptorischer Endorgane, vor allem bei intravasaler Applikation des Lokalanästhetikums. Betroffen werden davon aber nicht nur die Gefäße, sondern auch viszerale Fühler und Muskelsehnenrezeptoren, wobei die erfolgende Hemmung der efferenten Gamma-Innervation und eine mitlaufende Tonusbeeinflussung der Muskulatur praktische Bedeutung besitzen (z.B. Beimischung von 10 ml 1%iges Procain zur antirheumatischen Infusion). Als mitlaufender Effekt zeichnet sich auch die Dämpfung vegetativer Ganglien ab, die bei geringer Dosierung des Lokalanästhetikums hauptsächlich den Parasympathikus betrifft.
Von Bedeutung für die Beeinflussung von Schmerz und Entzündungsmechanismen durch Lokalanästhetika ist ferner noch eine gewisse Desensibilisierung gegenüber adrenergen Substanzen (Schmerzchemismus!).
Das Hauptaugenmerk gilt natürlich der schmerzausschaltenden Eigenschaft der Lokalanästhetika. Dazu wurde eine Reihe von Hypothesen erstellt. Als am besten abgesichert gilt jene der Interaktion mit dem Natriumtransportsystem *(Hodgkin, Huxley* u. Mitarb.), derzufolge Lokalanästhetika mit Kalziumionen konkurrieren und so die Ionokinese steuern. Reizdepolarisationen mit Abschleuderungen von Spitzenpotentialen werden durch Lokalanästhetika verhindert, das Ruhepotential hingegen bleibt unverändert *(Abb. 1)*.
Während also die Verschiebung des Ruhepotentials in Richtung Depolarisation eine Membransensibilisierung bedingt, stabilisieren Lokalanästhetika das System und führen zu einer Erhöhung des Schwellenpotentials. Mit

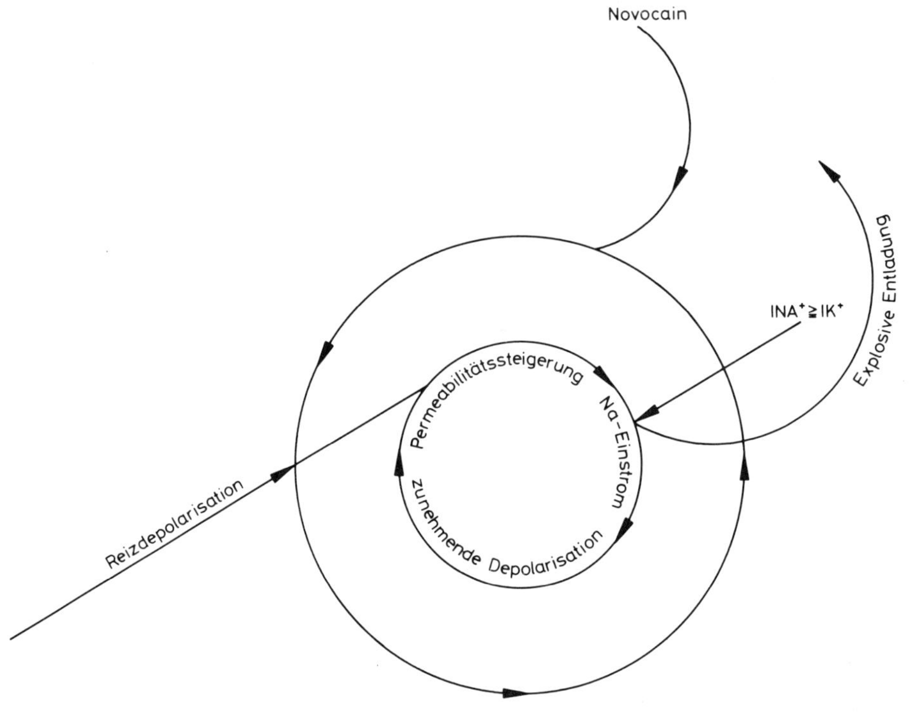

Abb. 1 Die Hauptwirkung der Lokalanästhetika im therapeutischen Bereich liegt in einer Unterbrechung der Reizdepolarisierung und einer Abschirmung gegen ausbrechende Spitzenpotentiale (modifiziert nach *Hodgkin)*.

anderen Worten ausgedrückt heißt das, daß Mechanismen, die mit Nozizeption und Schmerzentwicklung einhergehen, durch die elektrobiologische Wirkung der Lokalanästhetika abgeblockt werden und die durch ständige Reizüberflutung verstimmten segmentalen und übergeordneten Regelkreise eine Entlastung erfahren. In kybernetischer Interpretation ergeben sich so die Voraussetzungen für das Wiedergewinnen von Sollwerten und eine damit verbundene Funktionsnormalisierung.
Interessante Aspekte, man könnte fast sagen medizinisches Neuland, eröffnen darüber hinaus jüngste Forschungsergebnisse über die Biophotonenaktivierung durch Lokalanästhetika.
Die Ausgangssituation für diese Untersuchungen wurzelt in absoluten medizinischen Randgebieten wie Molekularbiologie, Bio- und Photonenphysik sowie der Systemlehre. Auf einen einfachen Nenner gebracht, stellt sich diese Materie themenbezüglich wie folgt dar:
Der menschliche Organismus folgt von seiner Gesamtheit bis zu den feinsten Teilsystemen den Gesetzmäßigkeiten offener Systeme, das heißt, der verbundene kohärente Ordnungszustand befindet sich in einem Fließgleichgewicht und muß sich laufend an die Gegebenheiten von Um- und Inwelt anpassen. Die dazu erforderliche Steuerung läuft über elektromagnetische Signale. Als Hauptträger solcher Signale wirkt auch sichtbares Licht. Aus Biologie und Botanik kennt man die Photosynthese bzw. Lichteinflüsse auf Wachstum, Keimung, Zellteilung u.a.m. Experimentell abgesichert sind bestimmte spektrale Anteile des Lichtes bekannt, die spezifische Effekte, und zwar sowohl funktionsändernde als auch energetische und morphogenetische, auslösen. In gleicher Weise steuern feinste Lichtimpulse, sogenannte Biophotonen, biologische Abläufe im menschlichen Organismus. Als Beispiel kann die Photonenemission der Phagozyten im Zuge von Abwehrvorgängen stehen. Das dabei abgegebene Licht hat eine Wellenlänge von 630 nm, gehört also zum roten Spektralanteil. Am Österreichischen Atominstitut ausgeführte Untersuchungen (Klima) zeigten nun, daß Lokalanästhetika über die Aktivierung von Zytochromoxydasen (Warburg-Atemferment) und Oxydasen der Phagozytenmembranen die Bildung von Singulettsauerstoff anregten, der bei seiner unmittelbaren Rückführung zur Triplettform ebenfalls Photonen emitiert, und zwar wiederum solche mit einer Wellenlänge von 630 nm. Es ist anzunehmen, daß diese Photonen eine Reaktionskinetik in Gang setzen, die als Regulator für die Wiederherstellung des Ordnungszustandes wirkt. Gleichzeitig zeigt sich hier eine Brücke, die differente Reflextherapien zu einem gemeinsamen Wirkungsprinzip verbindet. Erwähnt sei dazu, daß der am häufigsten eingesetzte Therapielaser, der Helium-Neon-Laser, mit einer Wellenlänge von 630 nm arbeitet, oder aber auch, daß die bekannte Sauerstoff-Ozonbehandlung und eine damit im Organismus anlaufende Singulettsauerstoffreaktion mit verbundener Photonenemission von 630 nm mit dem angeführten Wirkungsprinzip übereinstimmen.

Aus all dem resultiert die Schlußfolgerung, daß die therapeutische Lokalanästhesie nur dann effizient sein kann, wenn die Applikation gezielt die pathogene Region erfaßt und die reizvermittelnde Struktur (Strukturdiagnose!) erreicht.

Nebenwirkungen und Komplikationen

Das kritische Befassen mit therapeutischen Methoden erfordert stets auch ein Eingehen auf mögliche Nebenwirkungen und Komplikationen. Was diesbezüglich die therapeutische Lokalanästhesie betrifft, läßt sich vorwegnehmend mit einem Satz ausdrücken:

> Gravierende Komplikationen der therapeutischen Lokalanästhesie sind bei richtiger Indikation, gekonnter Technik und Beachtung der ganz wenigen Kontraindikationen nicht zu befürchten.

Wenn an die nachfolgend aufgelisteten Komplikationsmöglichkeiten gedacht und entsprechend gehandelt wird, sind ernstere Zwischenfälle vermeidbar und leichte Nebenwirkungen nicht besorgniserregend.

> Allergische Reaktionen
> Anaphylaktischer Schock
> Vegetative Reaktionen (Nadelstichkollaps, Schwindel)
> Schmerzhafte, kurzzeitige Lokalreaktionen (bei Injektionen in ligamentäre und muskuläre Insertionen)
> Verletzung neuraler Elemente (langdauernde Dysästhesien)
> Nachblutung (cave! bei Antikoagulantientherapie)
> Pneumothorax (thorakale Techniken, Stellatumblockade)

Die für die therapeutische Lokalanästhesie notwendigen Injektionsmengen können bei guter Technik so gering gehalten werden, daß toxisch bedingte Zwischenfälle praktisch auszuschließen sind.
Berichte über entsprechende Intoxikationen beziehen sich fast ausschließlich auf die für chirurgische Eingriffe erforderliche Schmerzausschaltung, bei der oft große Anästhetikamengen zum Einsatz kommen. Dabei wurde sowohl auf zentralnervöse Störungen (Unruhe, Nausea, Schwindel, Krämpfe) als auch toxische Schädigungen des Herz-Kreislauf-Systems hingewiesen (Bradykardie, AV-Block, Blutdruckabfall, Herzstillstand).
Bei vegetativ labilen Patienten gibt es als flüchtige Erscheinungen leichte Schwindelzustände und Benommenheit, genauso wie es auch gelegentlich und keinesfalls häufiger als bei anderen beliebigen Injektionen, zum sogenannten Nadelkollaps kommen kann, ein Zustand der durch Trendelenburg-Lagerung (Kopf tief, Beine hoch) in Sekundenschnelle zu beheben ist.
Besonders vorsichtig muß man allerdings bei Patienten sein, die unter einer Antikoagulantientherapie stehen. In solchen Fällen sind vor allem tiefe Techniken (Wurzelblockaden, intraartikuläre Injektionen etc.) wegen Nachblutungsgefahr kontraindiziert. Eine sorgfältige Anamnese schützt hier vor Zwischenfällen.

Die bereits erwähnten Allergiereaktionen auf Procainpräparate lassen sich leicht vermeiden, wenn prophylaktisch eine kleine Hautquaddel mit dem Lokalanästhetikum gesetzt und abgewartet wird. Erscheint innerhalb einiger Minuten eine großflächige Rötung um die Quaddel, ist eine Allergiebereitschaft vorhanden und ein Medikamentenwechsel zu einem amidstrukturierten Lokalanästhetikum (Xyloneural®) notwendig.
Ernste anaphylaktische Reaktionen werden zwar ebenfalls in der Literatur angeführt, gehören aber sicherlich zu den medizinischen Raritäten. Ergänzungshalber sei dazu vermerkt, daß die notwendigen Gegenmaßnahmen der üblichen Schockbehandlung (hochdosierte i.v.-Steroidgaben, Sauerstoffbeatmung u.a.m.) entsprechen. Die dazu erforderlichen Geräte (z.B. Notfallkoffer) sollten vorhanden sein.
Die folgende *Tabelle 4* über die Zwischenfallbilanz der therapeutischen Lokalanästhesie ist als abschließende Bestätigung der obigen Ausführungen zu betrachten.

Tab. 4 Zwischenfallbilanz der Therapie mit Lokalanästhetika

Reischauer:	77000 Blockaden in 8 Jahren keine ernsten Komplikationen
Hopfer:	250000 Applikationen in 20 Jahren 1 Komplikation bei Gerinnungsstörung
Tilscher:	114660 Applikationen in 15 Jahren 2 voll reversible Komplikationen
Eder:	150000 Applikationen – 25000 Wurzelblockaden, 400 Stellatumbl., 40000 intraartikuläre Inj. Komplikationsrate 0,003%

Der Vollständigkeit halber seien noch jene Grenzdosen für lokalanästhetische Substanzen angeführt, die von der deutschen Arzneimittelkommission festgelegt wurden. Sie beziehen sich auf ein Körpergewicht von 70 kg und betragen:

- für 1%iges Lidocain 200 mg,
- für 1%iges Procain 500 mg.

Stellt man diesen Mengen jene gegenüber, die für die therapeutische Lokalanästhesie durchschnittlich benötigt werden (5 ml), erübrigen sich weitere Kommentare. Die Lidocainmenge, die zum Beispiel im Xyloneural enthalten ist, beträgt pro ml 10 mg, also für eine 5-ml-Ampulle (für die meisten Techniken ausreichend) 50 mg. Als wichtige Gefahren durch fehlerhafte Techniken ergeben sich:

Memento:
Cave intrapleural
Cave intraneural
Cave intravasal

Voraussetzungen

Die therapeutische Lokalanästhesie ist eine ökonomische Behandlungsmethode, die keine große apparative Ausstattung verlangt. Der Untersucher muß jedoch eine Reihe von Kenntnissen und Fähigkeiten besitzen, um erfolgreich behandeln zu können.

Das technische Rüstzeug

Hier darf darauf verwiesen werden, daß schon eingangs die Ökonomie dieser Methode herausgestellt wurde. Neben der preislichen Günstigkeit lokalanästhetischer Substanzen ist auch das weitere technische Rüstzeug finanziell überhaupt nicht aufwendig.

Benötigt werden:

- Einwegspritzen mit einem Fassungsvermögen von 2 ml, 5 ml und (seltener) 10 ml.
- Folgende Kanülengrößen sollten vorhanden sein (die erste Zahl gibt das Nadelkaliber, die zweite die Nadellänge in mm an):

  0,40 x 20 (Nadel Nr. 20)
  0,42 x 42 (sogenannte Dentalnadel)
  0,60 x 60
  0,80 x 80
  1,00 x 100

Damit und mit den entsprechenden Vorbereitungen zur TLA sowie mit handelsüblichen Hautdesinfektionsmitteln (unter Beachtung entsprechender Vorschriften), Tupfern oder Watte und Pflaster zur Versorgung kleiner Blutungen aus dem Stichkanal ist die technische Ausrüstung gegeben.

Das persönliche Rüstzeug

Bereits angeklungen ist die Erfolgsformel einer wirkungsvollen therapeutischen Lokalanästhesie, die strukturbedachte und gezielte Anwendung am Ort der Reiz- und Schmerzentstehung. Was hier mit wenigen Worten umrissen wurde, erfordert allerdings eine Reihe von Voraussetzungen, ohne die zufriedenstellende Behandlungsergebnisse nicht zu erzielen sind. Diese Voraussetzungen betreffen vor allem das persönliche Wissen um Ätiopathogenese und Klinik der zu behandelnden Schmerzsyndrome sowie, und das ist besonders wichtig, die genaue Anamnese und körperliche Untersuchung. Bei der Erhebung der Anamnese hat es sich bewährt, die Formel »4 x W« bereitzuhalten, wobei »W« Frageworte symbolisiert: wo, was, wie lange, wodurch.

Wo schmerzt es?

Ergänzend zu seiner Beschwerdenschilderung sollte der Patient dazu angehalten werden, mit dem Finger die schmerzende Stelle bzw. das Ausstrahlungsgebiet genau zu zeigen.

Was tut besonders weh?

Bei dieser zusätzlichen Fragestellung ergeben sich weitere differentialdiagnostische Klärungen. Liegen beispielsweise Schulter-Arm-Schmerzen vor, so weist die Angabe, daß bestimmte Bewegungen des Kopfes den Schmerz verstärken auf die Halswirbelsäule hin, während Schmerzverstärkungen bei Armbewegungen das Schultergelenk in den Vordergrund rücken.

Wie lange bestehen die Beschwerden?

Die Frage klärt vor allem Akuität bzw. Chronizität und eröffnet prognostische Ausblicke.

Wodurch bessern oder verschlechtern sich die Schmerzen?

Ruhe, Bewegung, Wärme, Kälte, Beruf, Sport, Streß und Wetter sind einige diesbezügliche Stichworte.
Die Berücksichtigung aller Patientenangaben im Behandlungsplan ist schon deshalb erforderlich, um ein Therapieversagen vermeiden zu helfen.
Die körperliche Untersuchung des Patienten ist *die unerläßliche Voraussetzung* der therapeutischen Lokalanästhesie und durch kein technisches Vorgehen (Röntgen, Labor etc.) ersetzbar.
Sie muß Inspektion, Palpation und Funktionsprüfungen sowie eine orientierende neurologische Untersuchung umfassen. Eindrücklich sei auf die Bedeutung einer subtilen Palpation hingewiesen und deshalb auch analysiert, was Palpation im erweiterten Sinne bedeutet.

Palpation heißt:	Berühren - fühlen - tasten drücken - vergleichen - fragen und vor allem »begreifen«

Ohne weiteres mehr ergibt sich daraus, daß der notwendige punktgenaue Nadelansatz damit steht oder fällt.

Grundsätzliches zu den Injektionstechniken

Die zehn Gebote

1. Alle Injektionen sind ärztliche Eingriffe in die körperliche Integrität und deshalb unter Umständen mit juristischen Konsequenzen verbunden. Wer gegen den Willen des Patienten Injektionen vornimmt, macht sich strafbar. Eine Einwilligung ist daher immer erforderlich, außer wenn Gefahr droht, etwa bei Bewußtlosigkeit.
2. Trotz der erwiesenen Unmöglichkeit einer exakten Keimfreimachung der Haut ist die der Injektion vorausgehende Hautsäuberung bzw. Desinfektion unerläßlich. Die entsprechenden Einzelheiten können als bekannt vorausgesetzt werden, sie gleichen jenem Vorgehen, das auch bei den routinemäßig ausgeführten intramuskulären Injektionen vorgeschrieben ist (70%iger Alkohol, Jodersatzmittel). Besonders sorgfältig sollte die Hautdesinfektion bei Gelenkinjektionen gehandhabt werden.
3. Um die Verschleppung eventuell noch keimbehafteter Hautpartikel in die Tiefe zu verhindern, empfiehlt es sich, den beim Einstich ins Kanülenlumen eindringenden Hautzylinder sofort subkutan auszuspritzen und dann erst mit der Nadel tiefer vorzudringen. Speziell bei intraartikulären Techniken sollte diese Vorgangsweise unbedingt eingehalten werden.
4. Die Zweifingerschutztechnik:

- Genaue Lokalisation der Einstichstelle
- Abgrenzung und Fixierung der Behandlungsstruktur
- Die Verletzung von Gefäßen und Nerven wird vermieden
- Die Gewebskompression verkürzt den Injektionsweg und erlaubt kürzere und dünnere Kanülen
- Die Erregung von Druckrezeptoren vermindert den Nadelstichschmerz

Diese von den Autoren propagierte Vorgangsweise, bietet zusätzliche Sicherheit und eine Reihe weiterer Vorteile.
Zweifingerschutztechnik (2 FST, *Abb. 2)* bedeutet Umgrenzen und Absichern der gewählten Einstichstelle mit leicht gespreiztem 2. und 3. Finger. Dadurch erreicht man:

- Die Einstichstelle wird exakt abgegrenzt.
- Gefährdete benachbarte Strukturen lassen sich wegdrücken und bleiben so geschützt (Gefäße!).
- Die Finger komprimieren das Injektionsgebiet und schaffen so die Voraussetzung für die Verwendung kürzerer und damit dünnerer (weniger traumatischer) Kanülen.
- Der ausgeübte Fingerdruck erregt Druckrezeptoren, die mit Nozizeptoren konkurrieren und so das »Tor« für Schmerzreize (»Gate control theory«) besetzen, das heißt, ein rascher Nadelstich wird praktisch nicht mehr als Schmerz empfunden.

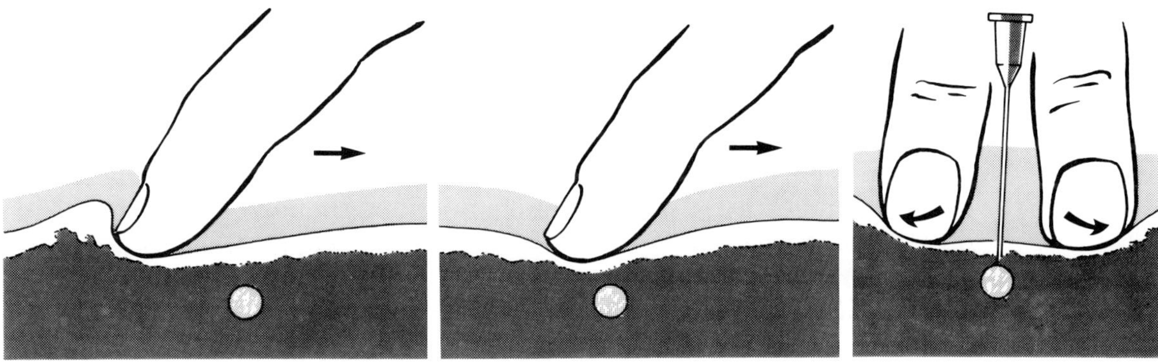

Abb. 2 Zweifingerschutztechnik (2 FST)

5. Die Auswahl der Kanülen richtet sich nach der geplanten Technik. Prinzipiell gilt:

> So lang als notwendig,
> so dünn wie möglich.

6. Je rascher und überraschender der Einstich erfolgt, um so weniger schmerzhaft wird er empfunden (siehe auch Zweifingerschutztechnik).
7. Abgesehen von Hautquaddeln und Techniken mit Knochenkontakt ist ein Aspirationsversuch zur Vermeidung unerwünschter intravasaler Applikationen immer erforderlich.
8. Bei Verdacht auf Allergiereaktionen schafft eine Hautquaddel Klarheit (deutliche und anhaltende Hautrötung um die Quaddel). Die Quaddelsetzung selbst, und das gilt für alle später vorgestellten therapeutischen Anwendungen gleichfalls, muß mit flacher Nadelführung, nahezu parallel zur Hautoberfläche, mit nach oben gerichteter Kanülenöffnung erfolgen. Die Nadelspitze darf dabei nur knapp über das Lumen eindringen, um die Injektionslösung sicher in der Epidermis deponieren zu können.
9. Der vorherrschenden Meinung folgend empfehlen die Autoren, möglichst nur amidstrukturierte Präparate (Xyloneural®) zu verwenden.
10. Die benötigte Injektionsmenge steht in keinem direkten Verhältnis zum erzielbaren Erfolg und kann daher gering gehalten werden. 5 ml einer 1-0,5%igen Lidocainlösung reichen bei richtiger Injektionstechnik nahezu immer aus.

> Ergo Memento
> Vermeide zu wenig Diagnose
> zu viele Anwendungen

Synopse

Die therapeutische Lokalanästhesie stellt eine wirksame, erstaunlich nebenwirkungsarme und einfach erlernbare Therapieform zur Behandlung von Schmerzsyndromen dar. Ihr Hauptanwendungsbereich sind Schmerzsyndrome des Bewegungsapparates und bestimmte Kopfschmerzformen sowie gewisse Organstörungen.
Die therapeutische Lokalanästhesie erhebt keinerlei Anspruch auf Alleingültigkeit, sondern sieht sich als wertvolle **Ergänzung anderer Therapieformen,** vornehmlich solcher aus der Reihe der Reflextherapien (Manuelle Medizin, Akupunktur, Physiotherapiearten etc.). Keinesfalls will sie darüber hinaus lange bewährte Analgetika und nichtsteroidale Antirheumatika verdrängen, wohl aber versetzt sie in die Lage, medikamentensparend zu agieren und Medikamentenschädigungen hintanzuhalten.

Folgende therapeutische Techniken werden eingesetzt:
- Quaddeltherapie,
- topische Injektionen (Muskulatur, Bänder, Insertionen),
- intra- und periartikuläre Injektionen,
- therapeutische Blockaden,
- intra- und perivaskuläre Applikationen,
- herddiagnostische Techniken.

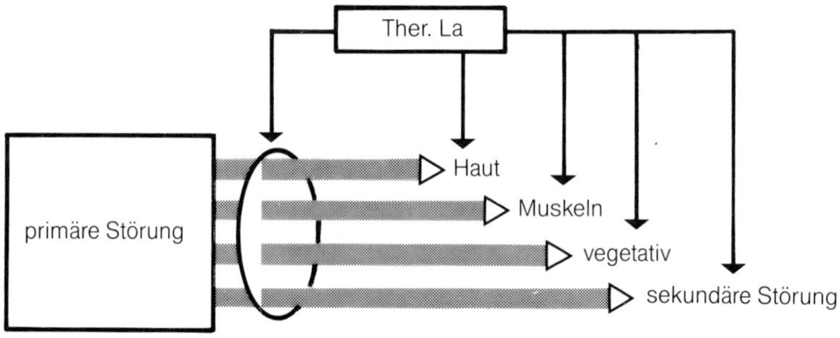

Abb. 3 Mit der Lokalanästhetikatherapie lassen sich primäre und sekundäre Störungen in allen Strukturen des Bewegungsapparates erfassen und vor allem der muskulo-vegetative Circulus vitiosus der Nozireaktion beeinflussen.

Strukturanalyse und Aktualitätsdiagnose bestimmen die Auswahl der Einzeltechniken und deren sinnvolle Kombination.

Als Einsatzschlüssel sind folgende Anhaltspunkte zu beachten:

Therapie über die Haut

Quaddeltherapie (Verminderung des Afferenzstromes aus der Haut und Entlastung des Hinterhorns)
Indikation: Projektionszonen-referred pain, Hyperalgesie, Dysästhesie, Parästhesie, Bindegewebsverquellung (Kibler-Hautfalte), Akupunkturpunkte.

Therapie über die Muskulatur

Topische Infiltrationen der Muskulatur
Indikation: Trigger- bzw. Maximalpunkte (spontan und/oder auf Druck und Belastung schmerzende punkt- und strangförmige palpable Verdichtungen, mit und ohne Ausstrahlung), Insertionstendinopathien.

Therapie über die Gelenke

Intra- und periartikuläre, ligamentäre Techniken
Indikation: Arthralgien mit und ohne Bewegungsstörungen (Blockierung, Instabilität)

Therapie über größere neurale Strukturen

Therapeutische Blockaden, perineurale Techniken
Indikation: Neuralgiforme Schmerzen, intensive Schmerzafferenz/Schmerzefferenz, Organopathien, Herpes zoster.

Herddiagnostische Techniken

Temporäres Sistieren der herdbedingten Symptomatik nach topischer Infiltration der Störstelle (»Sekundenphänomen«)

Zur Auswahl der richtigen Behandlungstechnik dient folgende leicht einprägsame Standardregel:

- Befunde an der Haut – Therapie über die Haut
- Befunde an der Muskulatur – Therapie über die Muskulatur
- Befunde am Gelenk – Therapie über das Gelenk
- Befunde am Nervensystem – Therapie über das Nervensystem

Therapeutische Mehrfachansätze sind bei entsprechenden Symptomenkombinationen durchaus sinnvoll.
Bei Beachtung der in diesem Kapitel aufgezeigten Richtlinien gelingt es am leichtesten in der Materie der TLA Fuß zu fassen, Sicherheit zu gewinnen sowie Fehler und Komplikationen zu vermeiden.
Nicht unerwähnt bleiben soll, daß praktisches Üben im Rahmen qualifizierter Ausbildungskurse die Erarbeitung eines Standardwissens sicherlich erleichtert und verkürzt.
Einmal mehr sei auf den Erfolgsschlüssel der therapeutischen Lokalanästhesie, die subtile Anamnese und körperliche Untersuchung (Palpation!) verwiesen, denn nur punktgenaues Treffen der pathogenen Strukturen bzw. segmententsprechende Applikationen (Projektionszonen!) bei oberflächlichen Techniken (Quaddel) bringen die erwünschte Wirkung.

B SPEZIELLER TEIL

Die nachfolgenden Ausführungen orientieren sich aus Gründen der Übersichtlichkeit und Didaktik an Körperregionen, beginnen stets mit den einfachen Techniken und führen schrittweise bis zu jenen Applikationsarten, die schon ein gewisses Vertrautsein mit der therapeutischen Lokalanästhesie erforderlich machen.
Die regionär ausgerichtete Vorstellung der Materie läßt Überschneidungen nicht ganz vermeiden. Ursprung oder Ansatz eines Muskels überschreiten häufig die willkürlich festgelegten Regionsgrenzen, genauso wie auch Schmerzausstrahlungen sich nicht daran halten. Ausschlaggebend für die thematische Gliederung bleibt jedoch stets die topographisch-anatomische Lage der pathogenetischen (bzw. schmerzauslösenden) Führungsstrukturen.
Die praktische Anwendung der therapeutischen Lokalanästhesie muß, wie alle Handlungen im medizinischen Bereich, den individuellen Gegebenheiten folgen, das heißt, daß jedes starre Festhalten an vorgegebenen Therapieempfehlungen in einem bestimmten Prozentsatz unbefriedigende Ergebnisse bringen wird. Unter dieser Prämisse wollen auch die nachfolgenden Angaben zur technischen Durchführung der therapeutischen Lokalanästhesie sowie die Behandlungsempfehlungen für die einzelnen Schmerzregionen verstanden sein. Das vorgeschlagene Procedere hat sich jedoch als sogenanntes Standardprogramm mit einer überdurchschnittlichen Erfolgsquote bewährt und kann deswegen als variable therapeutische Basis dienen. Hervorzuheben wäre noch, daß alle Angaben über die Lage von Einstichpunkten oder zu Kanülenlängen sowie Injektionsmengen weitgehend von den konstitutionellen Verhältnissen (Körperbau, Fettpolster etc.) abhängig sind, darüber hinaus aber auch Erfahrung und technisches Geschick des Behandlers Variationen zulassen.

Die Kopfregion

Kopfschmerzen sind eines der häufigsten Symptome, mit dem sich der Arzt bei seiner täglichen Arbeit konfrontiert sieht. Kaum ein anderes Beschwerdebild ist ätiopathogenetisch so vielschichtig und wurzelt in so vielen medizinischen Teilgebieten. *Tabelle 5* (nach *Gutmann*) will einen Überblick geben, ein spezielles Eingehen auf alle Details würde den thematischen Rahmen jedoch weit überschreiten.

Tab. 5 Vorschlag zur allgemeinen Klassifizierung des Kopfschmerzes (nach *Gutmann*)

überwiegend vaskulär	überwiegend mechanisch-funktionell	überwiegend entzündlich-toxisch	überwiegend psychisch
Migräne: - klassische, - gewöhnliche, - hemiplegische, - ophthalmoplegische, - statisch mitbedingte Clusterkopfschmerz toxisch vaskulär bedingt Über- oder Unterdruck Gefäßverschluß	Provokationsmechanismus- Anteflexionskopfschmerz Retroflexion und Rotation Blockierungskopfschmerz Hypermobilitätskopfschmerz Subforaminaler Kompressionskopfschmerz Statischer Kopfschmerz Intrakraniale Substanzschädigung (Raumforderung)	Augenerkrankung Zahnerkrankung HNO-Erkrankung Allgemeine Infektion Arteriitis Phlebitis Kranielle Neuralgie Gefäßverschluß Meningeale Reaktion (Medikamenten-) toxisch O_2-Mangel	primär psychogen sekundär psychogen psychoreaktiv verstärkt

Wie aus der Auflistung zu ersehen ist, muß beim Symptom Kopfschmerz besonders sorgfältig exploriert werden, wobei sich aber ein Vorgehen empfiehlt, das auf eine Binsenweisheit zurückgeht, die lautet:

»Häufiges ist häufig und Seltenes ist selten«.

Richtet sich die diagnostische Abklärung nach diesem Ausspruch, so wird in einem Großteil der Fälle eine baldige und nicht zu kostenintensive diagnostische Klärung gelingen.
Abgesehen von intoxikationsbedingtem (Alkohol, Nikotin) und überlastungsverbundenem (Streß etc.), meist nur gelegentlich auftretendem Kopfschmerz, finden sich häufige bzw. chronisch rezidivierende Beschwerden bei:

- Funktionsstörungen des Bewegungsapparates (Halswirbelsäule, Kopfgelenke),
- vaskulären Irritationen kranieller Gefäße (Migräne),
- Erkrankungen der Nasennebenhöhlen, der Zahn-Kieferregion und der Tonsillen,
- psychosomatischer Erkrankung.

Zu berücksichtigen sind dabei auch entsprechende Überschneidungen, der an erster, zweiter und eingeschränkt auch an dritter Stelle genannten Beschwerdebilder. Sie gehören zum Indikationsbereich der therapeutischen Lokalanästhesie, und die anschließenden Ausführungen beziehen sich vornehmlich darauf.

Folgende Charakteristika dienen als diagnostische Wegweiser:

- Vertebragener Kopfschmerz:
  statisch-dynamische Auslöser (Anteflexion, Rotation, Fehlstereotypien etc.), meist mit anderen vertebragenen Beschwerden kombiniert, oft schon morgens beim Aufwachen,
  Hauptlokalisation Hinterhaupt,
  Im Zusammenhang sei darauf verwiesen, daß die Lokalisation vertebragener Kopfschmerzen nicht nur das Hinterhaupt betreffen kann. Untersu-

chungen *(Tilscher, Eder)* haben gezeigt, daß praktisch alle Kopfregionen (wie Stirn, Scheitel, Schläfe, etc.), allerdings weniger häufig, als Manifestationsort in Frage kommen.

- Vaskulärer Kopfschmerz (Migräne):
  periodisch auftretender Kopfschmerz mit deutlichem Beginn und Ende der Beschwerden, meist einseitig,
  Übelkeit und/oder Erbrechen,
  visuelle Aura (Flimmern, Licht sehen, Sehstörungen).
- Erkrankungen der Nasennebenhöhlen, des Zahn-Kieferbereichs und der Tonsillen:
  entsprechende Anamnese,
  begleitende vegetative Symptome,
  der Blick in den Mund,
  ergänzende Röntgenbefunde.

Dazu ist die Anmerkung erforderlich, daß zugehörige Schmerzlokalisationen nicht auf den Gesichtsschädel beschränkt sind und durch die anatomischen Gegebenheiten (die sensiblen Trigeminuskerne reichen im Halsmark bis zu C 2/C 3 und stehen mit den entsprechenden neuralen Elementen dieser Segmente in Verbindung) gleichfalls Nacken-Hinterkopf-Schmerzen resultieren können.

- Kopfschmerzen mit psychosomatischer Hauptkomponente (Depression):
  zusätzlich multilokuläre Schmerzen (Panalgesie), die Anamnese ist durch die Wortendigung »los« geprägt (schlaflos, lustlos, antriebslos, appetitlos, etc.), Ansprechen auf Antidepressiva.

Als weitere Orientierungshilfe kann mit den bereits erwähnten Einschränkungen die Lokalisation dienen:

- Diffuser Kopfschmerz:
  Intoxikationen (Nikotin, Alkohol)
  Streß
  vaskuläre Schäden
  Liquordruckstörungen u.a.m.
- Frontaler Kopfschmerz:
  Augenerkrankungen
  Sinusitis
  Kopfgelenke
  obere Halswirbelsäule
- Temporaler Kopfschmerz:
  Kiefergelenke
  Ohrerkrankungen
  Halswirbelsäule
- Parietaler Kopfschmerz:
  Kreislauf (Hypotonie,
  Hypertonie u.a.m.)
- Okzipitaler Kopfschmerz:
  Kopfgelenke
  Halswirbelsäule
  Nasennebenhöhlen
  Zahn-Kieferaffektionen
  Tonsillitis chronica
  Augenerkrankungen

Interessant ist hier ein weithin unbekanntes Forschungsergebnis von *Head.* Dieser viel zitierte, aber wenig gelesene Forscher hat in seinem schon 1898 erschienenem Hauptwerk nicht nur über segmental gesteuerte Sensibilitätsstörungen der Haut mit verbundenen Maximalpunkten bei Viszeralerkrankungen berichtet, sondern bereits damals darauf verwiesen, daß mit diesen Rumpfzonen häufig fix gekoppelte Kopfzonen nachweisbar werden. Bei länger bestehenden Organerkrankungen kann über diese Reflexzonenaktivierung zonaler Kopfschmerz in Erscheinung treten. Darüber hinaus verdanken wir *Head* auch den Hinweis auf die Seitengebundenheit der Zonenreflektorik, also die Homolateralität von Reizort und Reizausbreitung, eine Erkenntnis, die danach von einer Reihe weiterer Untersucher bestätigt wurde *(MacKenzie, Knotz, Hansen, Schliack)*. Aus *Tabelle 6* sind diese von *Head* erarbeiteten Relationen zwischen Rumpf- und Kopfzonen sowie Organzugehörigkeiten ersichtlich.

Tab. 6 Beziehungen von Rumpf- zu Kopfzonen (nach *Head)*

Rumpfzone	Kopfzone	Organzugehörigkeit
C 3–C 4	frontonasal	Magen, Leber, Lungenspitze
D 2–D 3	mittelorbital	Lunge, Herz, Aortenbogen
D 5–D 6	frontotemporal	Lunge, Herz, Vorhöfe
D 7	temporal	Lungenbasis, Herz, Kardia
D 8	vertikal	Magen, Leber, Darm
D 9	parietal	Pylorus, Darm
D 10	okzipital	Leber, Darm, Ovarien, Hoden

Für reflextherapeutische Überlegungen haben die erwähnten Zusammenhänge insofern Bedeutung, als sie einmal, im Falle unbefriedigender Therapieergebnisse bei zonalem Kopfschmerz, auch an Organerkrankungen denken lassen sollten, zum anderen die Möglichkeit eröffnen, nicht nur am Locus dolendi zu therapieren, sondern über Rumpfzonen, etwa durch eine segmententsprechende Quaddelung, die Kopfzonen mit zu beeinflussen.
Die therapeutische Lokalanästhesie bietet für die vorgestellten Krankheitsbilder folgende Behandlungstechnik an: Die Quaddeltherapie sowie topische Injektionen in/an Triggerzonen, Ligamente, Gelenke und Nervenaustrittspunkte. Ihr jeweiliger Einsatz ergibt sich aus den Ergebnissen der Palpation und Angaben zur Schmerzlokalisation.

Therapie über die Haut

Der Dornenkranz

(Abb. 4)

Indikation

Es ist dies die Basistherapie bei Beschwerden im Kopfbereich, die nicht nur bei Schmerzzuständen zur Anwendung kommt, sondern gleichfalls bei anderen zerebralen Störungen, wie präseniler Einschränkung der Merk- und Erinnerungsfähigkeit, arteriosklerotisch bedingten Schwindelzuständen, aber auch bei zentralvegetativen Dysfunktionen.

Injektionstechnik

Setzung von 8–10 Quaddeln an der größten Zirkumferenz des Schädels und jeweilige Infiltration der Kopfschwarte.
Kanüle: 0,40 x 20
Menge: 2 ml

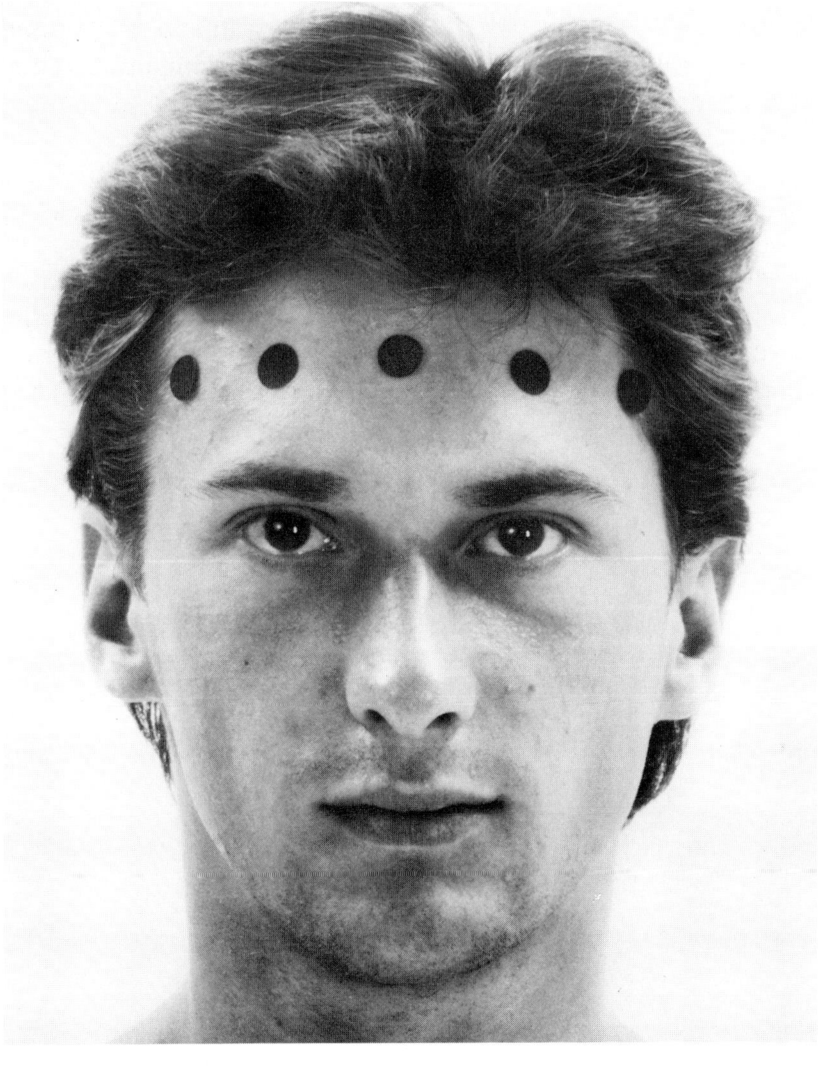

Abb. 4 »Dornenkranz«, 8 bis 10 Quaddeln an der größten Zirkumferenz des Schädels; Ausgangspunkte: Stirnmitte, Glabella links und rechts

Therapie über die Muskulatur

Injektion in die sog. A-, B-, C-Punkte nach *Hackett* (Die Autoren geben zusätzlich noch einen T-Punkt an) *(Abb. 5 a,b).*

Indikation

Vertebragener Kopfschmerz, sogenannte Okzipitalisneuralgie

Injektionstechnik

Im Okzipitalbereich an den Insertionsstellen der Nackenmuskulatur an der Linea nuchae superior findet man speziell bei vertebragener Genese der Beschwerden druckempfindliche Stellen, Triggerpunkte, und zwar:

- C-Punkt: Am Mastoidübergang zur Hinterhauptschuppe in den Insertionen des M. sternocleidomastoideus (Überschneidung mit der Insertion des M splenius capitis).
- B-Punkt: 1 Querfinger weiter medial - dieser Punkt gehört zum M. splenius capitis.
- A-Punkt: Wieder 1 Querfinger medialer liegt eine Irritationsstelle des M. semispinalis capitis.
- T-Punkt: Praktisch in der Mittellinie (Protuberantia occipitalis externa) erreicht man wirkungsvoll die Trapeziusinsertion. Der Einstich erfolgt senkrecht bis zum Knochenkontakt.

Kanüle: 0,40 x 20
Menge: 0,5 ml pro Punkt

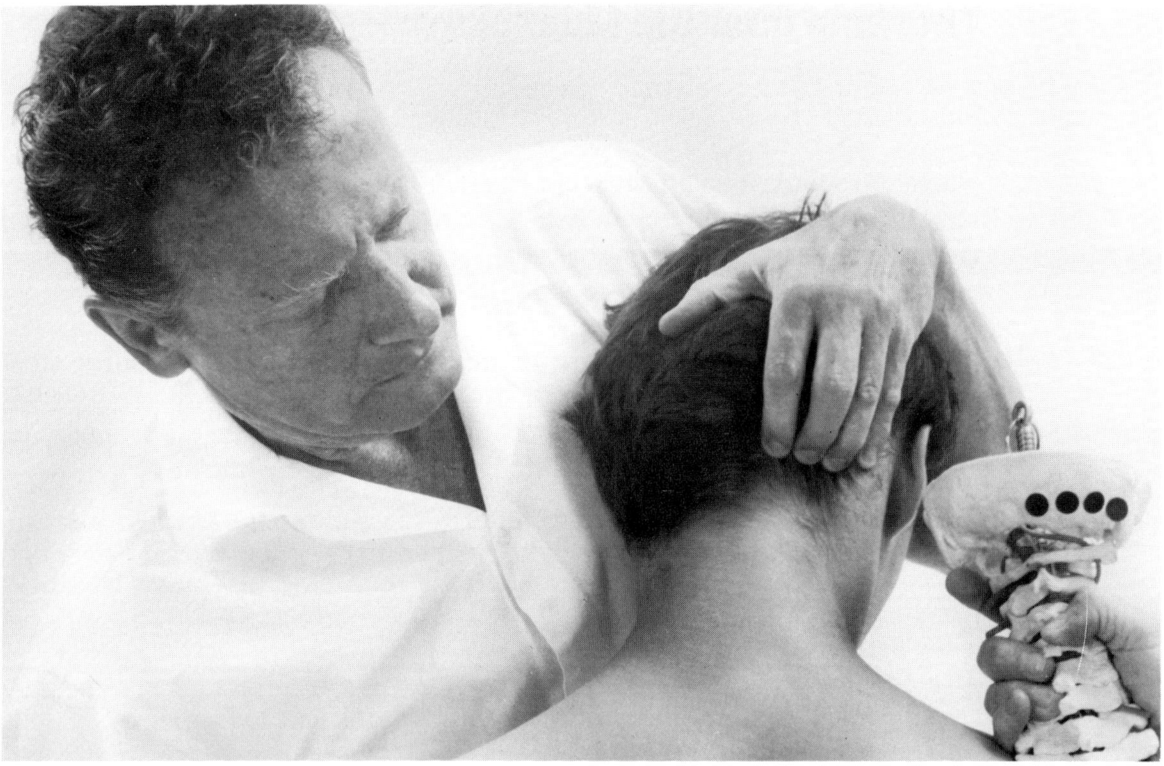

Abb. 5a A-, B-, C-, T-Punkte: die 4 Fingerspitzen der Hand, bzw. die schwarzen Punkte entsprechen von medial nach lateral: T, A, B, C,

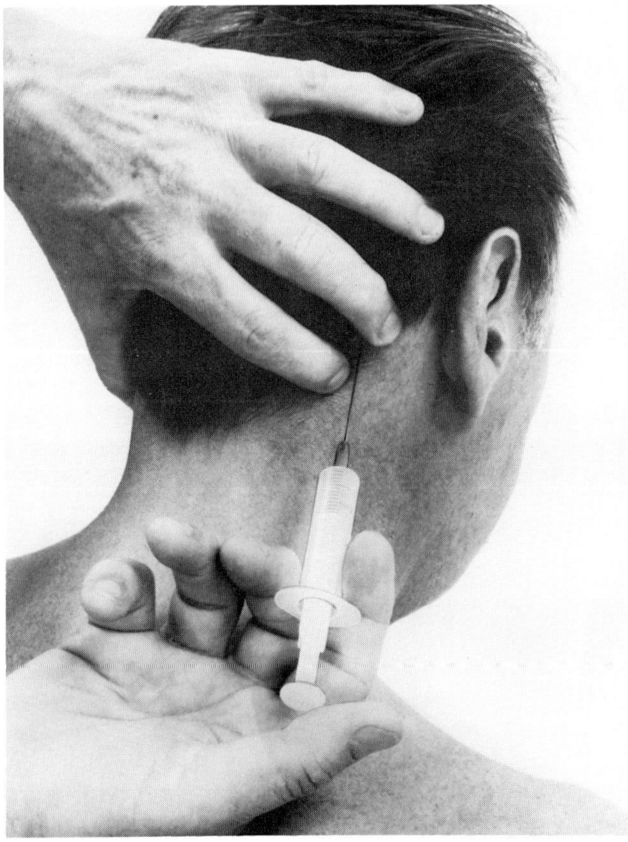

Abb. 5b Injektionstechnik für die A-, B-, C-, T-Punkte: im Bild: Einstich am B-Punkt

Infiltration der tiefen subokzipitalen Muskeln
(Abb. 6)

Indikation

Die tiefen subokzipitalen Muskeln, die häufig Begleitverspannungen aufweisen, produzieren einen tief im Schädel empfundenen Schmerz, der von den Patienten als schwer lokalisierbar angegeben wird, in etwa aber vom Hinterhaupt bis zu den Augen ausstrahlt.
M. rectus capitis posterior major et minor sowie M. obliquus capitis superior et inferior verbinden das Hinterhaupt mit Atlas und Axis. Der Axisdorn stellt dabei die zentrale Insertion des M. rectus capitis posterior major und des M. obliquus capitis inferior dar. Infiltrationen in diesen Insertionskomplex beeinflussen die Gesamtheit der tiefen subokzipitalen Muskulatur.

Injektionstechnik

Der in Anteflexion des Kopfes als erstes tastbare oberste Dornfortsatz ist jener der Axis.

Um die muskulären Atlasinsertionen mitzuerreichen (M. obliquus capitis superior, M. obliquus capitis inferior, M. levator scapulae, M. splenius cervicis) und dort lokalisierte Reizzonen aufzulösen, empfiehlt es sich, die Lamina des ersten Halswirbels anzuspritzen. Dazu tastet man dorsal des Proc. mastoideus, knapp unter der Hinterhauptschuppe, den dorsalen Atlasbogen und geht mit kurzer dünner Kanüle, in frontal-horizontaler Richtung bis zum Knochenkontakt(!) ein.
Kanüle: 0,40 x 20
Menge: 0,5 ml pro Stelle

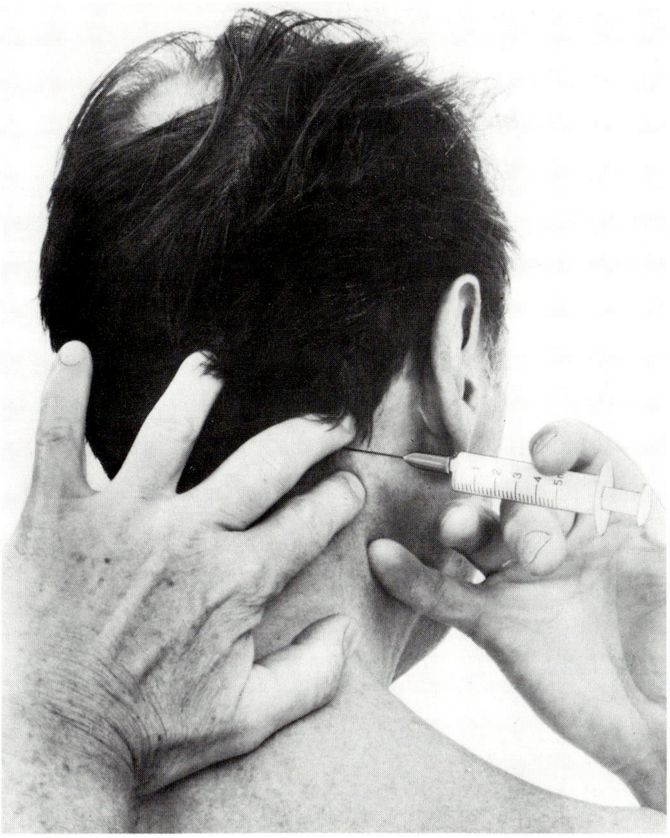

Abb. 6 Injektion an die Lamina des Atlas (tiefe subokzipitale Muskulatur)

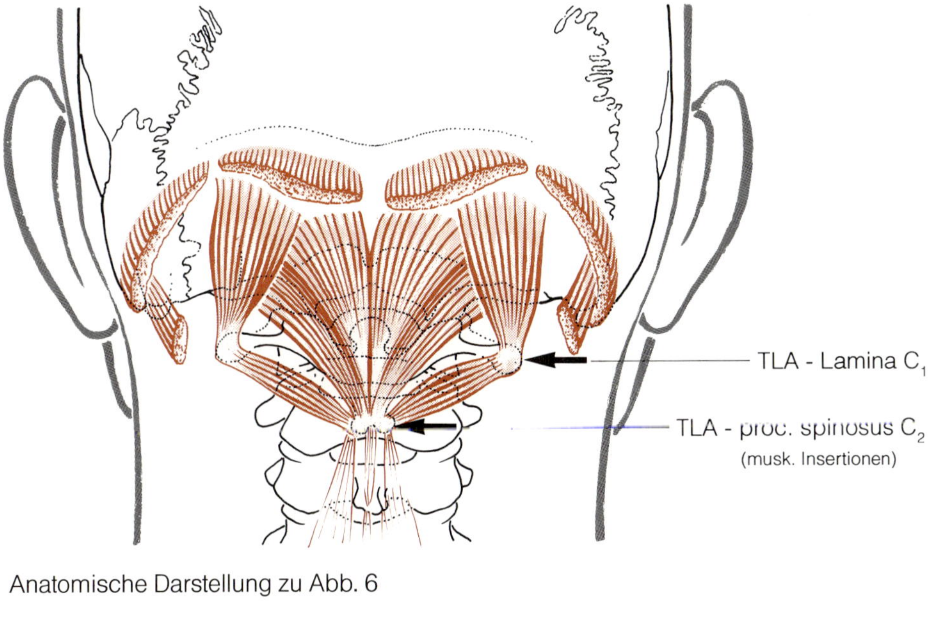

Anatomische Darstellung zu Abb. 6

Infiltration der Triggerpunkte des M. temporalis
(Abb. 7)

Indikation

Ausstrahlungsschmerzen erreichen hauptsächlich die Schläfen-Oberkieferregion. Nicht selten findet sich eine Kombination mit Triggerpunkten im M. sternocleidomastoideus. Ätiopathogenetisch muß immer an Irritationen des Kiefergelenkes gedacht werden (Okklusionsstörung, Bruxismus).

Der rundliche Muskel verbindet den Proc. coronoideus mandibulae mit dem Schläfenbein und verläuft dabei unter dem Jochbogen. Die Triggerpunkte findet man hauptsächlich über dem Jochbogen in Höhe des oberen Ohrrandes.

Injektionstechnik

Sie ergibt sich aus der Palpation, die neben der Ortung des Triggerpunktes die Pulsation der Arteria temporalis suchen muß. Man vermeidet eine Verletzung der Arterie durch Abdecken mit einem Palpationsfinger und sticht zwischen gespreiztem 2. und 3. Finger der Palpationshand mit leicht nach oben gerichteter Nadel in den Triggerpunkt.
Kanüle: 0,40 x 20
Menge: 1 ml

Infiltration der Triggerpunkte des M. masseter
(Abb. 8)

Indikation

Der Muskel zeigt eine oberflächliche und tiefe Aufteilung, entspringt am Jochbogen und zieht zum Unterkieferast und Kieferwinkel. Zusammen mit dem M. temporalis erzeugt er den Kaudruck.
Muskuläre Verspannungen stehen gleichfalls häufig mit der bereits erwähnten Irritation des Kiefergelenks in Zusammenhang. Je nach Lage der Triggerpunkte erreichen die Schmerzausstrahlungen den Unterkiefer, das Ohr, aber auch vordere Gesichtspartien.

Injektionstechnik

Die Triggerpunkte bevorzugen Stellen etwas unterhalb des Jochbogens und im Bereiche des Kieferwinkels. Zur Injektion wird der Triggerpunkt zwischen Zeige- und Mittelfinger fixiert, dazwischen mit der Nadel bis zum Punkt eingegangen.
Kanüle: 0,40 x 20
Menge: 1 ml

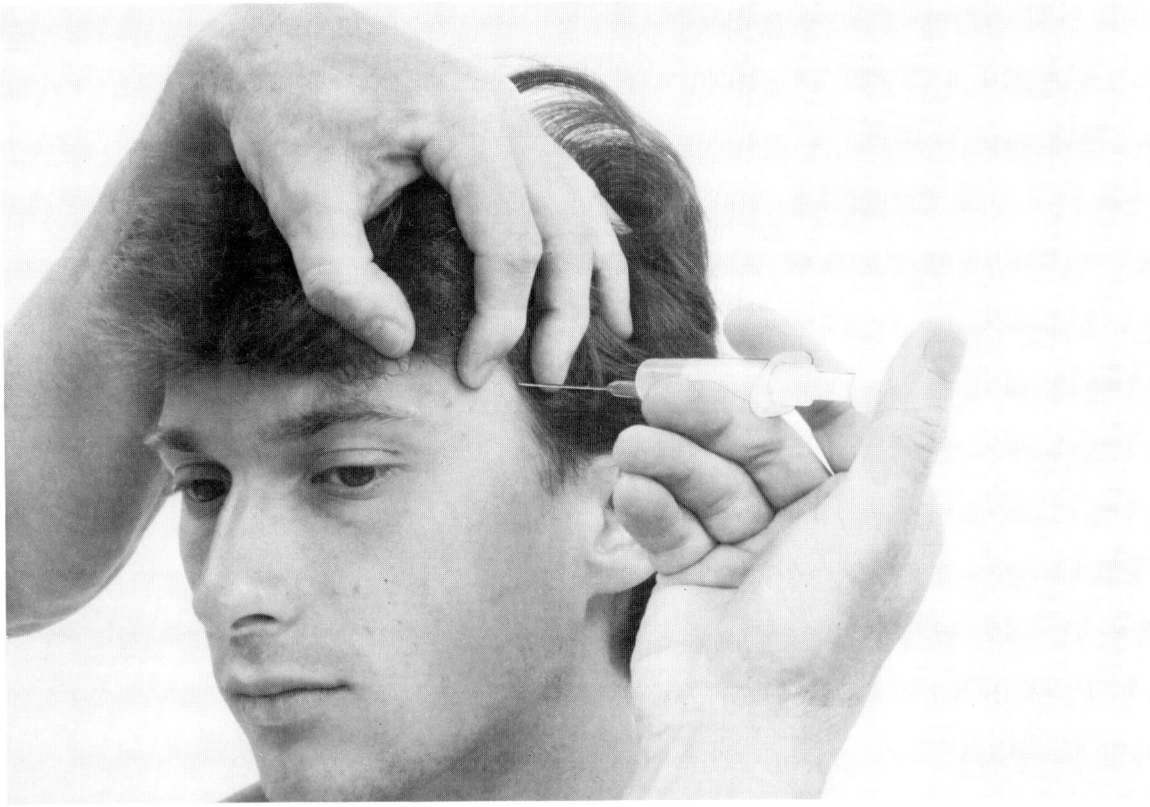

Abb. 7 Infiltration des M. temporalis (2 FST – cave A. temporalis)

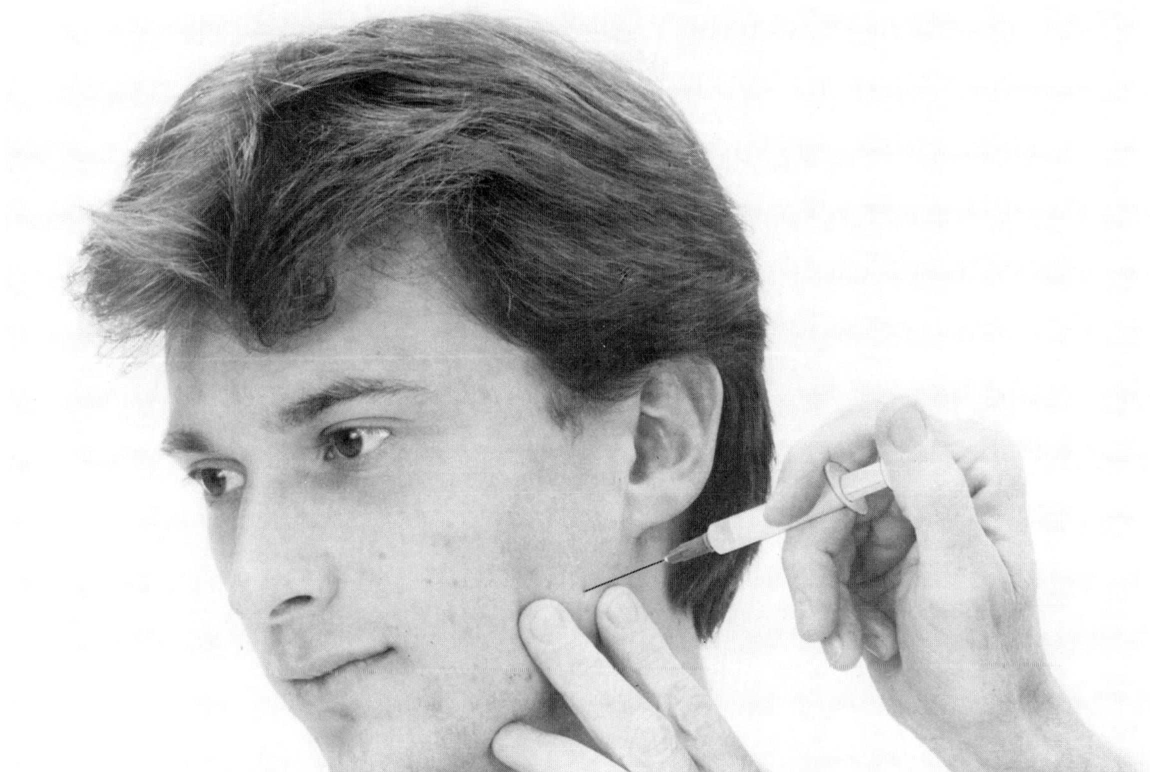

Abb. 8 Infiltration der TP des M. masseter

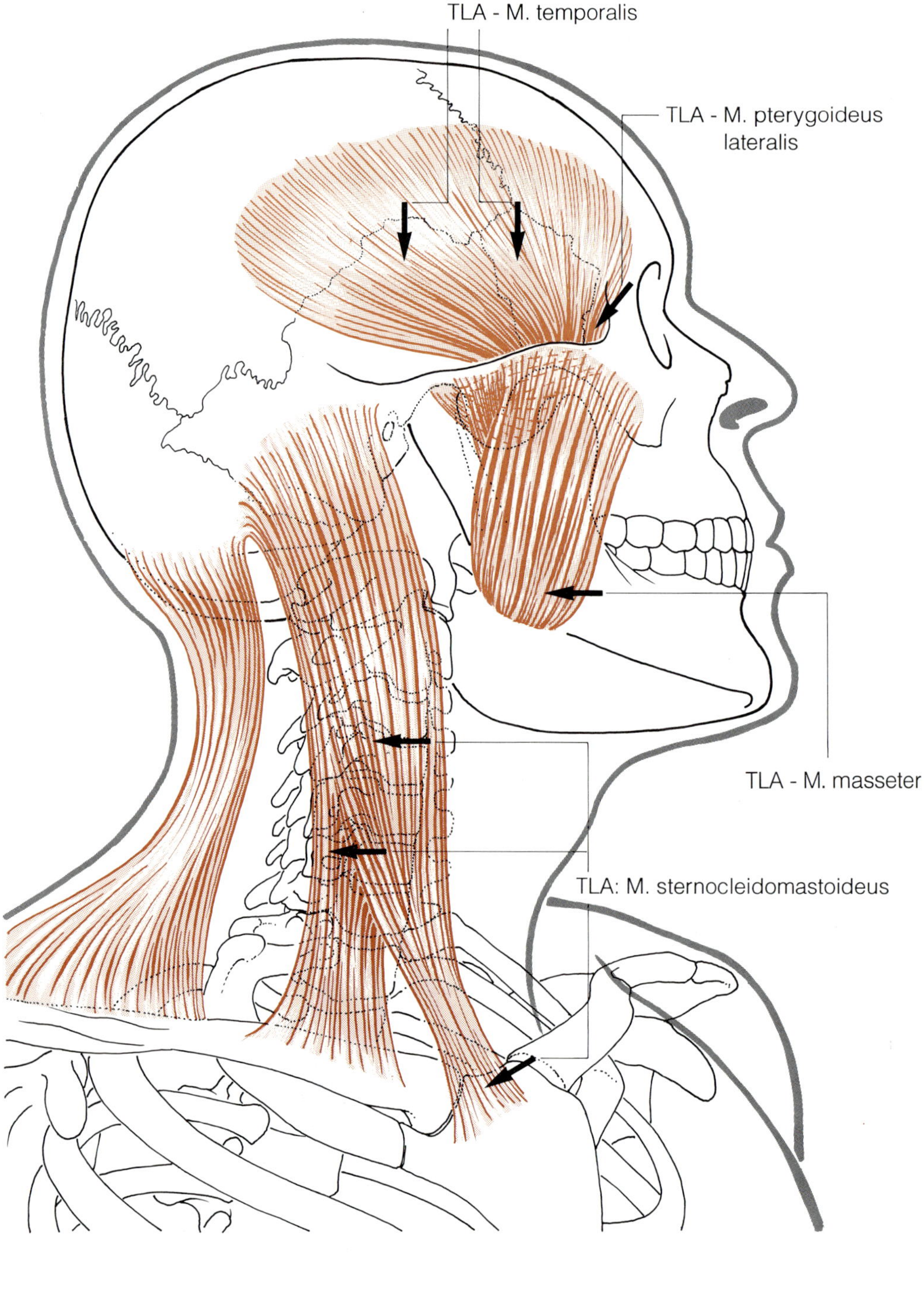

Anatomische Darstellung zu Abb. 7 bis 10

Infiltration der Triggerpunkte des M. sternocleidomastoideus

(Abb. 9).

Indikation

Verspannungen und aktive Triggerpunkte dieses Muskels verursachen gleichfalls häufig Kopfschmerzen mit frontaler (über der Augenbraue) und retroaurikulärer Hauptlokalisation. Vegetative Symptome wie halbseitiges Kopfschwitzen, Tränen in den Augen, gesteigerte Sekretion der Nasenschleimhaut und gerötete Konjunktiven sind mögliche Begleitsymptome. Der zweiteilige Muskel entspringt mit einem Kopf am Brustbein, mit dem anderen am Schlüsselbein und inseriert am Mastoid und an der Linea nuchae superior.

Injektionstechnik

Der Muskel läßt sich leicht palpieren und gefundene Triggerpunkte zwischen Daumen und Zeigefinger (mittlerer Bereich) oder 2. und 3 Finger (Insertionsabschnitte) fixieren. Die Infiltration erfolgt mit feiner Kanüle und Einstich zwischen den fixierenden Fingern direkt in die Schmerzstellen.
Kanüle: 0,40 x 20
Menge: 1 ml pro Punkt

Injektion hinter den Jochbogen (M. pterygoideus lateralis)

(Abb. 10)

Indikation

Beschwerden im Stirn-Schläfen-Oberkieferbereich

Injektionstechnik

In Höhe des lateralen Augenwinkels, in einem gut tastbaren Grübchen, knapp hinter dem Jochbogen wird senkrecht eingestochen und bis zu einer Tiefe von etwa 2 cm vordringend, infiltriert. Man erreicht so nicht nur vegetative Trigeminusfasern, sondern auch Insertionstendinopathien des M. pterygoideus lateralis, dessen Verspannungen an solchen Schmerzzuständen beteiligt sein können.
Kanüle: 0,40 x 20

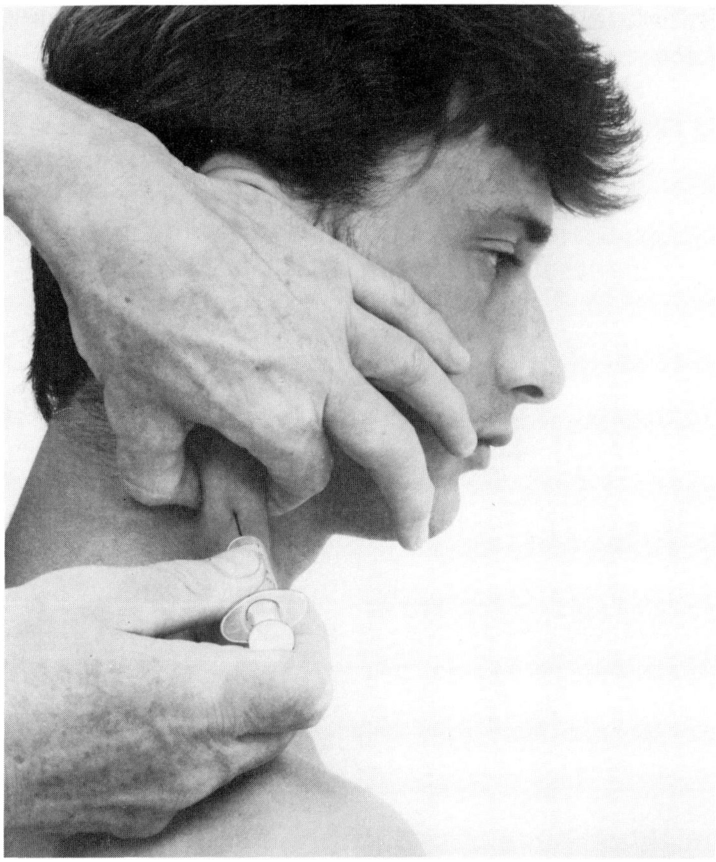

Abb. 9 Infiltration der TP des M. sternocleidomastoideus, Zangengriff zur Fixierung des TP

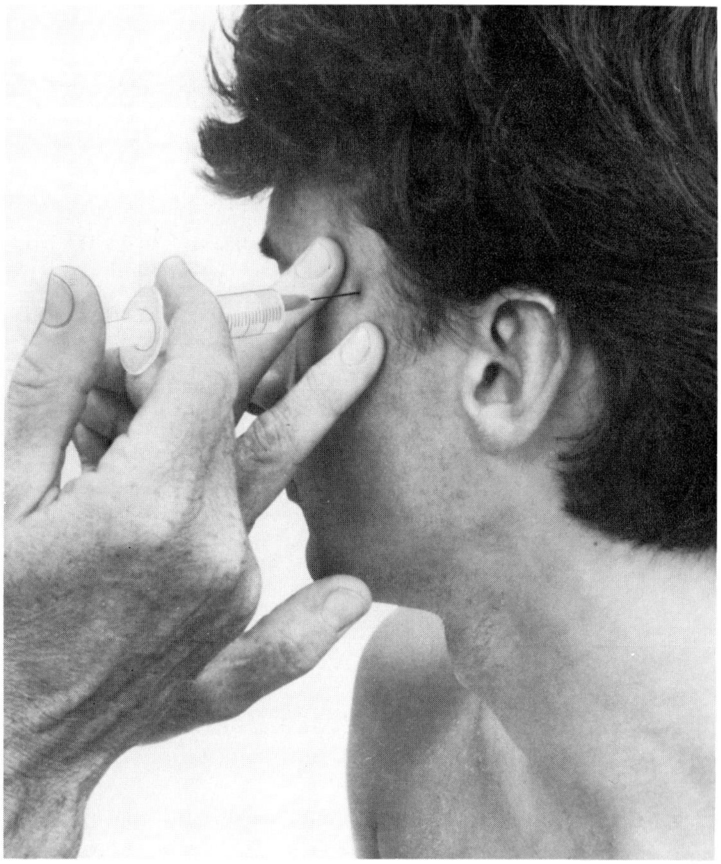

Abb. 10 Injektion hinter den Jochbogen (M. pterygoideus lateralis)

Injektionen zur Behandlung von Ohrerkrankungen
(Abb. 11)

Indikation

Zur unterstützenden Behandlung verschiedener Ohrerkrankungen wie Hypakusis, otogener Vertigo (Ménière-Krankheit), Tinnitus, rezidivierenden Otitiden.

Injektionstechnik

Man infiltriert über der Mastoidspitze sowie 2 Querfinger darüber je 0,5 ml bis zum Knochenkontakt vordringend. Zusätzlich empfiehlt es sich, eine Quaddel vor das Ohr, in das Grübchen vor dem Tragus (Akupunkturpunkt Dünndarm 19), zu setzen. Dabei sollte an dieser Stelle jede tiefere Applikation wegen der Möglichkeit einer temporären Fazialisparese vermieden werden.
Kanüle: 0,40 x 20
Menge: ca. 1 ml

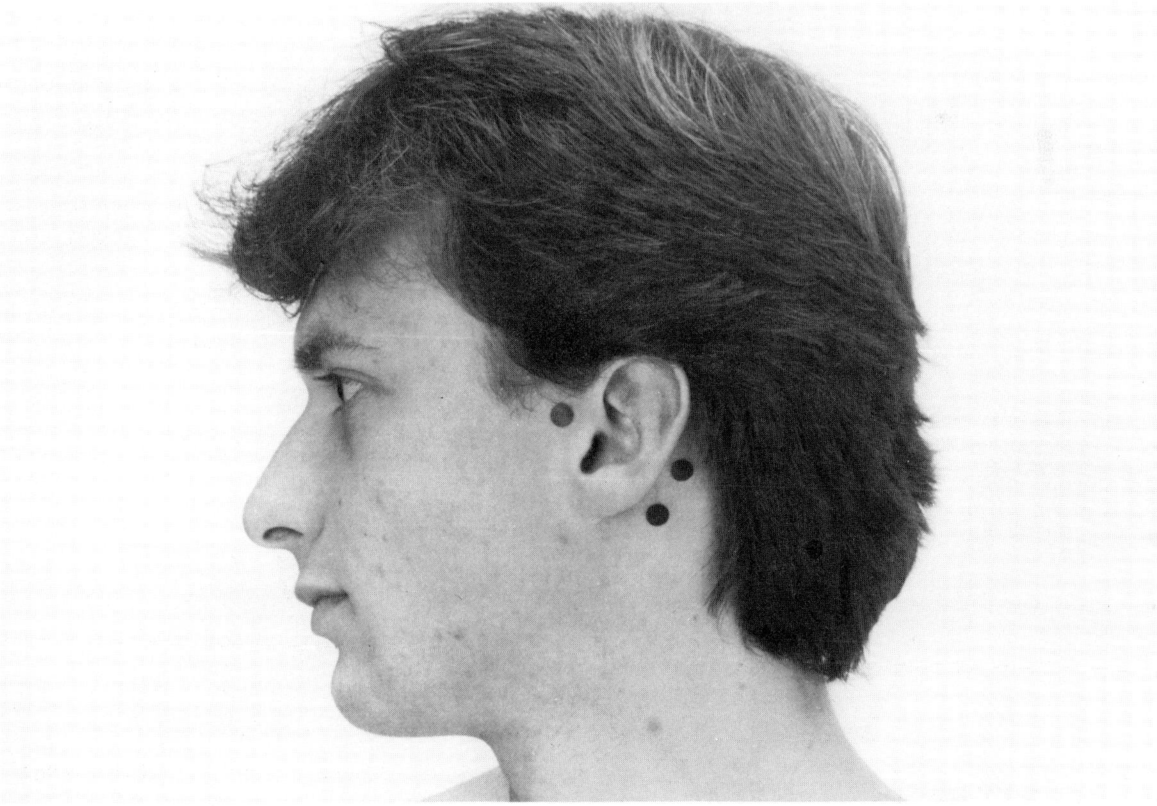

Abb. 11 Die schwarzen Punkte markieren die Einstichstellen zur Behandlung von Ohrerkrankungen

Therapie über die Gelenke

Injektion in/an das Kiefergelenk

(Abb. 12)

Indikation

Schmerzen beim Kauen, Costen-Syndrom, gnathofaciale Cephalaea

Injektionstechnik

Ergibt die Palpation eine Druckschmerzhaftigkeit über dem Kiefergelenk und liegt eine darauf hinweisende Symptomatik vor, kann man durch wiederholtes leichtes öffnen und Schließenlassen des Mundes den Gelenkbereich palpatorisch gut abgrenzen (2 FST!). Der Einstich geschieht im rechten Winkel zum Gelenk. Eine direkte intraartikuläre Injektion ist nicht unbedingt erforderlich.
Kanüle: 0,40 x 20
Menge: 1 ml

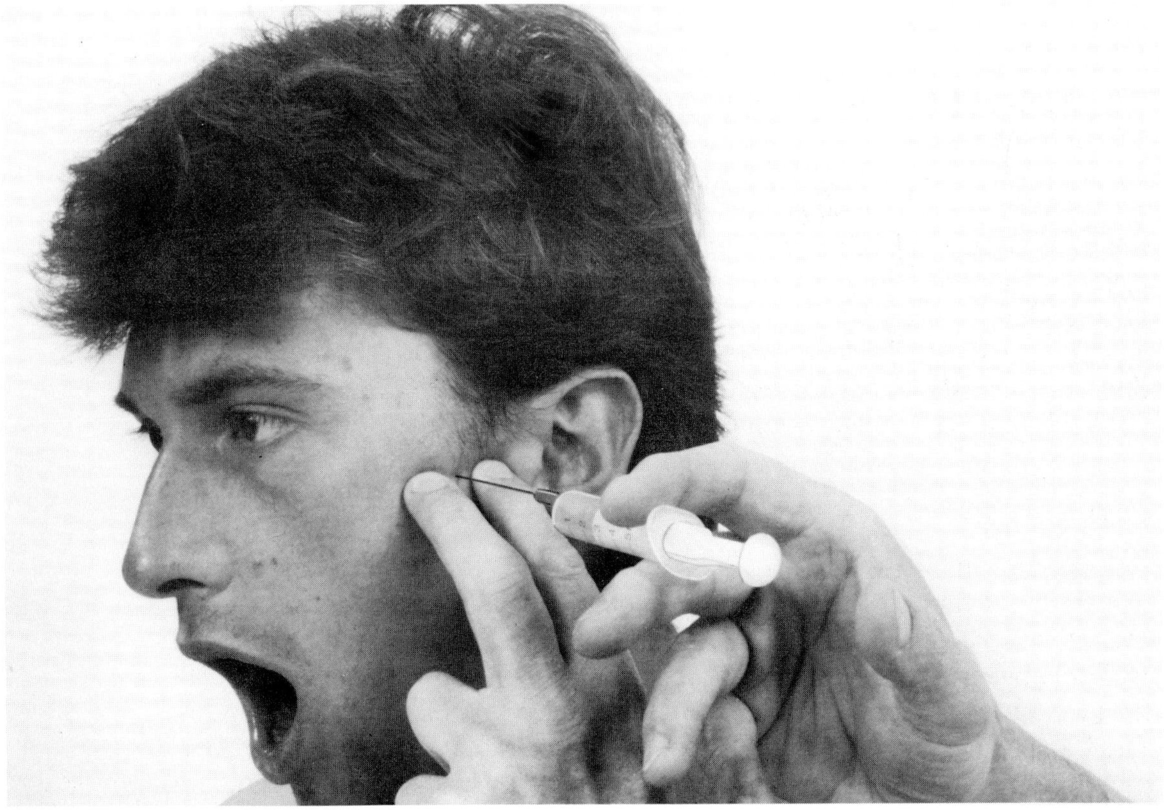

Abb. 12 Injektion in/an das Kiefergelenk. 2 FST, ein Finger liegt vor dem Tragus, der andere leicht gespreizt in gleicher Höhe. Beim Öffnen des Mundes rückt das Caput mandibulare genau zwischen die beiden Finger. Hier erfolgt der Einstich.

Therapie über periphere Nervenaustrittspunkte

Injektion an den N. supraorbitalis

(Abb. 13)

Indikation

Stirnhöhlenaffektionen und frontaler Kopfschmerz mit Druckempfindlichkeit des Nervenaustrittspunktes sind Indikationen für diese Behandlungsmethode.

Injektionstechnik

Etwas medial der Mitte des oberen Orbitarandes tastet man die Inzisur und sticht hier von kaudal unter 2 FST mit kranialwärts gerichteter Nadelführung bis zum Knochenkontakt ein (cave Arteria supraorbitalis - Aspirationsversuch!).
Kanüle: 0,40 x 20
Menge: 0,5 ml

Injektion an den N. infraorbitalis

(Abb. 14a, b)

Indikation

Ein wichtiger Behandlungspunkt. Er ist bei Affektionen der Nasennebenhöhlen und bei Gesichtsschmerzen wie etwa der sogenannten Trigeminusneuralgie indiziert. Bezüglich der Diagnose (idiopathische) Trigeminusneuralgie raten die Autoren zu großer Zurückhaltung. Neuralgiforme Schmerzen dieser Region zeigen eine ausgesprochene ätiopathogenetische Vielfältigkeit. Referred pain aus Triggerpunkten des M. temporalis, M. masseter und M. pterygoideus lateralis (Palpation), larvierte Sinusitiden (Endoskopie) und dentale Störstellen im Oberkiefer (Zahnröntgen: devitale Zähne, Restostitiden, Wurzelreste und verlagerte Zähne müssen dabei immer mitbeachtet werden) sind häufig dafür verantwortlich.

Injektionstechnik

Behandlungsmäßig gibt es zwei Technikvarianten: Einmal von außen, zum anderen oral durch die Umschlagfalte der Oberlippenschleimhaut.
Im reflextherapeutischen Sinn scheint die transkutane Methode sinn- und wirkungsvoller. Als Einstichstelle bewährt sich die Schnittstelle Nasolabialfalte mit einer gedachten Horizontallinie in Höhe des unteren Nasenrandes. Diese Lokalisation entspricht dem Punkt 19 des Dickdarmmeridians der Akupunktur. Der Einstich erfolgt schräg nach kranial-medial (entsprechend dem Verlauf der Nasolabialfalte). Man erreicht hier jene Nervenfasern, die sich nach dem Austritt des N. infraorbitalis aus dem Foramen infraorbitale regionär verteilen.

Kanüle: 0,40 x 20
Menge: 1 ml

Injektion zwischen den Augenbrauen
(Abb. 15)

Indikation

Als Ergänzung zu den Injektionen an die Nn. supra- und infraorbitales bewährt sich die Infiltration genau in der Medianlinie zwischen den Augenbrauen. Auch diese Stelle entspricht einem Akupunkturpunkt, der am sogenannten Lenkergefäß liegt.

Injektionstechnik

Senkrechter Einstich bis zum Knochenkontakt.
Kanüle: 0,40 x 20
Menge: 0,5 ml

Injektion an den N. occipitalis major
(Abb. 16)

Indikation

Kompressionsbedingte Neuralgien dieses Nervs sind schon aus anatomischen Gründen nicht möglich, daher sollte die Diagnose Okzipitalneuralgie jenen seltenen Fällen vorbehalten bleiben, bei denen toxische oder stoffwechselbedingte Polyneuralgien diesen Nerv mitbetreffen. Entsprechende Schmerzzustände begründen sich überwiegend aus Gelenkblockierungen im Kopfgelenkbereich und pseudoradikulärem Syndromaufbau (besonders M. semispinalis capitis).
Bei Nichtansprechen auf die Injektion in die A-, B-, C-Punkte kann aber die zusätzliche Injektion an die Nervi occipitales trotzdem hilfreich sein.

Injektionstechnik

Die Einstichstelle liegt am Übergang vom äußeren zum mittleren Drittel einer okzipitalen Verbindungslinie, welche von der Mitte der Ohrmuschel ihren Ausgangspunkt nimmt.
Kanüle: 0,40 x 20

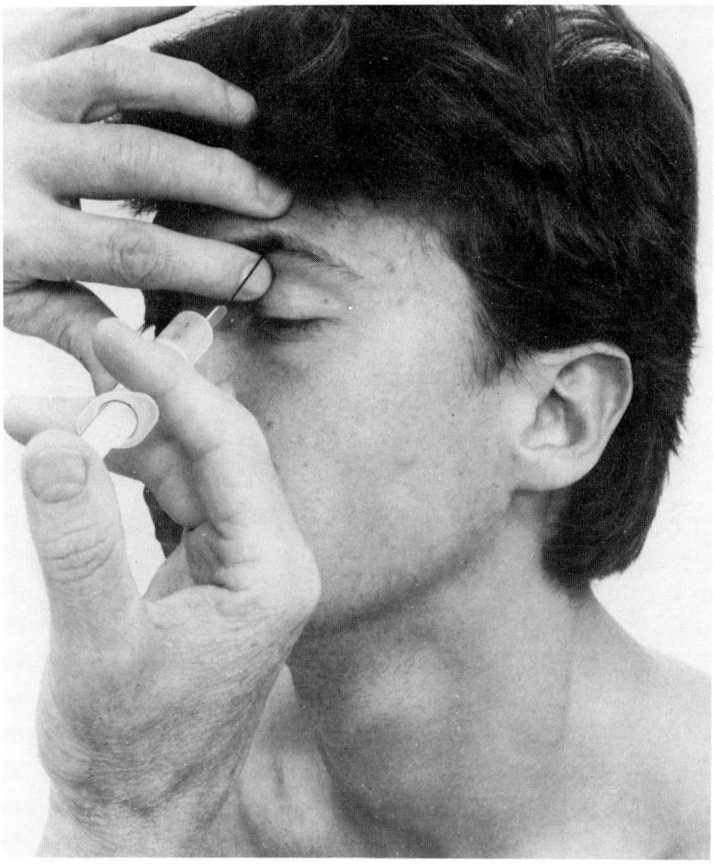

Abb. 13 Injektion an den N. supraorbitalis

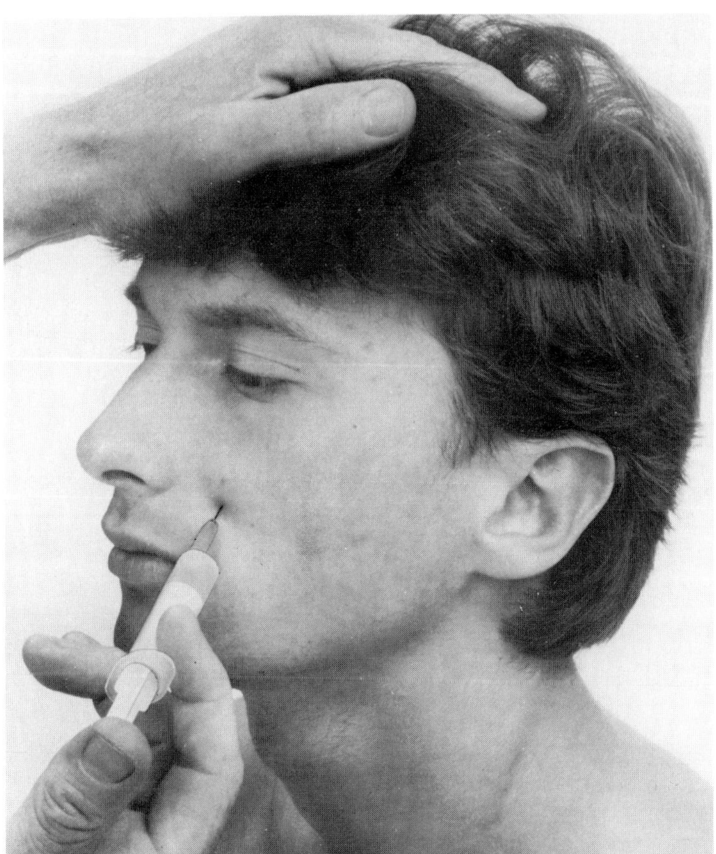

Abb. 14a Injektion an den N. infraorbitalis, von außen in der Nasolabialfalte.

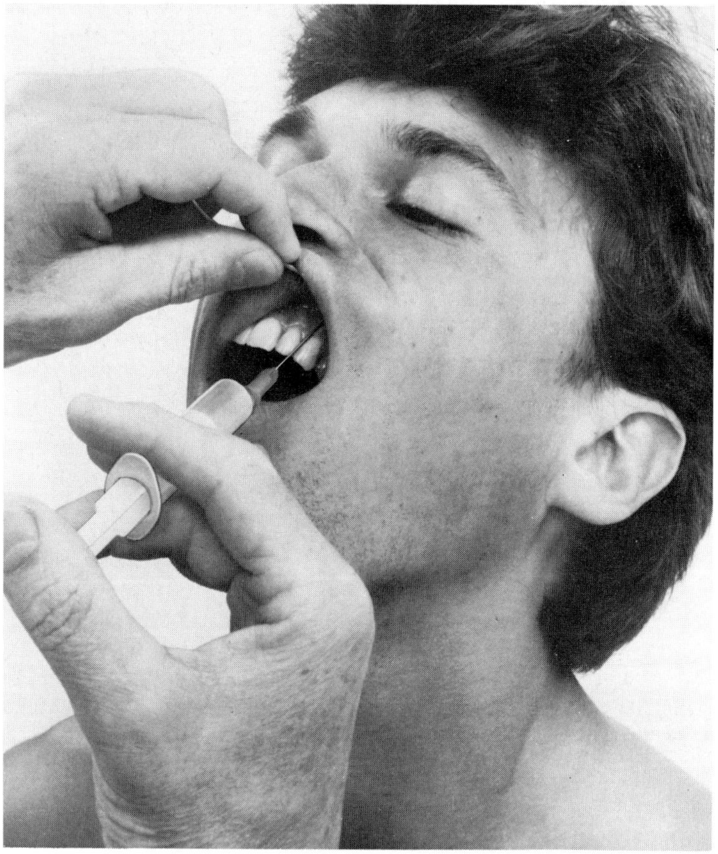

Abb. 14 b Injektion an den N. infraorbitalis , orale Technik durch die Umschlagfalte der Oberlippenschleimhaut.

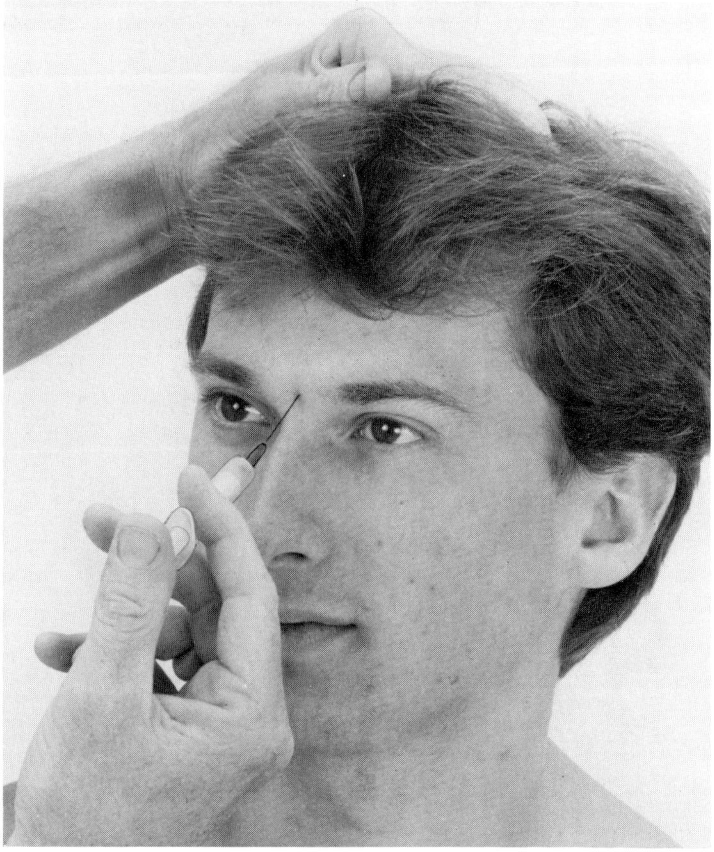

Abb. 15 Injektion zwischen den Augenbrauen (Ergänzung zur Technik der *Abb. 14 a)*

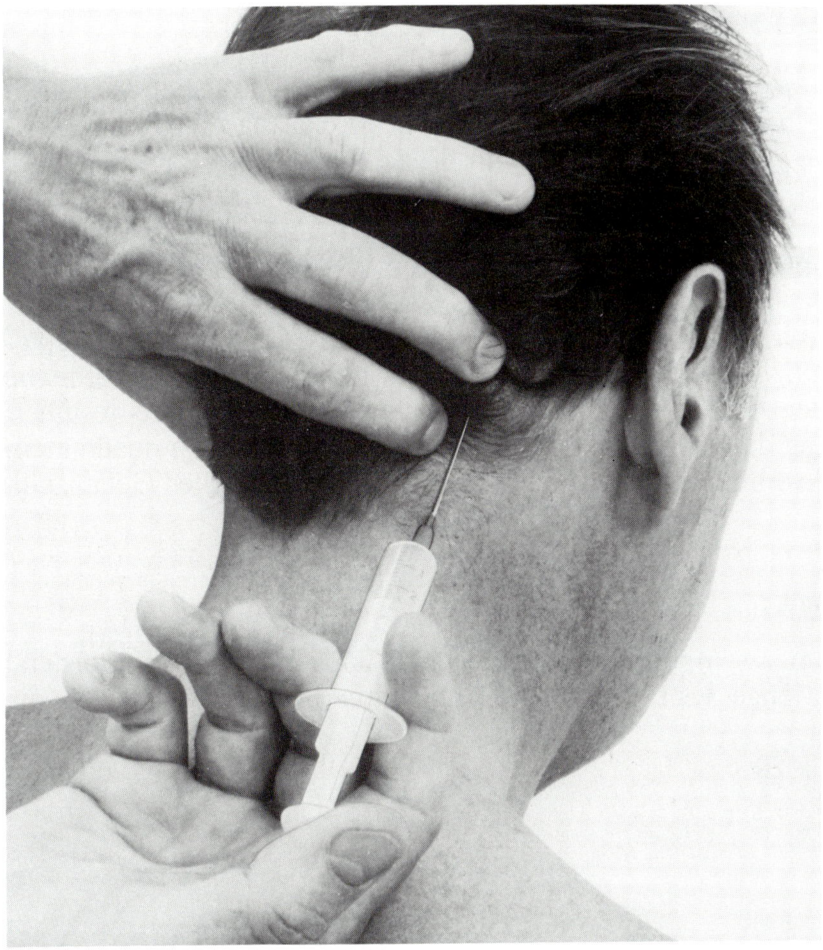

Abb. 16 Injektion an den N. occipitalis

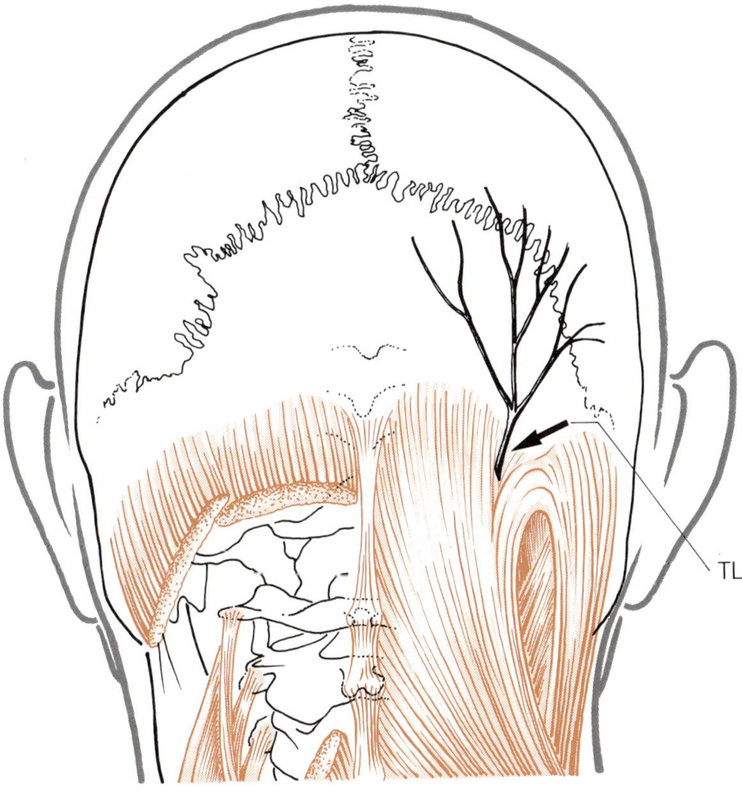

Anatomische Darstellung zu Abb. 16

Therapie über das Gefäßsystem

Ohne das »cave« intravasaler Applikationen übersehen zu haben (es betrifft vor allem die unkontrollierte Einbringung des Lokalanästhetikums in das Gefäßsystem), gibt es Ausnahmen von dieser Regel.

Intra- und perivenöse Injektion in/an die V. cubitalis

Indikation: Vaskulärer Kopfschmerz. Über die Dämpfung von Endorezeptoren einerseits (i.v.-Applikation), bzw. die Einwirkung auf das sympathische Geflecht in der Adventitia (paravenöse Applikation) andererseits resultiert eine Entlastung der bei vaskulären Kopfschmerzen aktivierten quadrantenorientierten Axonreflektorik und die Stabilisierung der aktuellen Gefäßlabilität.

Injektionstechnik

Der Kopfschmerzsymptomatik entsprechend appliziert man homolateral eine geringe Menge des Lokalanästhetikums intra- und paravenös in/an die V. cubitalis.
Kanüle: 0,40 x 20
Menge: 1 ml

Die Nacken-Schulter-Arm-Region

Aus Gründen funktioneller Zusammengehörigkeit erfolgt die gemeinsame Besprechung. Eine weitere Verbindung schafft die im Störungsfalle auftretende Symptomatik, die ähnliche Krankheitsbilder bei differenten pathogenen Ausgangsstrukturen zeigt.
Die zur Abklärung notwendigen differentialdiagnostischen Schritte nehmen daher einen wichtigen Platz bei der Erstellung des Behandlungsplanes der therapeutischen Lokalanästhesie ein.
Als Hauptstörungsträger wirken:

- Die Gelenke und der Bandapparat von Halswirbelsäule und Kopfgelenken sowie die Bandscheiben von C 5 bis C 7 und die Nackenmuskulatur.
- Kapseln, Bänder sowie besonders häufig die Muskulatur des Schultergelenkes.
- Muskulotendinöse Überlastungszonen an den Epikondylen des Humerus.
- Störungen der Handgelenkfunktion, die Strukturen im Karpaltunnel, die Fingergelenke.

Nacken, Schulter und obere Extremität kommen behandlungsmäßig nacheinander über die Therapieansätze Haut, Muskulatur sowie Gelenk-Bandapparat zur Vorstellung.
Erkrankungen der Halswirbelsäule werden im täglichen medizinischen Sprachgebrauch meist pauschaliert als Zervikalsyndrom bezeichnet, wobei auch die Unterteilung in ein oberes, mittleres und unteres Zervikalsyndrom üblich ist. Diese Bezeichnung liefert allerdings nur die topische Festlegung des Beschwerdebildes und sagt nichts über die jeweils pathogene Führungsstruktur aus. Schon aus diesem Grund, aber auch wegen der Häufigkeit der Schmerzentstehung im Bewegungsapparat überhaupt, muß als erstes angemerkt werden, daß für entsprechende Abklärungen ein diagnostisches Minimalprogramm unerläßlich ist. Anamnese und körperliche Untersuchung sind dabei die tragenden Pfeiler der Diagnose (Inspektion, Palpation, Funktionsprüfung). Diese Untersuchung muß durch Erstellung von Hilfsbefunden mittels Röntgen und Labormedizin abgesichert werden. Die angeführte Reihenfolge der Diagnostikschritte zeigt bereits, daß die Wertigkeit des Röntgenbildes nicht überschätzt werden sollte bzw. eine Diagnosestellung aus dem Röntgenbild alleine vielfach zu Fehlbeurteilungen führen kann.
Der übliche orthopädische Untersuchungsgang, besonders im Bereich der Wirbelsäule, ist ergänzungsbedürftig. Erst durch den zusätzlichen Einsatz manualmedizinischer (Chirodiagnostik) Spezialuntersuchungen lassen sich differentialdiagnostische Hürden (Blockierung - Instabilität) überwinden und Beschwerden segmentgenau lokalisieren. Eine entsprechende Ausbildung zumindest in propädeutischer Form muß infolgedessen allen empfohlen werden, die sich für die gezielte Behandlung des Bewegungsapparates interessieren.
Nach der diagnostischen Abklärung kann die therapeutische Lokalanästhesie im Rahmen der vorgestellten Kriterien vorgenommen werden.

Die Nackenregion

Therapie über die Haut

Quaddelsetzung in der Nackenregion
(Abb. 17a,b)

Indikation

Nacken-Hinterkopf-Schmerzen. Als Ergänzung zur Therapie über die A-, B-, C-, T-Punkte.

Injektionstechnik

Je eine Quaddelreihe in der Medianlinie, über den Spitzen der Proc. spinosi sowie 1 Querfinger lateral rechts und links.

Eine weitere bewährte Punktkombination der Quaddelsetzung wird als »Spinne« bezeichnet. Die Quaddelpunkte entsprechen Akupunkturpunkten.
- Der zentrale Bezugspunkt ist der Punkt LG 13 am Unterrand des 7. Halswirbeldorns.

Punkte der »Spinne«:

- LG 16, 1 Querfinger unter der Protuberantia occipitalis externa,
- B 10 am Außenrand des Trapezius in Höhe von C 1/C 2,
- G 20 über dem äußeren Ende des Querfortsatzes von C 1,
- LG 13 am Unterrand des 7. Halswirbeldorns,
- 3E 15 in der Mitte zwischen Nackenrand und Schulterhöhe,
- DI 15 knapp neben der Schulterhöhe,
- B 39 neben der Mitte des inneren Skapularandes (evtl. B37 und B41).
- DÜ 9 über der dorsalen Achselfalte

Kanüle: 0,40 x 20
Menge: ca. 2 ml

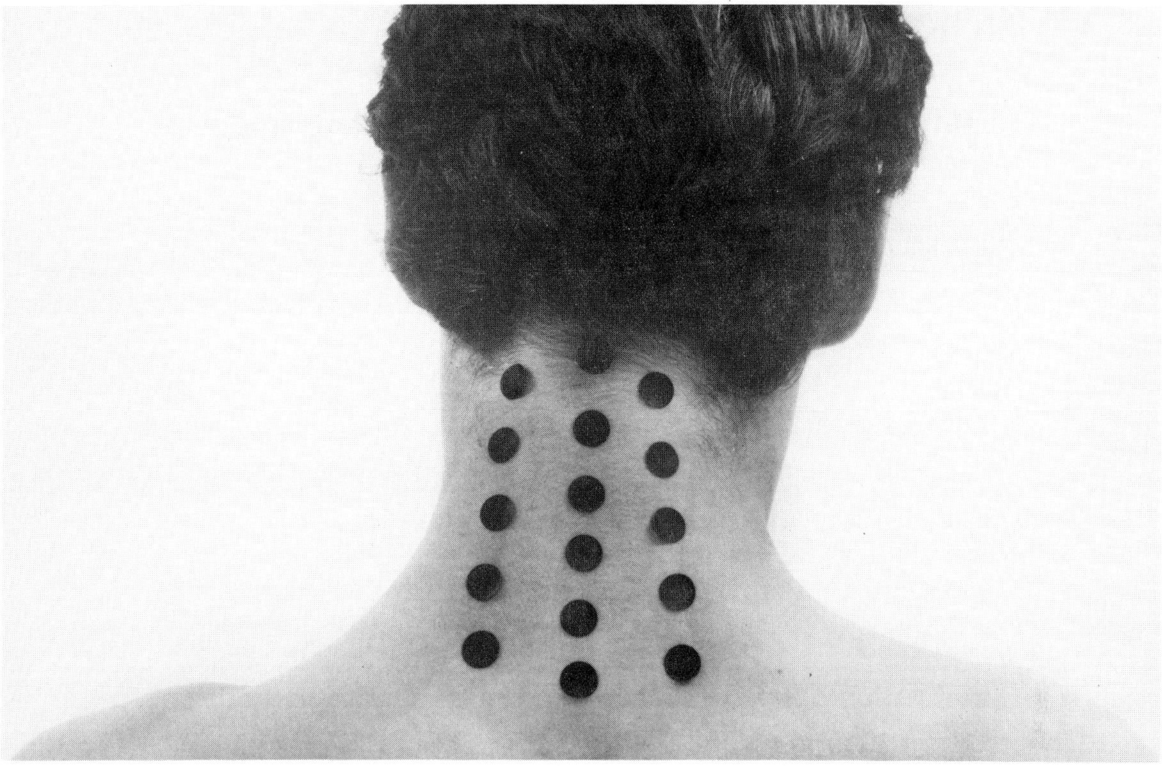

Abb. 17a Quaddelmuster für die Nackenregion

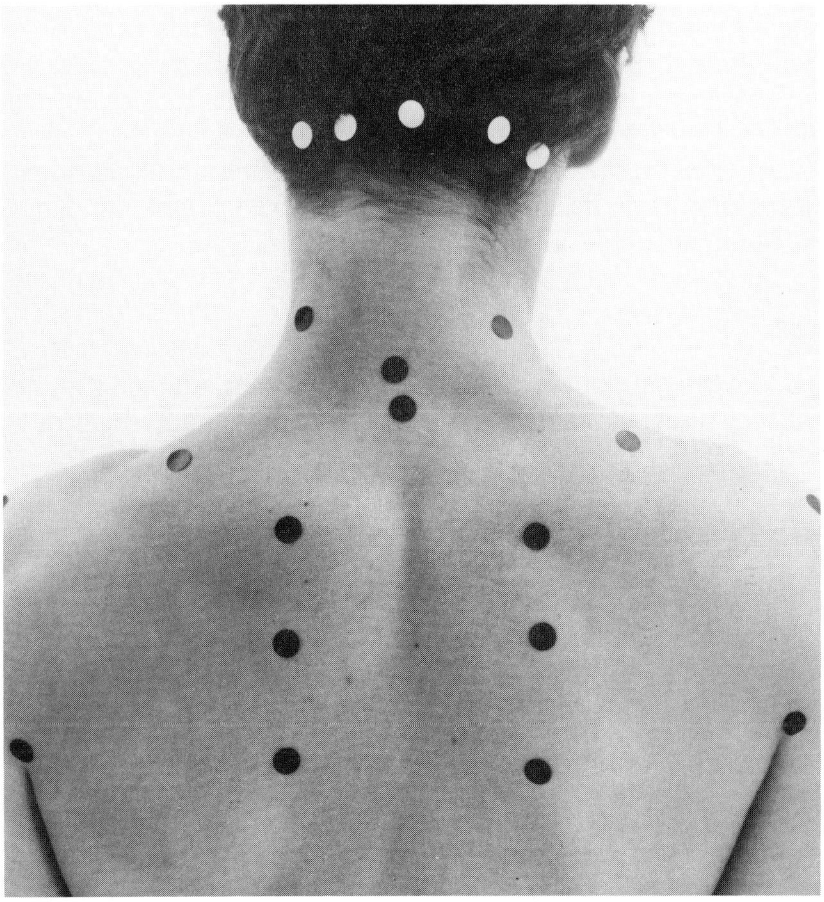

Abb. 17b »Die Spinne«, die okzipitalen Punkte entsprechen etwa den T-, A-, C-Punkten

Therapie über die Muskulatur

Infiltration paravertebraler muskulärer Schmerzpunkte
(Abb. 18)

Indikation

Nacken-Hinterkopf-Schmerzen, tastbare, schmerzhafte muskuläre Zonen im Bereich der paravertebralen Muskelzüge.

Injektionstechnik

Palpation der Schmerzpunkte, Fixierung durch 2 FST. Senkrechter Einstich in die Muskulatur (1–2 cm, nach Muskelmasse).
Kanüle: 0,40 x 20
Menge: 0,5 ml pro Punkt

Infiltration der Schmerzzonen des M. levator scapulae
(Abb. 19a)

Indikation

Schmerzhaft steifer Nacken, Ausstrahlungen zur oberen Halswirbelsäule sowie in das Schulterblatt und zum medialen Skapularand. Der M. levator scapulae zieht vom Angulus superior scapulae zu den Querfortsätzen des 1. bis 4. Halswirbels. Das Schmerzzentrum liegt über dem Angulus superior. Die Palpation wird erleichtert,wenn der Patient die sogenannte Pharaonenhaltung *(Abb. 19b)* einnimmt, das heißt einen Rundrücken macht, den Kopf beugt und die Hände auf die kontralateralen Schultern legt.

Injektionstechnik

Die gefundenen Maximalpunkte werden durch 2 FST fixiert, und die Kanüle wird auf kurzem Weg direkt von dorso-kranial nach ventro-kaudal eingeführt.
Kanüle: 0,40 x 20
Menge: 1 ml

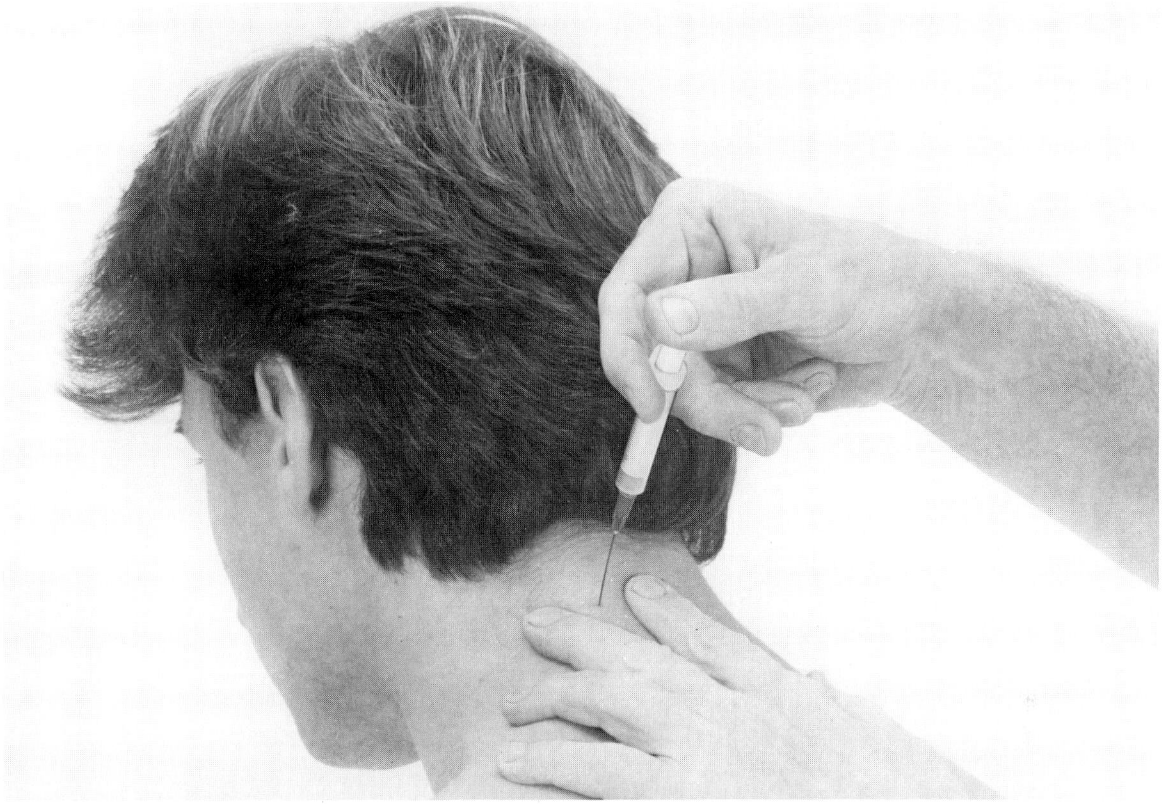

Abb. 18 Infiltration paravertebraler muskulärer Schmerzpunkte

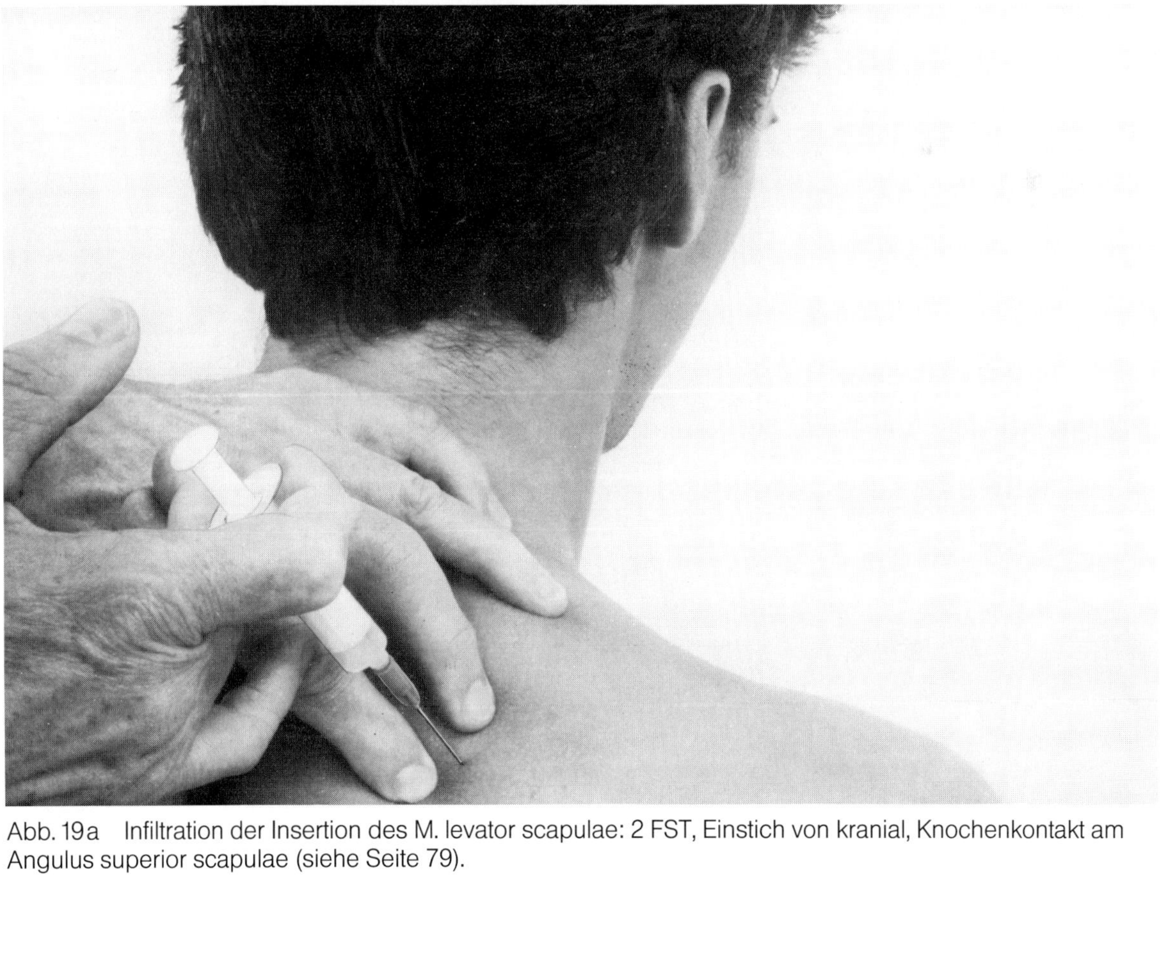

Abb. 19a Infiltration der Insertion des M. levator scapulae: 2 FST, Einstich von kranial, Knochenkontakt am Angulus superior scapulae (siehe Seite 79).

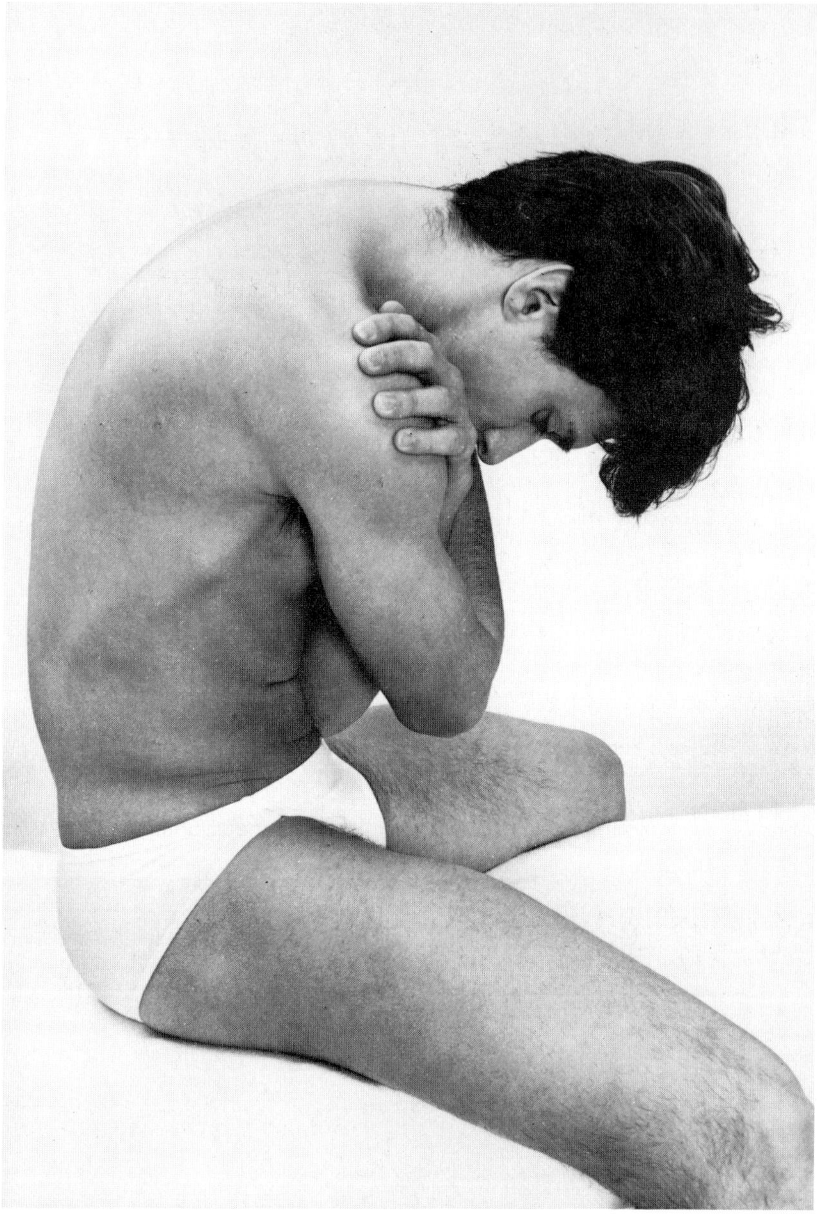

Abb. 19b Pharaonenhaltung zur besseren Entfaltung der Rückenstrukturen.

Therapie über die Gelenke

Die Infiltration der zervikalen Wirbelbogengelenke
(Abb. 20)

Indikation

Nackenschmerzen, Funktionsstörungen der Halswirbelsäulengelenke, pseudoradikuläre Ausstrahlung in den Schulter-Arm-Bereich.

Injektionstechnik

Die Palpation der Wirbelbogengelenke gelingt am besten bei leicht anteflektiertem Kopf. Neben der Nackenstreckmuskulatur tastet man, in der Tiefe, die Gelenkregion und fühlt diese besser, wenn bei der Palpation der Kopf deutlich in Ante- und Retroflexion bewegt wird. Die Injektion selbst wird in Neutralhaltung der HWS ausgeführt. Das gefundene Reizgelenk mit 2 FST so begrenzend, daß ein Finger kranial, der andere kaudal des Gelenkes zu liegen kommt, erfolgt der Einstich in einem Winkel von 45 Grad zur Medianebene, bis Knochenkontakt erreicht wird.
Kanüle: Dentalnadel 0,42 x 42
Menge: 0,5 ml pro Gelenk

Die interspinöse ligamentäre Infiltration
(Abb. 21)

Indikation

Instabilität und Bänderschmerz, besonders häufig nach Schleudertraumen der Halswirbelsäule.

Injektionstechnik

Bei anteflektiertem Kopf tastet man den schmerzempfindlichen interspinösen Bereich, sichert mittels 2 FST ab und geht in der Medianlinie mit der Kanüle knapp am oberen Processus spinosus ein. Dabei zielt die Nadel auf den Oberrand des unteren Wirbeldorns und dringt bis zum Knochenkontakt mit diesem ein.
Kanüle: 0,40 x 20
Menge: 1 ml

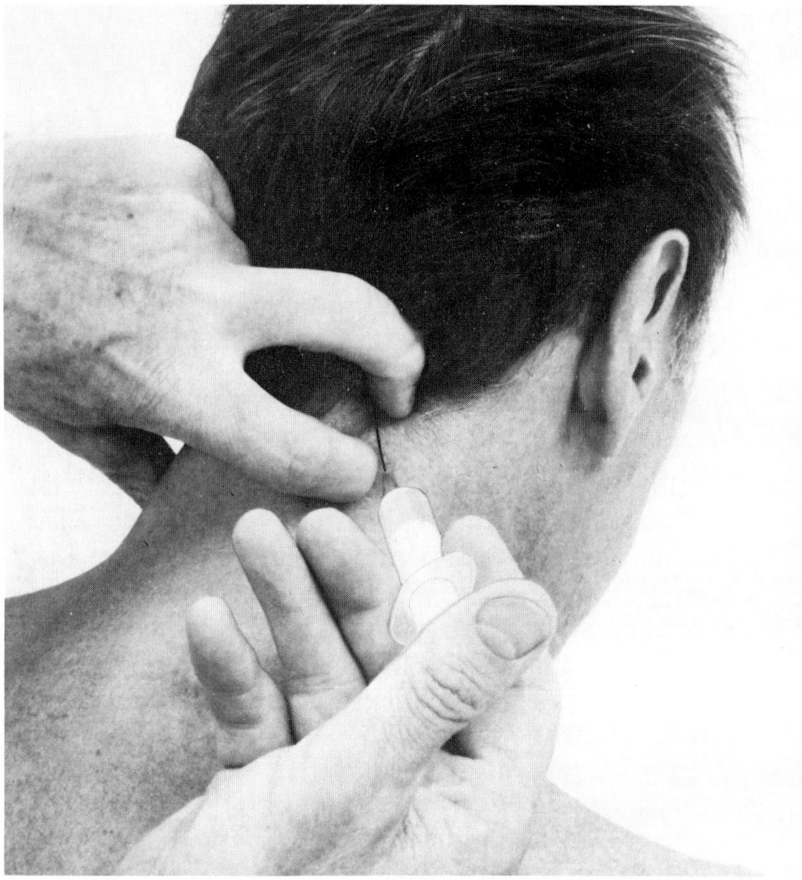

Abb. 20 Infiltration der zervikalen Wirbelbogengelenke (im Bild C 2/C 3).

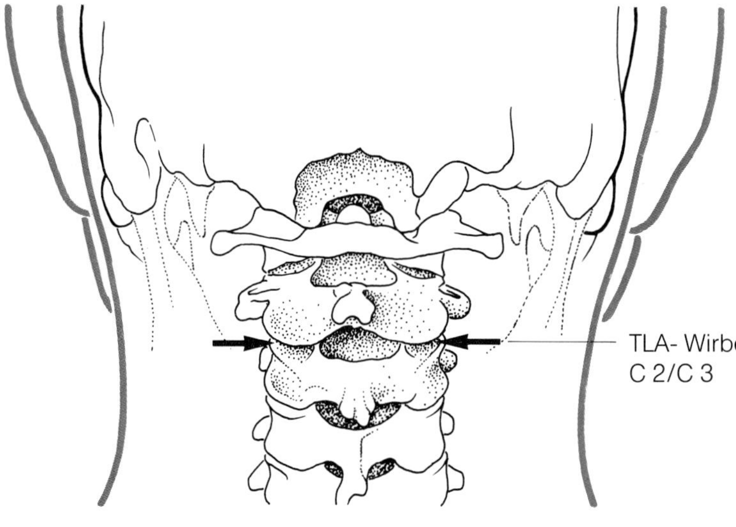

Anatomische Darstellung zu Abb. 20

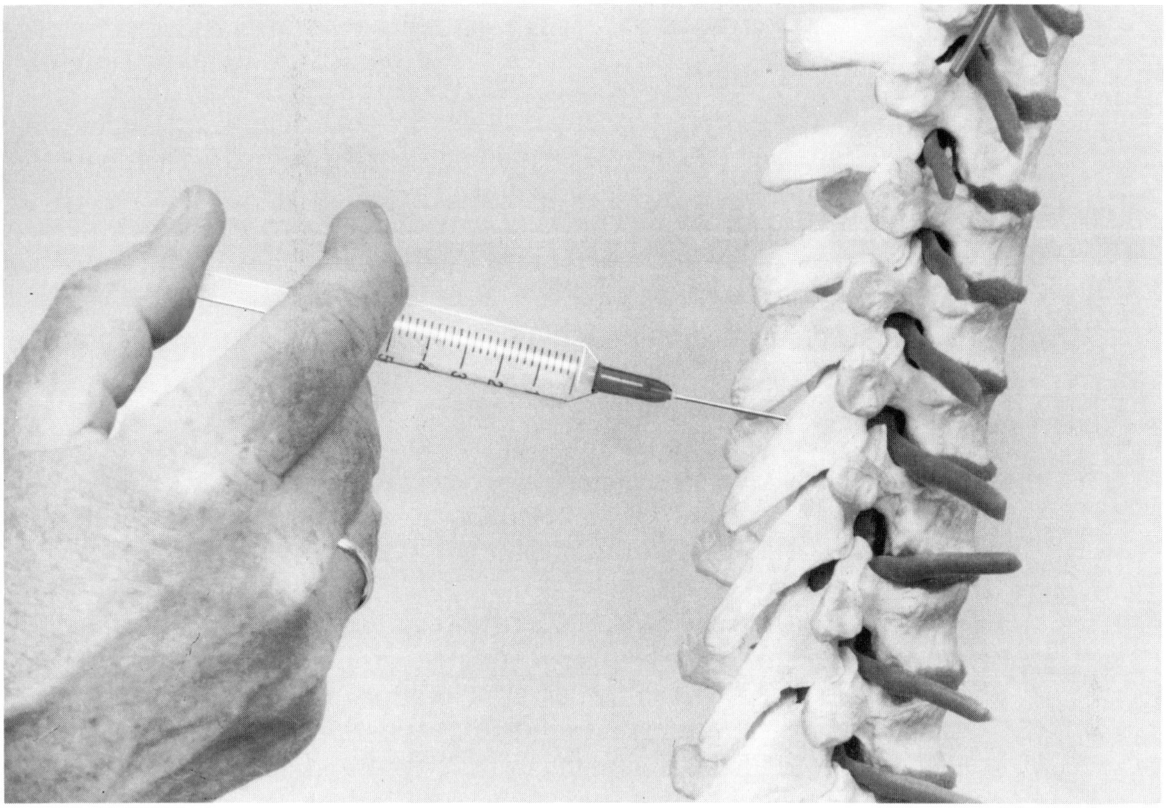

Abb. 21 Die interspinöse ligamentäre Infiltration. Diese Technik ist prinzipiell in allen WS-Regionen anwendbar; der Dornfortsatzverlauf des jeweiligen Behandlungsabschnitts muß berücksichtigt werden.

Die Schulterregion

Das schmerzhafte Schultergelenk läßt zwei verschiedene Hauptverlaufsformen der Störung erkennen, die eine differentialdiagnostische Klärung erforderlich machen. Das ist schon deshalb wesentlich, weil nicht nur die Therapieansätze darauf abzustimmen sind, sondern auch prognostische Aussagen davon abhängen.
Das häufiger anzutreffende Syndrom ist die Periarthropathia humeroscapularis, die ätiopathogenetisch in den muskulotendinösen Strukturen verankert ist.
Die zweite noch deutlich schmerzhaftere Art der Schultergelenkstörung wird als frozen shoulder (»eingefrorene Schulter«) bzw. Schultergelenkkontraktur bezeichnet und wird ursächlich auf eine Synovitis und Schrumpfung der Gelenkkapsel zurückgeführt. Die Unterscheidung gelingt leicht, wenn die Charakteristika der beiden Verlaufsformen Beachtung finden.

Periarthropathia humeroscapularis: Sie weist als typisches Symptom den painful arc (schmerzhaften Bogen) auf. Darunter versteht man das Auftreten von Schmerzen bei ca. 70–110 Grad der Armelevation und rasches Abklingen der Beschwerden bei weiterem Anheben des Armes. Die Ursache dieses Phänomens liegt in der Kontaktaufnahme irritierter Insertionen am Tuberculum majus et minus humeri mit dem Ligamentum coracoacromiale. Beim Weiterheben des Armes löst sich dieses Band wiederum von den gereizten Strukturen, und der Schmerz klingt ab. Die zugrundeliegende Insertionstendinopathie betrifft hauptsächlich die Mm. supra- und infraspinatus und den M. subscapularis. Bursitiden zeigen gleichfalls einen painful arc.

Frozen shoulder: Wie der Name schon ausdrückt, führt sie zu einer weitgehenden Bewegungshemmung im Schultergelenk, wobei diese Bewegungseinschränkung als Kardinalsymptom das sogenannte *Kapselmuster* zeigt. Dieses Kapselmuster des Schultergelenks weist stets Einschränkungsmuster gleicher Relationen auf.

Die Formel lautet: 1:3:9.

Sie wird bezogen auf Außenrotation, Abduktion und Innenrotation (z.B. Außenrotationseinschränkung bei 5 Grad = Abduktionseinschränkung bei 15 Grad = Innenrotationseinschränkung bei 45 Grad).
Der Krankheitsverlauf ist typisch (und langwierig).

Die Formel lautet 3x4=12=1 Jahr.
1.–4. Monat: Schmerzzunahme, Bewegungsreduzierung,
5.–8. Monat: Schmerzen langsam abklingend,
konstante Kontraktion,
9.–12. Monat: zunehmende Beweglichkeit, sistierende Schmerzen.

Für Schulterschmerzen kann auch eine Funktionsstörung im Akromioklavikulargelenk verantwortlich sein. Diagnostischer Hinweis ist die Schmerzprovokation bei forcierter Armadduktion (Ellbogen zur gegenüberliegenden Schulter führen).
Differentialdiagnostische Hinweise sind *Tabelle 7* zu entnehmen.

Tab. 7 Diagnostische Kriterien des gestörten Schultergelenks

	Kapselmuster	aktive Beweglichkeit	passive Beweglichkeit	Anspannungsschmerz
Schulterkontraktur	ja	schmerzt, eingeschränkt	schmerzt, eingeschränkt	nein
Supraspinatustendinose	nein	painful arc	painful arc	bei Abduktion gegen Widerstand
Infraspinatustendinose	nein	painful arc	painful arc	bei Außenrotation gegen Widerstand
Supscapularistendinose	nein	painful arc	painful arc	bei Innenrotation gegen Widerstand
akute Bursitis	nein	total schmerzgehemmt	frei	nein
chronische Bursitis	nein	painful arc	painful arc	nein
Irritation des Akromioklavikulargelenks	nein-	endlagenbehindert	forc. Adduktion schmerzt	nein

Therapie über die Haut

Quaddelsetzung für das Schultergelenk
(Abb. 22)

Indikation

Schmerzreduzierung bei frozen shoulder, Schmerzprojektionen in die Schulterregion.

Quaddelmuster

Das Quaddelmuster erfordert 6 bis 8 Quaddeln, die in gleichmäßigen Abständen vom Ende der hinteren Axillarfalte über die Schulterhöhe zur vorderen Axillarfalte gesetzt werden sollen.
Kanüle: 0,40 x 20
Menge: 2 ml

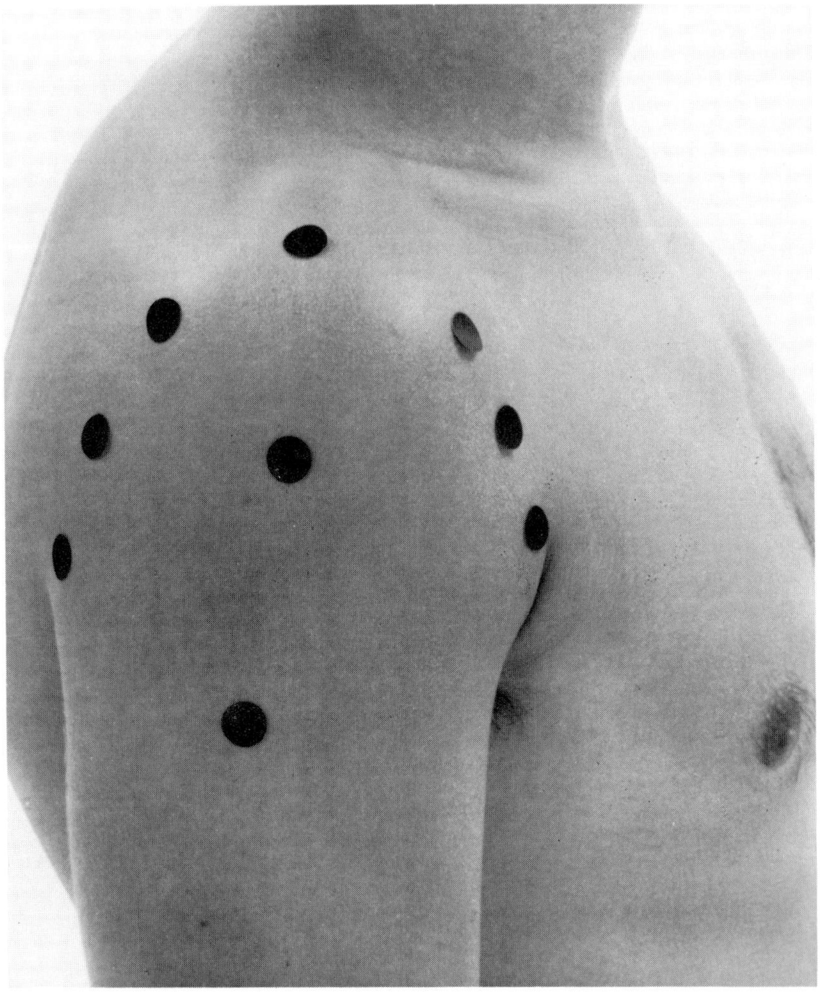

Abb. 22 Quaddelmuster für das Schultergelenk

Therapie über die Muskulatur

Injektionen in die Schmerzzonen der Schultermuskulatur

Nach Tast- und Schmerzpalpation sowie Provokationstesten ergeben sich folgende Ansatzpunkte:

Infiltration der Triggerpunkte des M. supraspinatus
(Abb. 23)

Indikation

Schmerzen im lateralen Schulteranteil mit Ausstrahlung zur Außenseite des Oberarmes. Der Muskel entspringt in der Fossa supraspinata, inseriert am Tuberculum majus humeri und unterstützt die Abduktion des Armes. Die druckempfindlichen Maximalpunkte finden sich an der Insertionsstelle, aber auch in der Mitte über der Spina scapulae. Die Triggerpunkte des M. supraspinatus sind häufig mit denen des M. trapezius vergesellschaftet.

Injektionstechnik

Nach Palpation der Schmerzpunkte wird unter 2 FST senkrecht eingestochen.
Kanüle: 0,40 x 20
Menge: 1 ml pro Schmerzpunkt

Infiltration der Triggerpunkte des M. infraspinatus
(Abb. 24)

Indikation

Schmerzen im vorderen Schulterbereich und Oberarm, Kämmen, Zähneputzen, Schließen des BH und ähnliche Bewegungen schmerzen. Der Muskel kommt von der Fossa infraspinata und zieht zum Tuberculum majus humeri. Er ist ein Außenrotator. Triggerpunkte findet man meist knapp unter der Spina am Außenrand der Skapula sowie im Insertionsbereich am Tuberculum majus humeri. Die Schmerzprovokation gelingt durch Abduktion und Außenrotation gegen Widerstand (Befundsicherung).

Injektionstechnik

Senkrechter Einstich, einmal dorsal des Humeruskopfes am Außenrand der Skapula und/oder am Tuberculum majus humeri. Dieses wird durch Innenrotation des Humerus nach ventral gebracht und solcherart deutlicher palpierbar. 2 FST, Knochenkontakt.
Kanüle: 0,40 x 20 oder 0,42 x 42
Menge: 2 ml

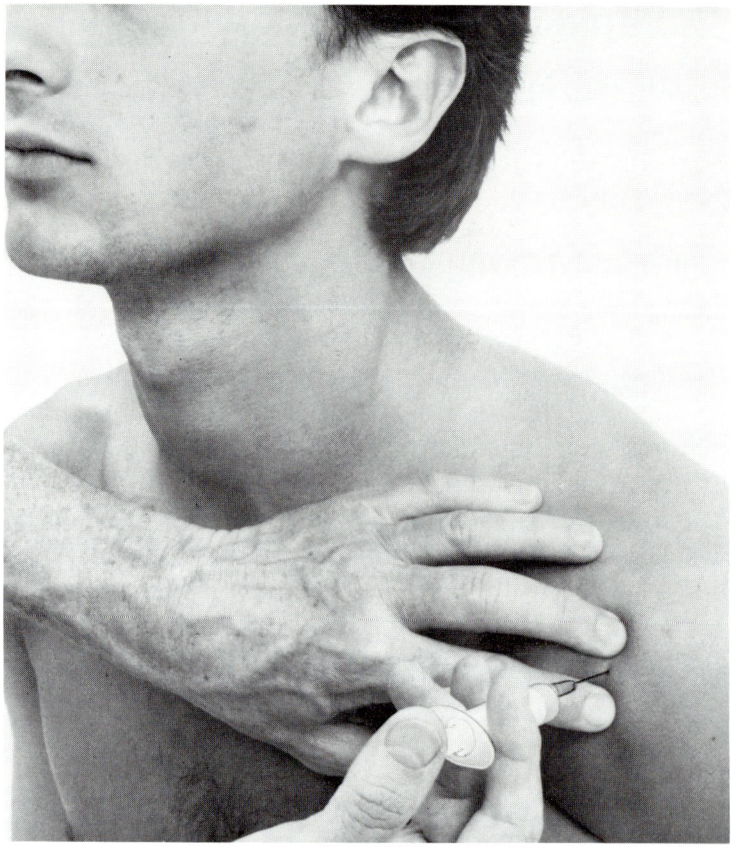

Abb. 23 Infiltration der Insertionen des M. supraspinatus am Tub. majus humeri. »Hand zum Rücken« (Innenrotation) bringt das Tuberculum nach ventral!)

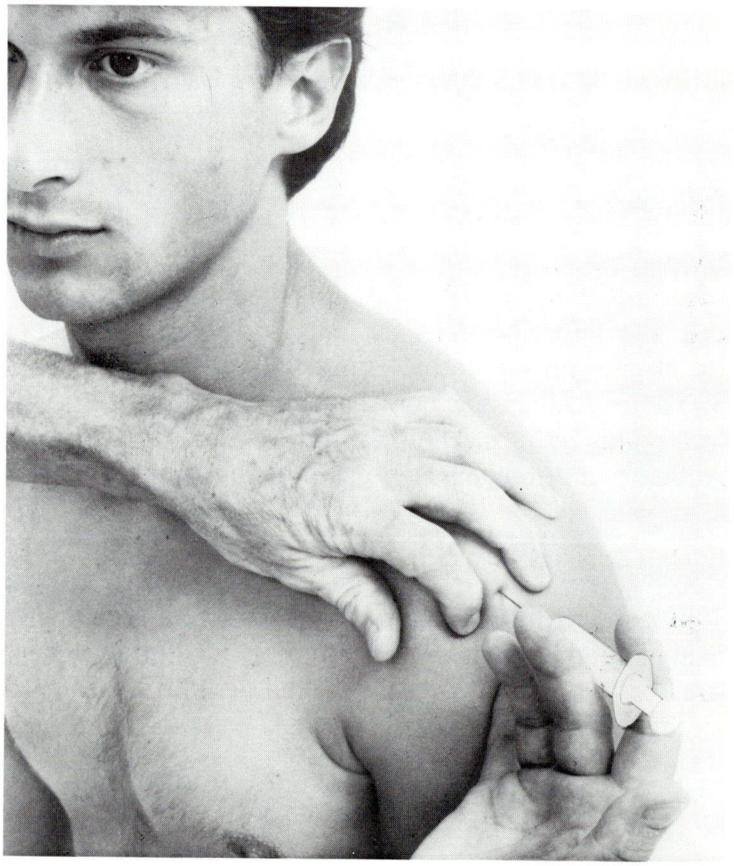

Abb. 24 Infiltration der Insertion des M. infraspinatus am Tub. majus humeri

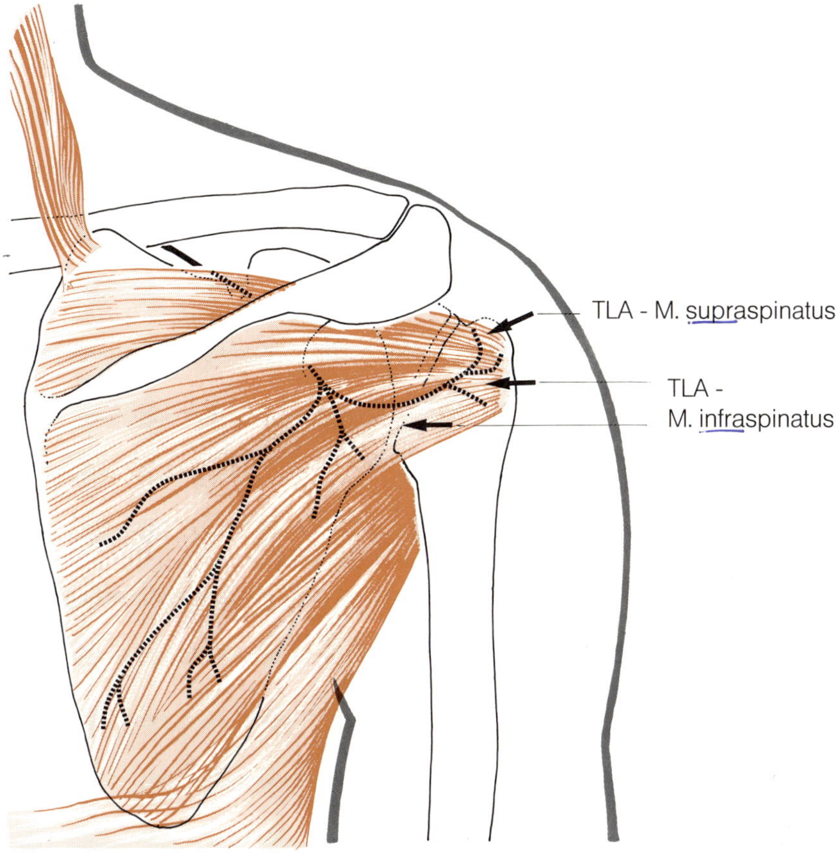

Anatomische Zeichnung zu Abb. 23

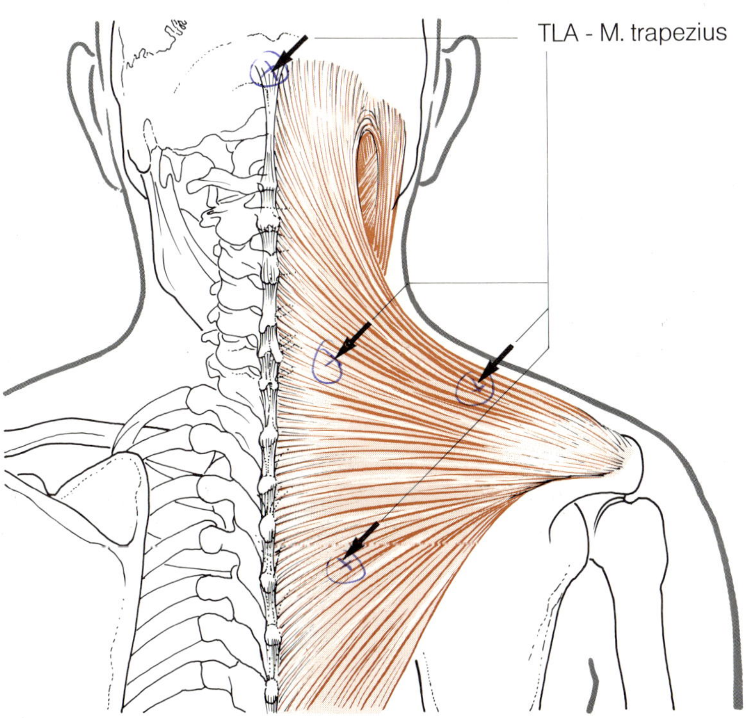

Anatomische Darstellung zur TLA des M. trapezius

Infiltration der Triggerpunkte des M. trapezius

Indikation

Dieser große und wichtige Muskel (psychischer Kennmuskel!) weist je nach Lokalisation der Verspannungen regional verschiedene Schmerzzonen auf. Triggerpunkte im oberen Abschnitt verursachen Nacken-Hinterkopf-Schmerzen, die von der Hinterhauptmitte oder retroaurikulär bis zur Schläfe ausstrahlen (siehe A-, B-, C-Punkte). Im mittleren und unteren Trapeziusanteil liegende Triggerpunkte führen zu interskapulären und zu in Schulterhöhe ausstrahlenden Beschwerden.
Der Muskel entspringt in der Mittellinie vom Hinterhaupt bis zu D 12 und inseriert an Klavikula, Akromion und Spina scapulae. Er ist jener Muskel, der überhaupt am häufigsten Schmerzzonen aufweist, deren Lieblingslokalisationen im obersten Ursprungsbereich (Protuberantia occipitalis externa) und am freien Trapeziusrand liegen, die aber auch in den anderen Muskelpartien vorkommen und deshalb eine sogfältige Palpation des ganzen Muskels notwendig machen *(siehe anatomische Zeichnung, Seite 75).*

Injektionstechnik

Die gefundenen Schmerzpunkte werden mit 2 FST fixiert und mit senkrechtem Einstich getroffen.
Kanüle: 0,40 x 20
Menge: 1 ml pro Triggerpunkt

Infiltration der Triggerpunkte des M. teres major
(Abb. 25)

Indikation

Schmerzen im dorsalen Schulterbereich mit Ausstrahlung entlang des M. triceps brachii. Der M. teres major entspringt am Margo lateralis und Angulus inferior der Skapula, zieht zur Crista tuberculi minoris humeri und wirkt innenrotatorisch sowie adduktorisch. Triggerpunkte liegen meist im Randbereich zur Axilla und lassen sich in der hinteren Achselfalte mittels Zangengriff (Palpation zwischen Zeigefinger und Daumen) erkennen und fixieren.

Injektionstechnik

Zwischen Daumen und Zeigefinger oder mit 2 FST fixierte Triggerpunkte sind mit rechtwinkelig angesetzter, von lateral dorsal kommender Stichrichtung zu erreichen.
Nadel: 0,40 x 20
Menge: 1 ml

Infiltration der Triggerpunkte des M. latissimus dorsi
(Abb. 25)

Indikation

Schmerzen unter der Schulterblattspitze.
Der Latissimus dorsi ist mit dem M. teres major funktionsverbunden. Er entspringt von den Dornfortsätzen der Wirbel D 7 bis D 12, der Fascia thoracolumbalis sowie der Crista iliaca und inseriert gleichfalls an der Crista tuberculi minoris humeri.
Triggerpunkte liegen meist in der Region dorsal der Achselfalte.

Injektionstechnik

Sie entspricht jener, die für den M. teres major angegeben wurde.
Kanüle: 0,40 x 20 (evtl. 0,42 x 42)
Menge: 1 ml

Infiltration der Triggerpunkte des M. teres minor
(Abb. 26)

Indikation

Ein fleckförmiger Schmerz im Bereich des dorsalen Anteils des M. deltoideus (etwas lateral über dem Ende der hinteren Achselfalte) richtet den Verdacht auf Schmerzentstehung im M. teres minor.
Der Muskel entspringt dicht neben dem M. infraspinatus und inseriert am untersten dorsalen Anteil des Tuberculum majus humeri.
Der Triggerpunkt liegt meist in der Muskelmitte.

Injektionstechnik

Sie entspricht der für den M. infraspinatus angegebenen. 2 FST.
Kanüle: 0,40 x 20
Menge: 1 ml

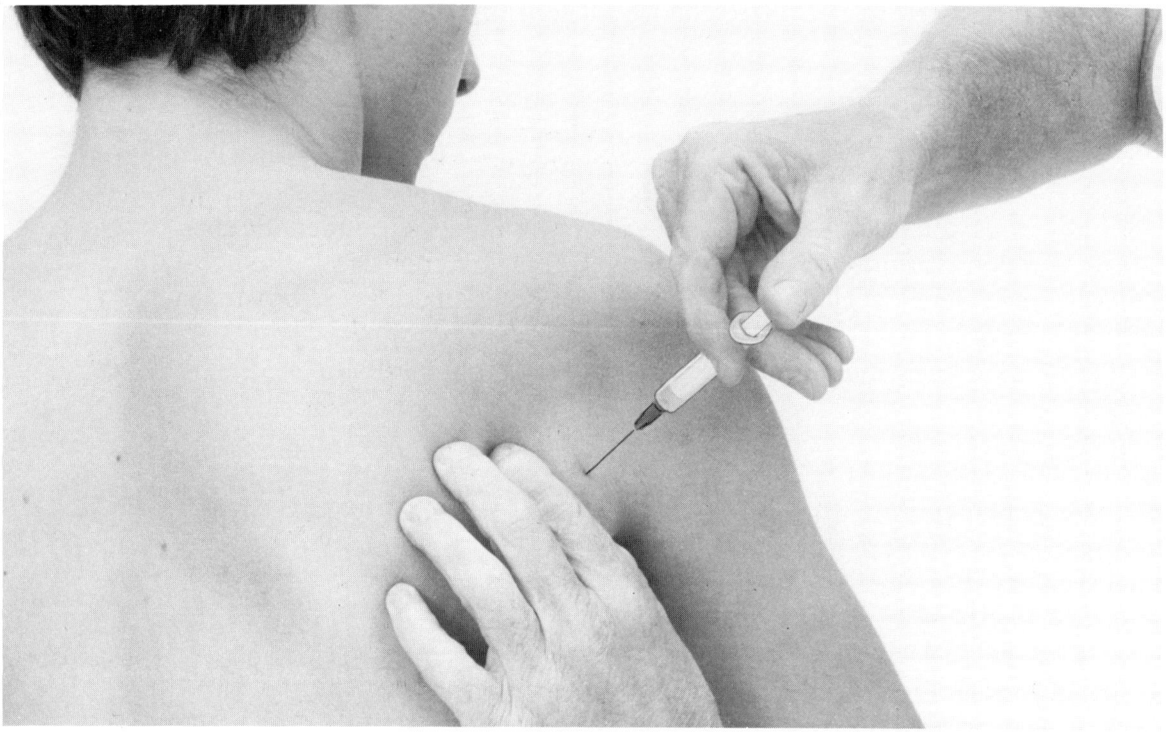

Abb. 25 Infiltration der TP des M. teres major mittels Zangengriff-Fixierung (gleiche Technik für den M. latissimus dorsi)

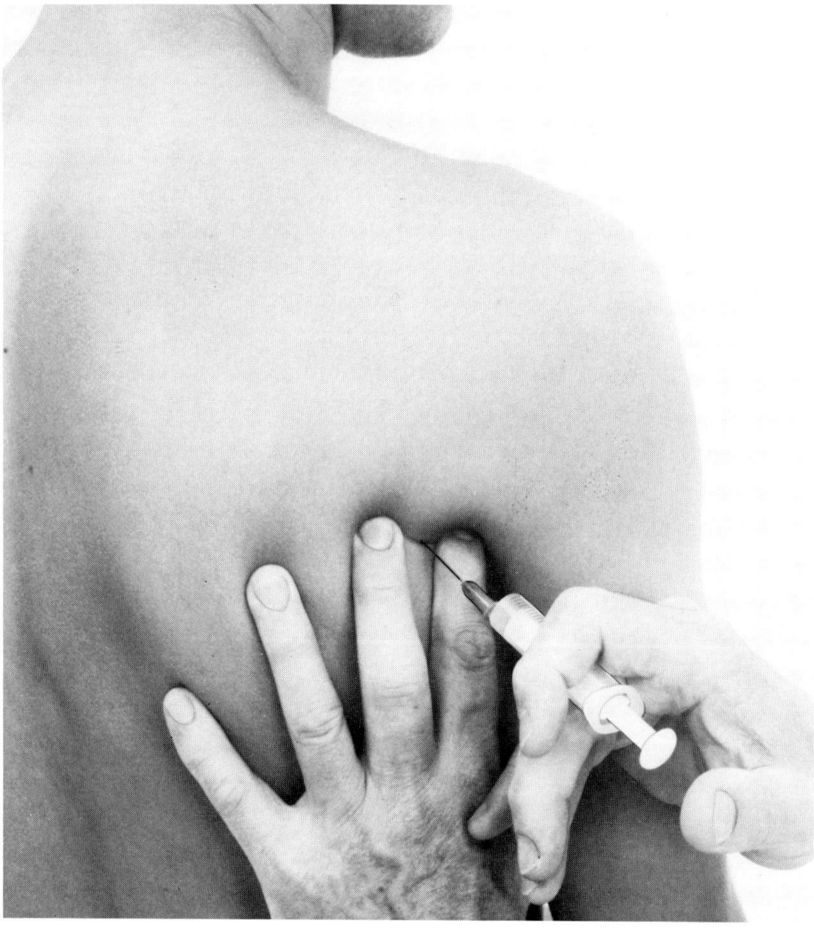

Abb. 26 Infiltration des M. teres minor

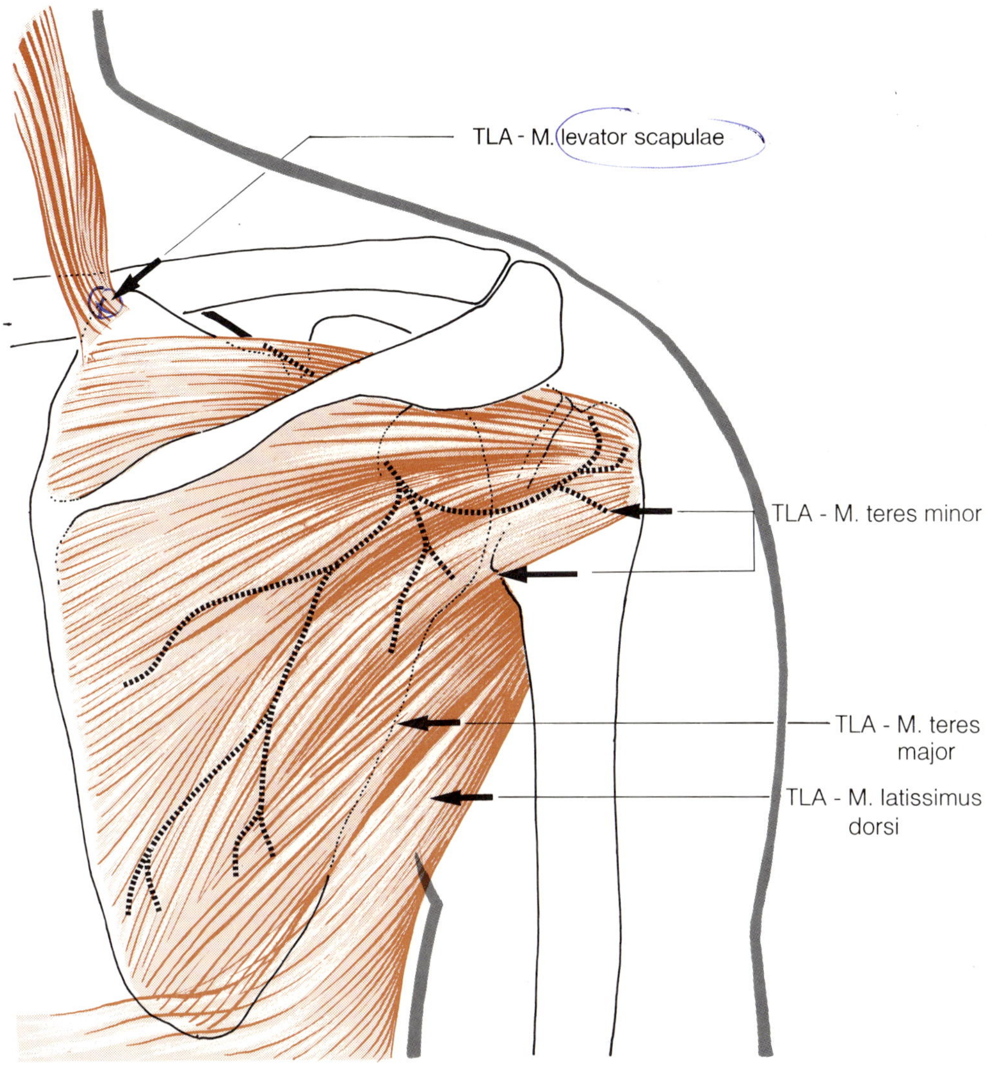

Anatomische Darstellung zu Abb. 19a, 25 und 26

Infiltration der Triggerpunkte des M. subscapularis
(Abb. 24 und 27)

Indikation

Schmerzen in den dorsalen Schulterpartien, Druckempfindlichkeit der Insertionsstelle am Tuberculus minus humeri, positiver Provokationstest durch Innenrotation gegen Widerstand. Ein Hinweis: Nicht ungewöhnlich bei Affektion dieses Muskels ist eine referred-pain-Zone im Bereich des Handgelenkes (Patient empfindet dann das Tragen der Armbanduhr als unangenehm).
Der Muskel entspringt an der Facies costalis scapulae und inseriert am Tuberculum minus humeri. Er ist Innenrotator und scheint eine Führungsrolle beim Aufbau von Schulterschmerzen zu besitzen. Auch Zusammenhänge mit der Entwicklung einer frozen shoulder werden vermutet. Diesbezüglich glaubt man, daß die durch den Triggerpunktreiz ausgelöste Sympathikusaktivierung über trophische Störungen zur Kapsulitis und Schultersteife führt. Die Triggerpunkte liegen im Insertionsbereich, aber auch in der Muskelmasse an der Rippenfläche des Schulterblattes.

Injektionstechnik

Die Injektion in die Insertionsdolenz ist einfach. Durch die Außenrotation des Armes ist der ventral prominente Schulterpunkt das Tuberculum minus humeri. Nach genauer Palpation des Maximalpunktes geht man mit der Kanüle senkrecht bis zum Knochenkontakt ein (Tuberculum minus humeri).
Kanüle: 0,40 x 20
Menge: 1 ml
Die Injektion in seine tiefliegenden Triggerpunkte erfordert ein anderes Vorgehen.
Um diese Triggerpunkte orten zu können, muß der leicht abduzierte Oberarm umfaßt und nach lateral gezogen werden. Der solcherart nach außen gerückte Skapularand mit dem innen aufliegenden M. subscapularis ermöglicht nun die von der Axilla ausgehende Palpation und Fixierung der Triggerpunkte. Unter 2 FST geht man mit der Kanüle so ein, daß eine Stichrichtung zur Facies costalis scapulae gesichert bleibt und interkostales Vordringen (Pleura!) der Kanüle sicher vermieden wird.
Kanüle: 0,42 x 42
Menge: 1 ml pro Triggerpunkt

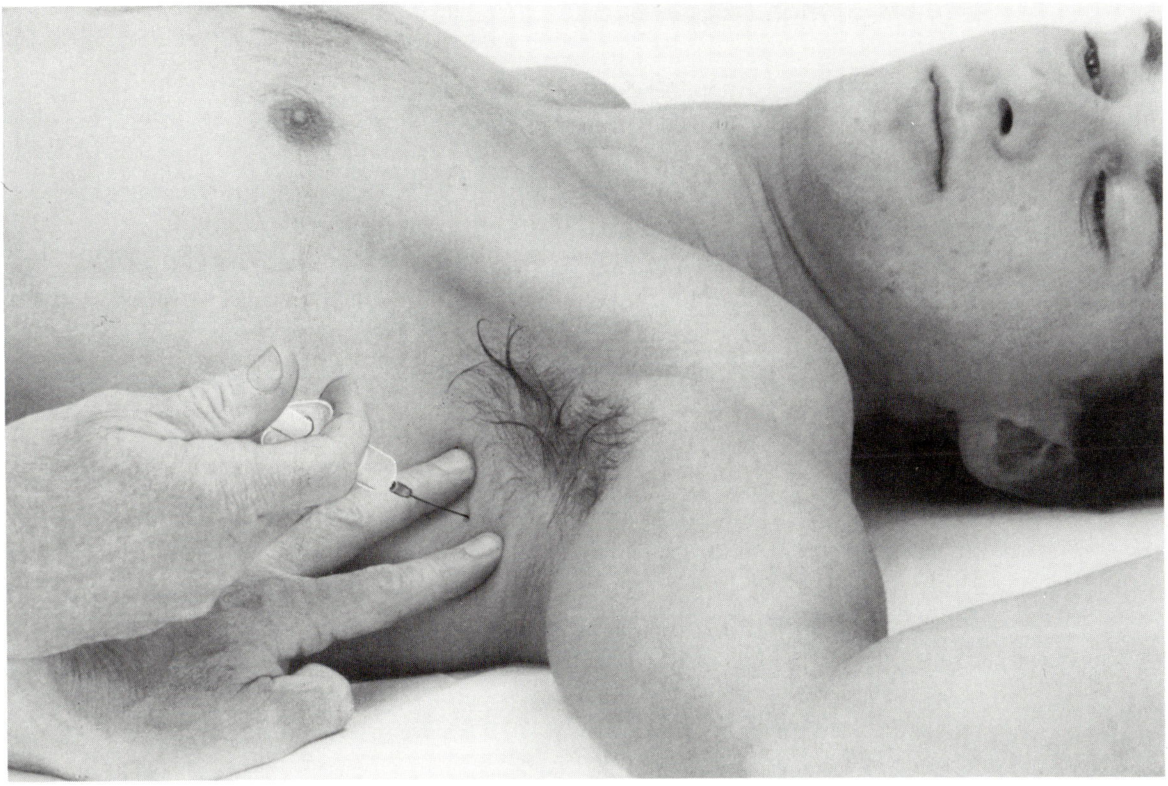

Abb. 27 Infiltration der tiefliegenden TP des M. subscapularis. Der Skapularand wird durch Zug am abduzierten Oberarm nach außen gebracht

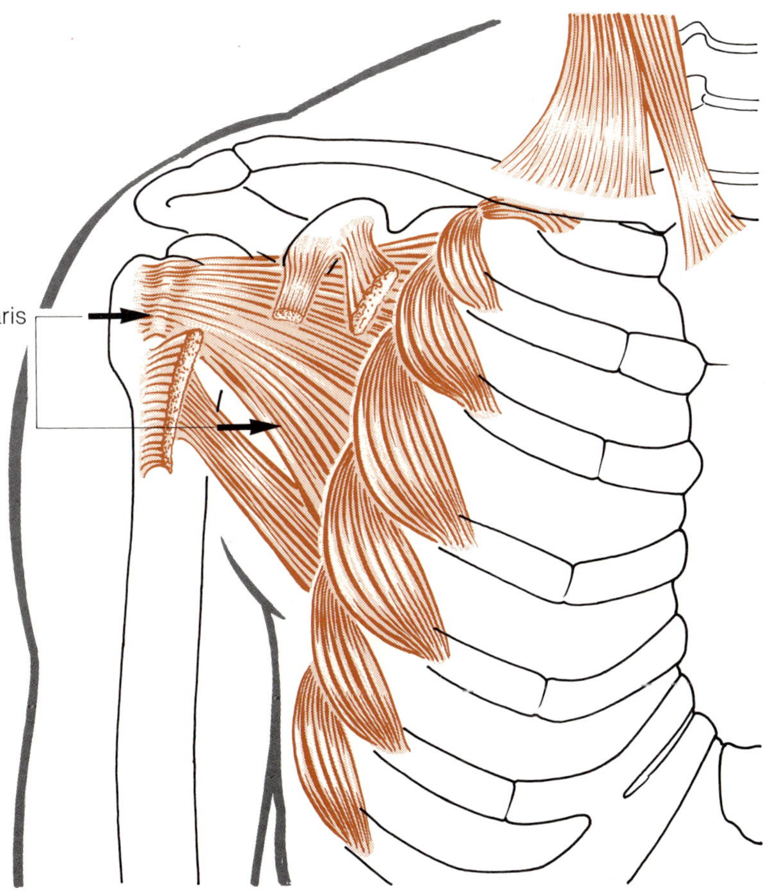

Anatomische Darstellung zu Abb. 27
Das Tuberculum minus humeri wird durch Außenrotation des Armes besser palpabel

Infiltration der Triggerpunkte des M. deltoideus
(Abb. 28)

Indikation

Je nach Lage der Triggerpunkte ergeben sich lokale Schmerzzonen, die sich bei der Schmerzpalpation des Muskels zu erkennen geben.
Der Muskel entspringt von der Klavikula, dem Akromion und der Spina scapulae und setzt an der Tuberositas deltoidea humeri an. Schmerzzonen finden sich sowohl in den ventralen als auch dorsalen Muskelanteilen sowie besonders häufig an der Insertionsstelle.

Injektionstechnik

Infiltration der Triggerpunkte unter 2 FST und mit direktem Einstich in den Schmerzpunkt (an der Tuberositas deltoidea bis zum Knochenkontakt).
Kanüle: 0,40 x 20
Menge: 1 ml pro Punkt

Infiltration der Triggerpunkte des M. biceps brachii
(Abb. 29)

Indikation

Schmerzen im kranialen und kaudalen Muskelbereich (Ellenbeuge). Die Provokation erfolgt durch Unterarmbeugen gegen Widerstand bei supiniertem Unterarm. Häufig besteht eine pathogene Verknüpfung mit Verspannungen im M. supinator.
Der M. bizeps brachii entspringt mit dem langen Kopf am Tuberculum supraglenoidale scapulae (intrakapsulär), mit dem kurzen Kopf am Processus coracoideus und inseriert am Tuberculum radii sowie der Fascia antebrachii und ist ein Unterarmbeuger, der bei zunehmender Flexion auch stärker supiniert. Schmerzzonen findet man hauptsächlich im Bereiche des Processus coracoideus und nahe der Insertion über der Ellenbeuge.

Injektionstechnik

Die Injektion erfolgt unter 2 FST direkt in die palpierten Schmerzpunkte.
Kanüle: 0,40 x 20
Menge: 1 ml pro Triggerpunkt

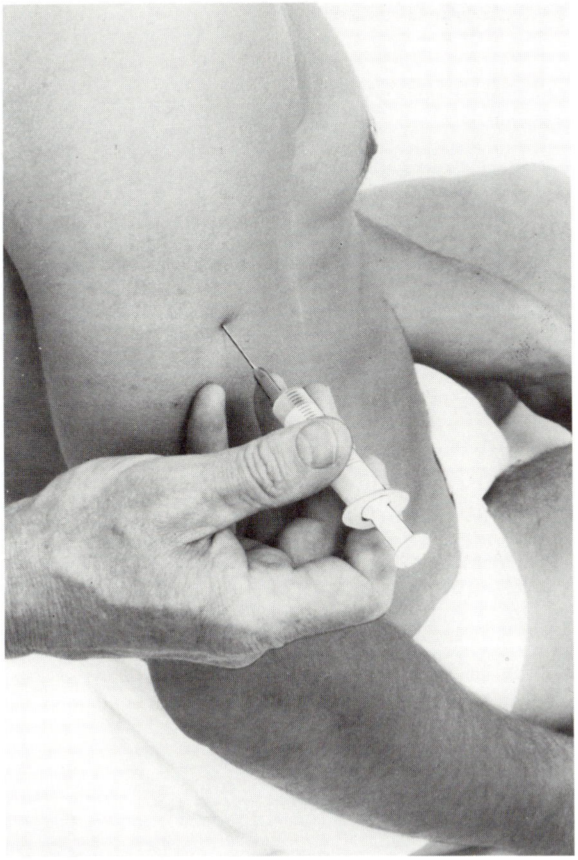

Abb. 28 Infiltration in die Insertion des M. deltoideus an der Tuberositas deltoidea

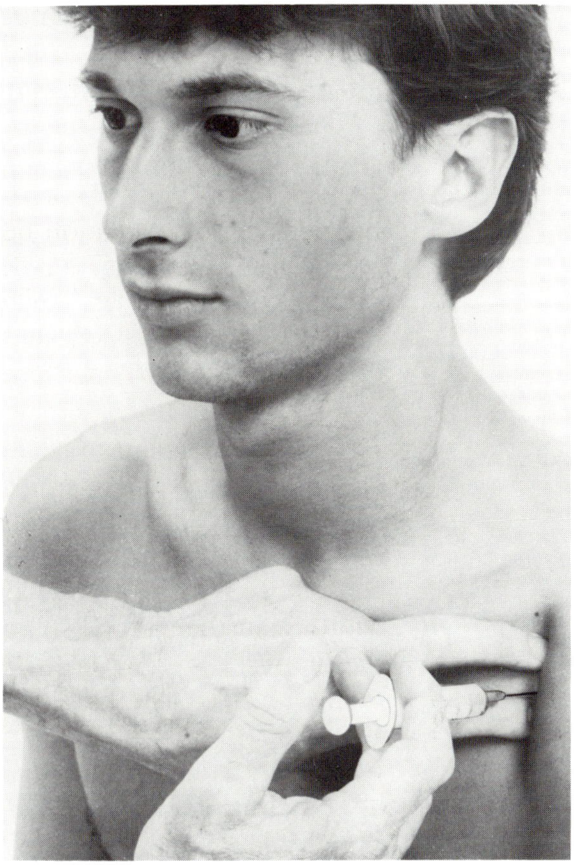

Abb. 29 Injektion an den Proc. coracoideus (Insertion des kurzen Bizepskopfes, des M. coracobrachialis und des M. pectorialis minor)

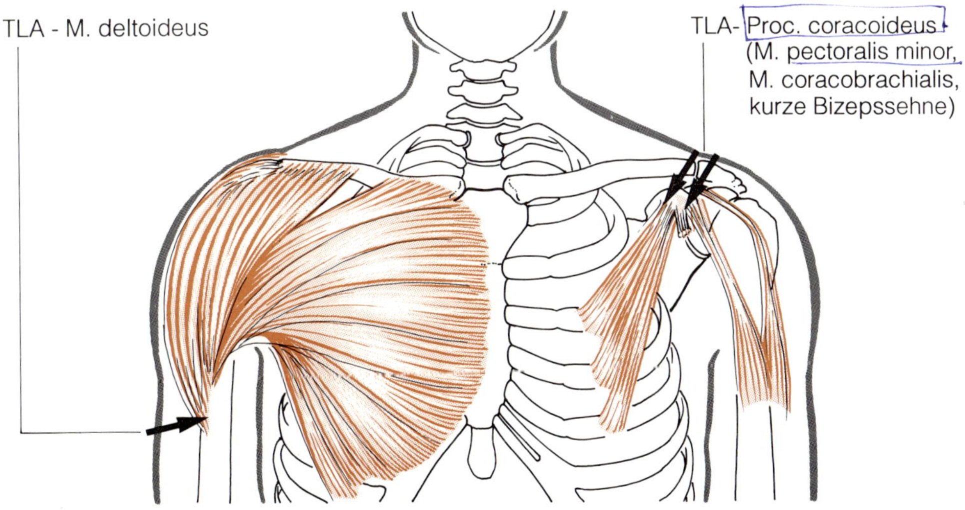

Anatomische Darstellung zu Abb. 28 u. 29

Therapie über die Gelenke

Intraartikuläre Injektion in das Schultergelenk
(Abb. 30)

Indikation

Bei synovialem Reizzustand (Capsulitis, frozen shoulder) und starken Schmerzen (Ruheschmerz).

Injektionstechnik

Zwei Techniken sind möglich, eine ventrale und eine mit dorsalem Ansatz. *Ventraler Einstichpunkt:* er liegt bei frei hängendem supiniertem Arm dicht lateral des Processus coracoideus, der Weg in das Gelenk ist hier sehr kurz. *Dorsale Injektion:* Man palpiert die laterale Akromionecke. Im knapp daneben tastbaren kleinen Grübchen wird eingestochen und die Kanüle mit Zielrichtung auf den Processus coracoideus ca. 3–4 cm tief eingeführt.
Kanüle: 0,42 x 42
Menge: 2 ml

Intraartikuläre Injektion in das Akromioklavikulargelenk
(Abb. 31)

Indikation

Schulterschmerzen mit Ausstrahlung bis hinter das Ohr, endlagenbehinderte Beweglichkeit des Schultergelenkes, die Provokation erfolgt durch eine Hyperadduktion des Oberarmes.

Injektionstechnik

Der leicht zu palpierende Gelenkspalt wird mit 2FST fixiert und die Kanüle senkrecht maximal 1 cm tief eingeführt.
Kanüle: 0,40 x 20
Menge: 0,5 ml

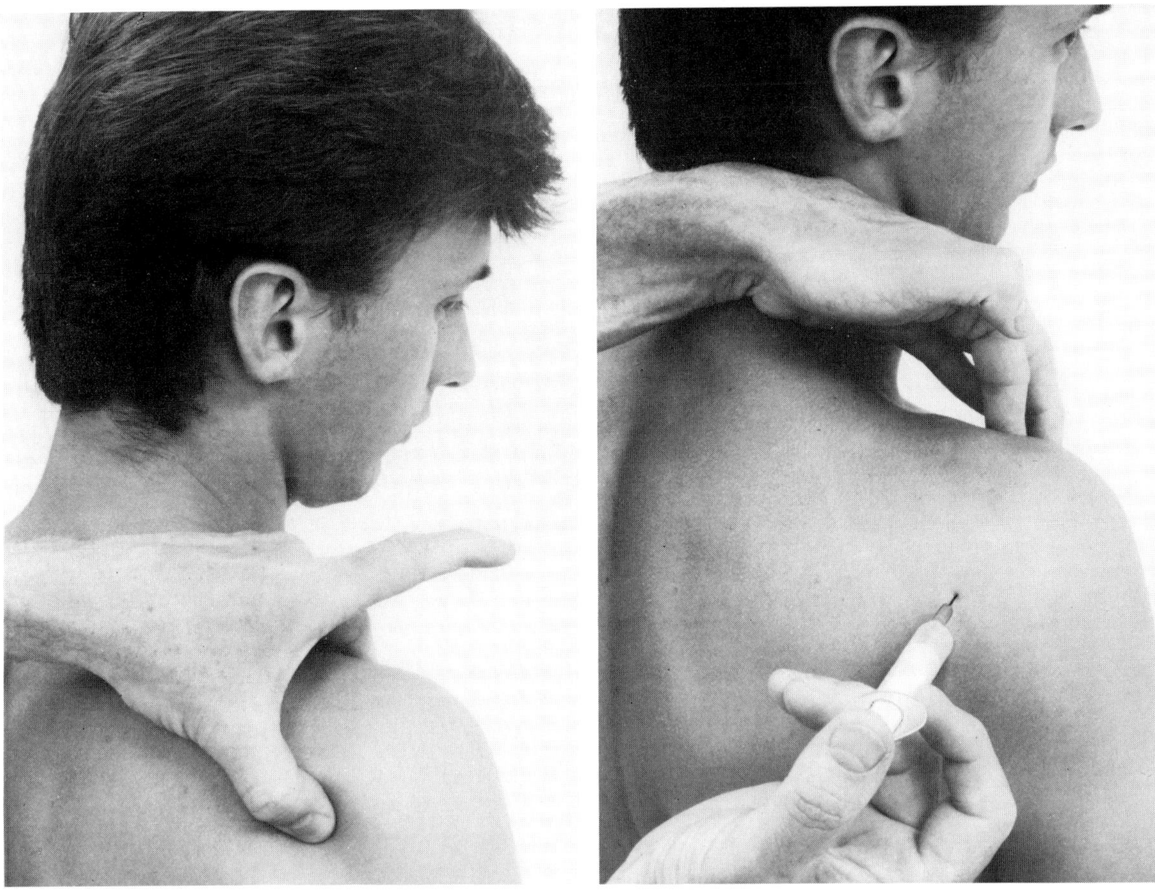

Abb. 30 Die intraartikuläre Injektion in das Schultergelenk von dorsal (Daumen und Mittelfinger im linken Bild markieren die Stichrichtung)

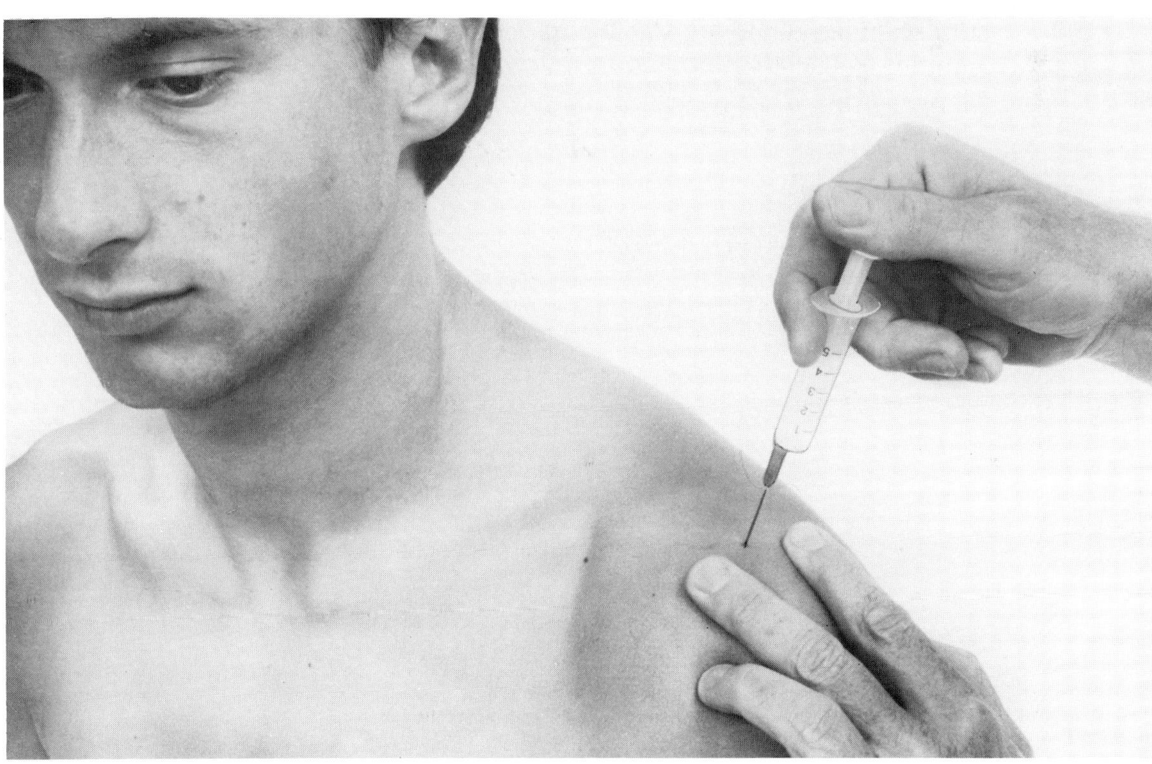

Abb. 31 Die intraartikuläre Injektion in das Akromioklavikulargelenk

Therapie über periphere Nervenaustrittspunkte

Injektion an den N. suprascapularis
(Abb. 32 a,b)

Indikation

Schwere Schmerzzustände der Schulterregion. Zusammen mit einer ergänzenden intraartikulären Applikation des Lokalanästhetikums ist eine temporäre totale Schmerzausschaltung erreichbar.
Die neurale Verbindung zum Schultergelenk erfolgt aus C 4 bis C 6, hauptsächlich über den N. suprascapularis. Der Nerv gelangt durch die Incisura scapulae in die Fossa supraspinata, wo er sich in seine zahlreichen, die Muskulatur und das Schultergelenk versorgenden Äste aufteilt. Der Anästhesieblock soll den Nerv knapp vor seiner Aufteilung in der Fossa supraspinata treffen.

Injektionstechnik

Folgendes Vorgehen bewährt sich: Die Spina scapulae wird in der Mitte einer Verbindungslinie zwischen Akromion und medialem Skapularand durch einen senkrechten (parallel zur Dornfortsatzreihe) Strich markiert. Der entstehende, nach außen offene Winkel zwischen den beiden Geraden wird winkelhalbiert, der Einstichpunkt liegt auf der Winkelhalbierenden daumenbreit über dem Schnittpunkt. Der Einstich selbst muß mit nach kaudal, medial und leicht ventral gerichteter Nadel ausgeführt werden. Nach 5-6 cm erreicht die Nadelspitze Knochenkontakt, knapp neben der Incisura scapulae. Hier wird das Lokalanästhetikum deponiert (cave Vordringen der Kanüle über die Incisura scapulae hinaus in die Pleura, daher maximale Einstichtiefe 5-6 cm).
Kanüle: 0,60 x 60
Menge: 5 ml

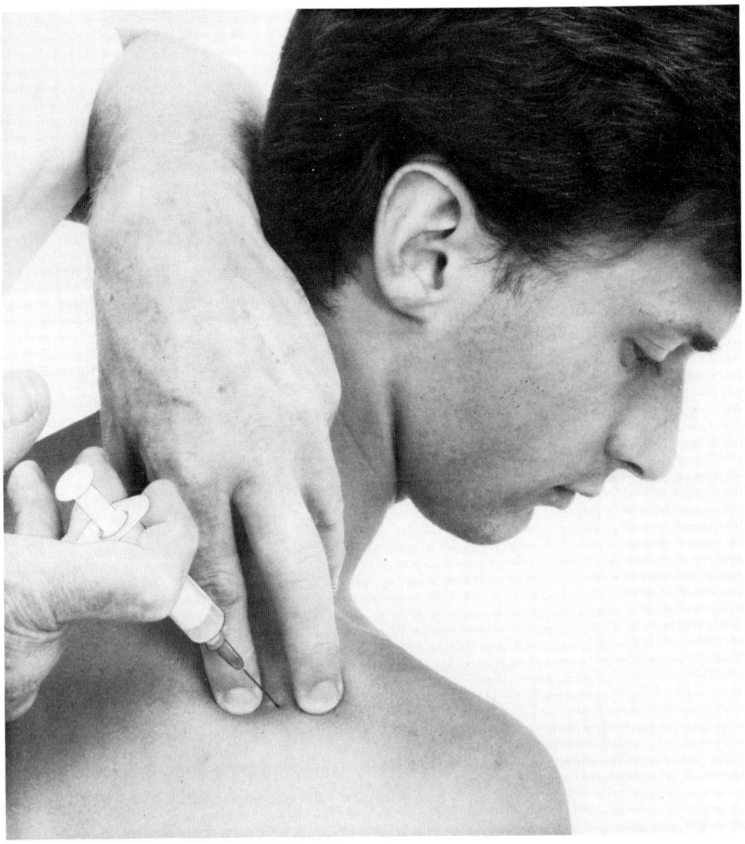

Abb. 32a, b Injektion an den N. suprascapularis (technische Details: siehe Text)

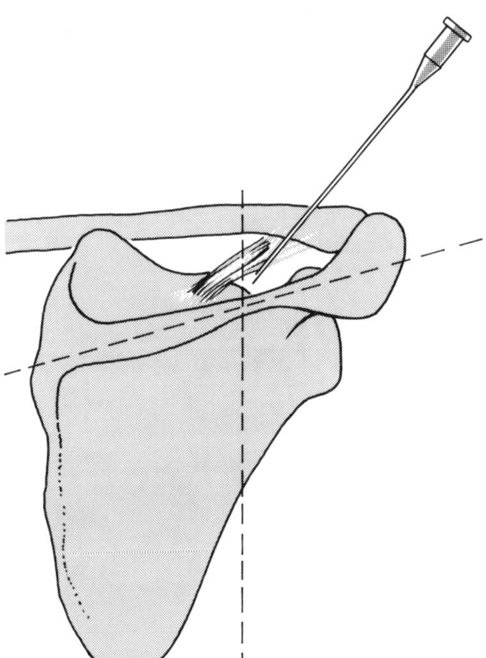

Die obere Extremität

Therapie über die Haut

Diese Anwendungsart beschränkt sich hier hauptsächlich auf die Quaddelsetzung in Hautprojektionszonen *(Abb.33)* radikulärer Genese (zervikaler Diskusprolaps). Eine entsprechende Indikation ist dann gegeben, wenn begleitende Hautsensationen (Dysästhesien etc.) vorliegen.

Therapie über die Muskulatur

Infiltration der Triggerpunkte des M. triceps brachii
(Abb. 34)

Indikation

Unscharf lokalisierte Schmerzen im dorsalen Schulterbereich, die längs des Oberarmes bis zu den Epikondylen ausstrahlen und eine Epikondylitis vortäuschen können. Volle Streckung des Armes provoziert die Beschwerden. Der dreiköpfige Muskel stellt die schmerzmäßig gesehene Verbindung der Schultergegend mit Oberarm und Ellenbogenregion dar.
Er entspringt von Skapula, Corpus humeri und Septum intermusculare, inseriert am Olekranon und ist ein Unterarmstrecker. Triggerpunkte findet man im oberen Anteil, aber auch ca. 5 cm über dem lateralen Epikondylus.

Injektionstechnik

Bei gebeugtem Unterarm lassen sich Triggerpunkte am besten mittels Zangengriff palpieren, fixieren und durch direkten Einstich erreichen.
Kanüle: 0,40 x 20
Menge: 1 ml pro Triggerpunkt

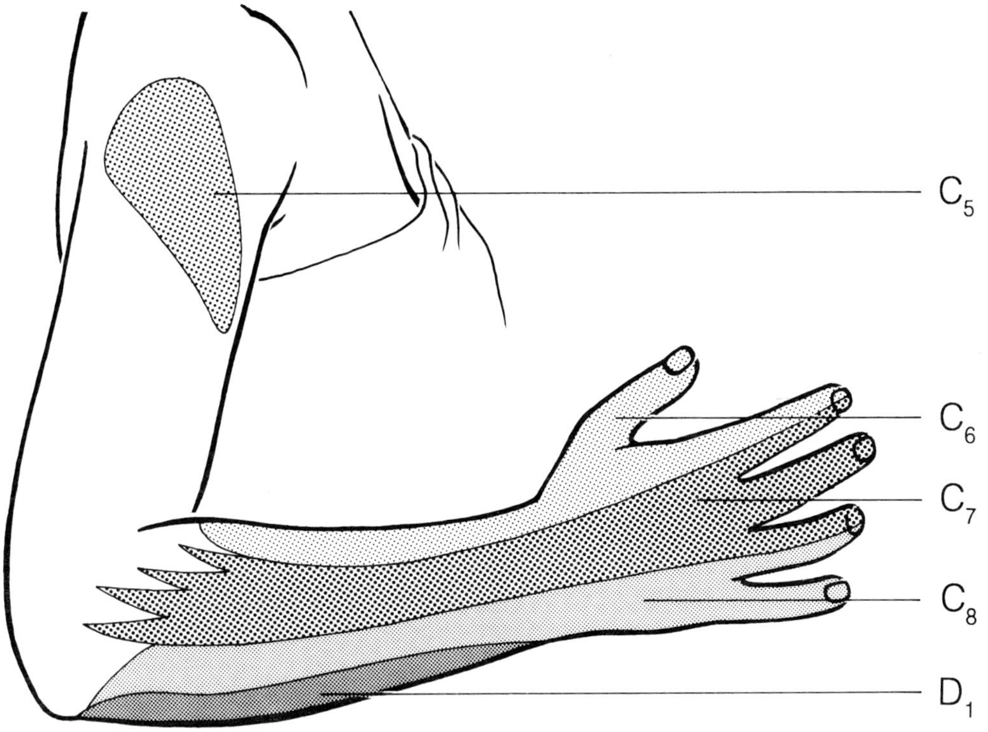

Abb. 33 Hauptprojektionszonen zervikaler Segmente. Ins betroffene Segment wird eine Quaddelreihe (3 bis 5 Quaddeln) gesetzt

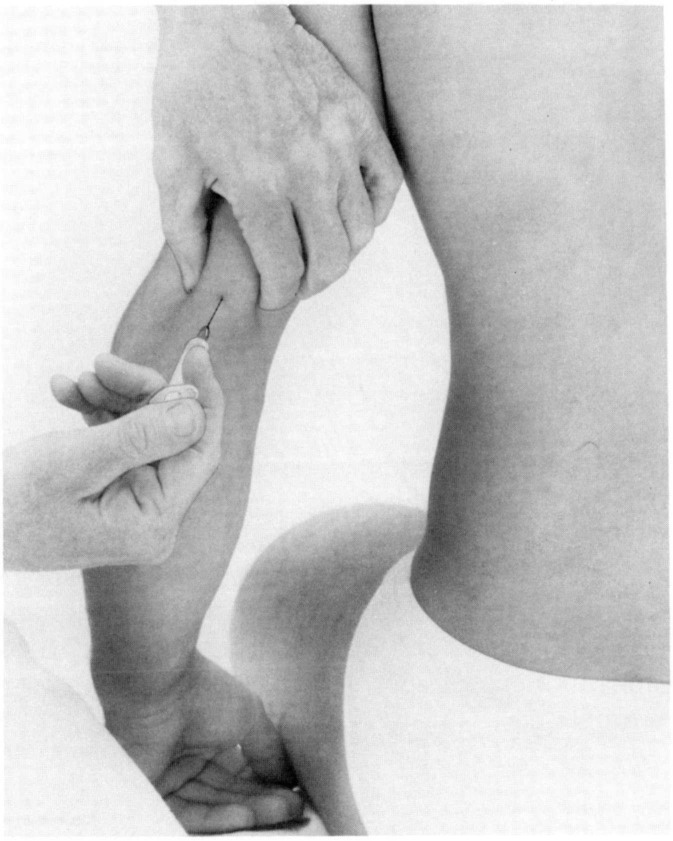

Abb. 34 Infiltration der TP des M. triceps brachii, Fixierung mittels Zangengriff, direkter Einstich in den TP

Infiltration bei Epicondylitis lateralis
(Abb. 35a, b)

Indikation

»Tennisellenbogen«, Belastungs- und Ruheschmerz im lateralen Ellenbogenbereich mit Ausstrahlungen in Unter- und Oberarm. Ätiopathogenetisch handelt es sich um eine Insertionstendinopathie, die bei längerem Bestehen in der beteiligten Muskulatur zur Triggerpunktbildung führt.
Hauptsächlich betroffen sind dabei der M. extensor carpi radialis brevis, M. extensor digitorum sowie der M. supinator. Funktionell bedingen sie Dorsalflexion und Radialabduktion im Handgelenk, Streckung der Finger und Supination des Unterarmes. Druckschmerzhaftigkeit findet sich am deutlichsten am Epikondylus, an den Sehnenmuskelübergängen und, bei Triggerpunktbildung auch in den oberen Muskeldritteln. Der Triggerpunkt des M. supinator läßt sich bei gebeugtem und supiniertem Unterarm in der Tiefe der Ellenbeuge über dem Radiusschaft palpieren. Der M. supinator verdient überhaupt mehr Beachtung, da er bei therapeutischer Vernachlässigung oft als Hauptverantwortlicher unbefriedigender Behandlungsergebnisse anzusehen ist. Nur eine genaue Schmerzpalpation läßt alle Maximalpunkte finden. Dabei ist es empfehlenswert, die Untersuchung sowohl bei gebeugtem als auch gestrecktem Unterarm auszuführen.

Injektionstechnik

Die Schmerzstellen werden durch 2 FST fixiert, direkt punktiert und infiltriert.
Kanüle: 0,40 x 20 (M. supinator 0,42 x 42)
Menge: 1 ml pro Triggerpunkt

Infiltration bei Epicondylitis medialis
(Abb. 36a, b)

Indikation

Schmerzzustände der medialen Ellenbogenregion mit Ausstrahlung zur Kleinfingerseite des Unterarmes.
Als verantwortlich für Schmerzzustände im Bereich des medialen Epikondylus müssen gleichfalls Insertionstendinopathien und Triggerpunkte berücksichtigt werden. Hauptsächlich betroffen findet man dabei die Hand- und Fingerflexoren (M. flexor digitorum superficialis, M. flexor carpi ulnaris). Sie entspringen am Epicondylus medialis und inserieren volar am Karpus sowie an den Mittel- und Endphalangen der Finger. Schmerzzone und Triggerpunkte liegen am Epicondylus medialis, aber auch in der Muskelmasse im volaren oberen Unterarmdrittel.

Injektionstechnik

2 FST, senkrechter Einstich bis zum Knochenkontakt.
Kanüle: 0,40 x 20
Menge: 1 ml pro Punkt

Infiltration bei Affektion des M. palmaris longus
(Abb. 37)

Indikation

Schmerzen in der Mitte des Handtellers mit Ausstrahlung zu den Fingern. Ein Zusammenhang mit der Entwicklung der Dupuytren-Kontraktur wird diskutiert.
Der M. palmaris longus entspringt ebenfalls am Epicondylus medialis und inseriert in der Palmaraponeurose. Er ist ein Beuger der Hand. Triggerpunkte siedeln sich häufig im oberen Muskeldrittel an.

Injektionstechnik

2 FST, senkrechter Einstich
Kanüle: 0,40 x 20
Menge: 1 ml pro Triggerpunkt

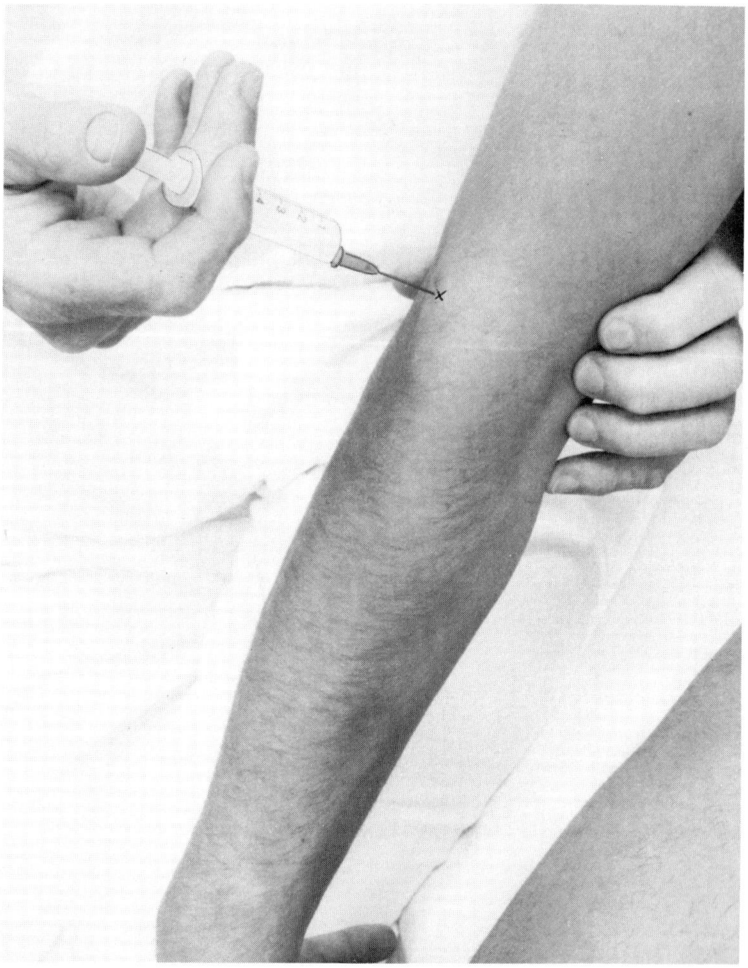

Abb. 35a Infiltration bei Epicondylitis lateralis an den Epikondylus, in die muskuläre Insertionen: M. extensor carpi radialis longus et brevis, M. extensor digitorum

Abb. 35b Infiltration des M. supinator an der Radiusinsertion

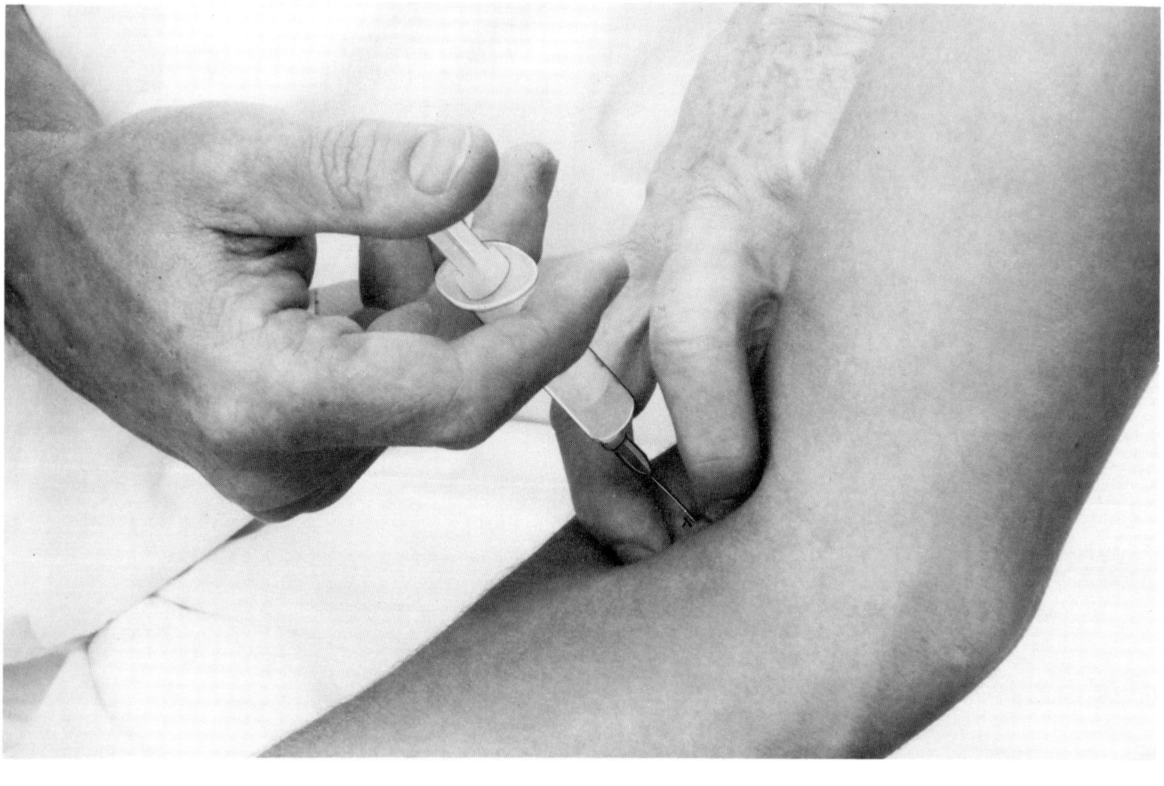

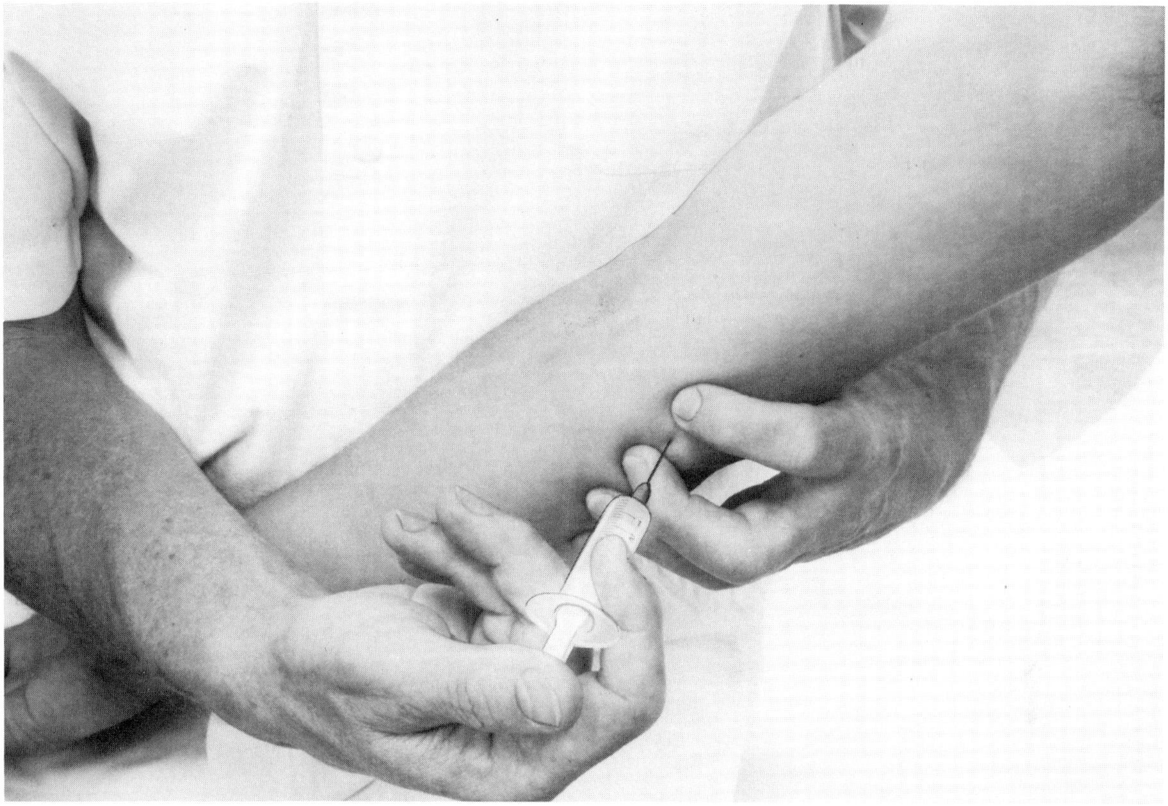

Abb. 36a Infiltration bei Epicondylitis medialis, Infiltration an den Epikondylus (muskuläre Insertionen des M. flexor carpi ulnaris und des M. flexor digitorum superficialis)

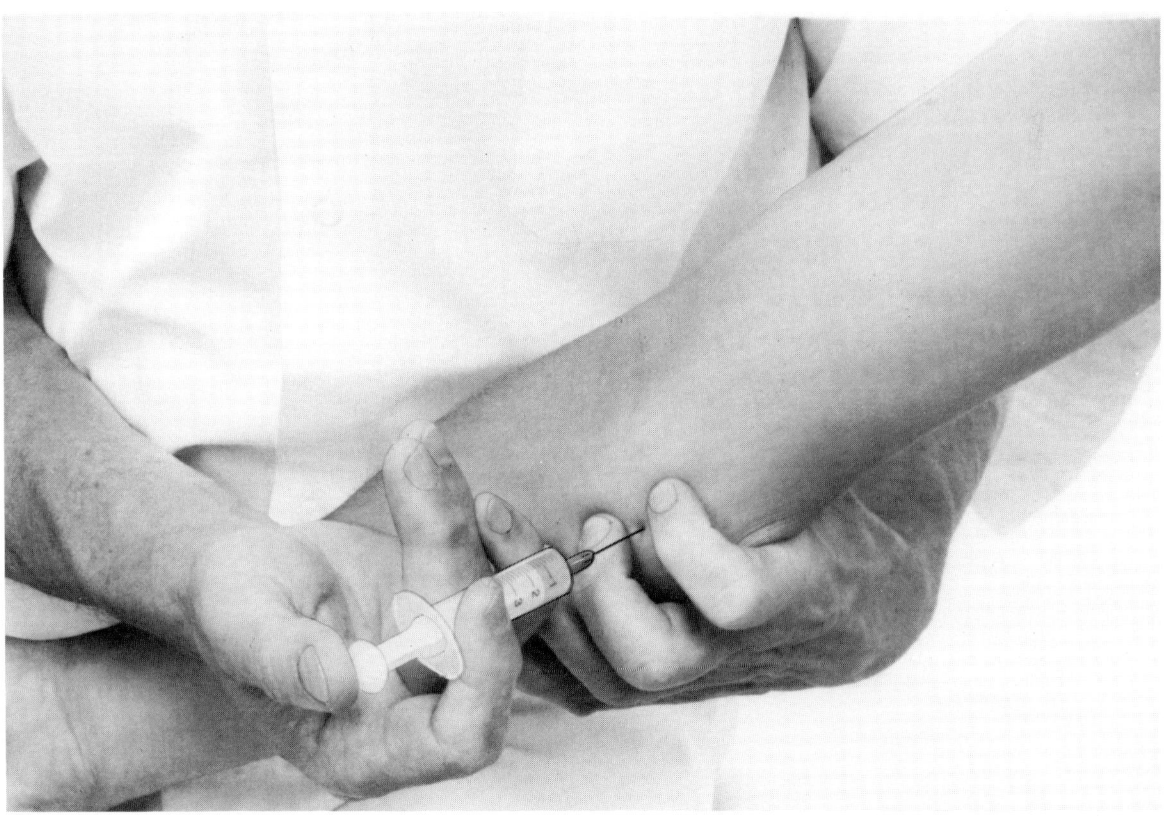

Abb. 36b Infiltration bei Epicondylitis medialis, Infiltration der tendomyotischen Zone.

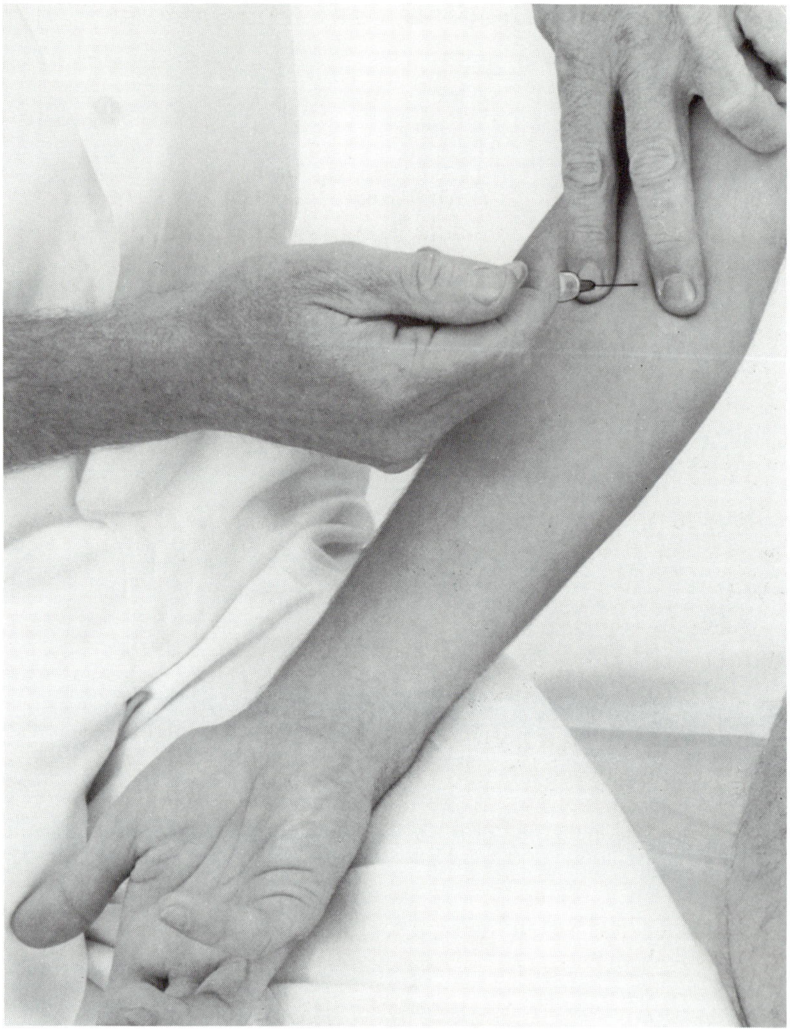

Abb. 37 Infiltration der TP des M. palmaris longus

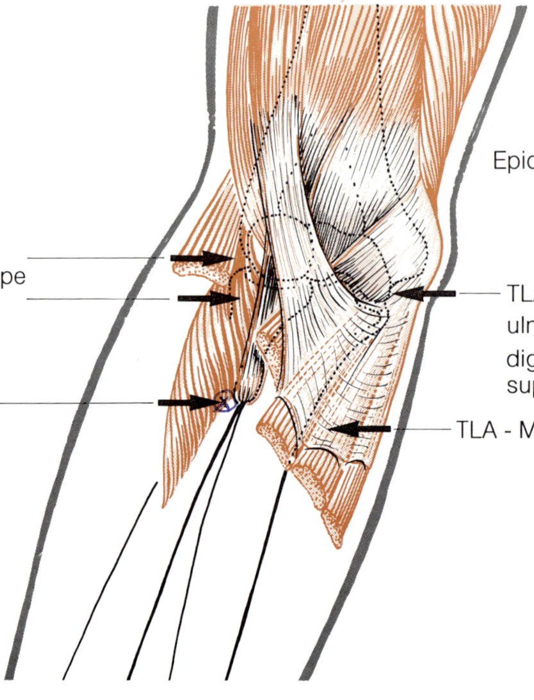

Anatomische Darstellung zu Abb. 35 bis 37

Infiltration beim Syndrom des »schnellenden Fingers«
(Abb. 38)

Indikation

Schnellender Finger, schmerzloses Sperren eines Fingers bei Flexion im proximalen Interphalangealgelenk, passive Streckung möglich. Das Phänomen ist auf die Störung des Sehnengleitens, bedingt durch eine knötchenartige Auftreibung der Sehnenscheide, zurückführbar. Die Verdickung liegt gewöhnlich am distalen Ende der palmaren Sehnenscheiden des M. flexor digitorum superficialis (2., 3. und 4. Finger).

Injektionstechnik

Die getastete Sehnenscheidenverdickung wird durch Dorsalflexion des Fingers fixiert und die Nadel fast parallel zur Sehne in die Sehnenscheide eingeführt.
Kanüle: 0,40 x 20
Menge: 0,5 ml

Infiltration bei der Styloiditis radii
(Abb. 39a)

Indikation

Schmerzen im Bereiche dieses Knochenvorsprunges sind vor allem auf Traumen und auf Insertionstendinopathien an der Basis des Metakarpale I zurückzuführen, weiters auf die Entstehung einer Tendovaginitis stenosans. Nur der M. brachioradialis inseriert direkt am Processus styloideus radii. Am Metakarpale I setzt der M. abductor pollicis longus sowie der M. extensor pollicis brevis und M. adductor pollicis an.

Injektionstechnik

Direkter Einstich in die palpatorisch festgestellten Maximalpunkte und Infiltration bis zum Knochenkontakt oder tangential in die Sehnenscheide.
Kanüle: 0,40 x 20
Menge: 0,5 ml pro Stelle

Infiltration bei schmerzhaftem Processus styloideus ulnae
(Abb. 39b)

Indikation

Lokale Schmerzen nach Frakturen und Handgelenkstraumen. Am Metakarpale V inserieren der M. extensor carpi ulnaris und der M. flexor carpi ulnaris, deren Insertionsstellen beim schmerzhaften Processus styloideus ulnae berücksichtigt werden müssen.

Injektionstechnik

Direkter Einstich in die Maximalpunkte.
Kanüle: 0,40 x 20
Menge: 0,5 ml pro Stelle

Infiltration der Triggerpunkte des M. adductor pollicis und des M. opponens pollicis

(Abb. 40 a, b)

Indikation

Daumenschmerzen, Schreiben erschwert, Schwierigkeiten bei feinen Bewegungen wie Nähen und ähnlichem, »schnellender Daumen« (in Kombination mit einem gestörten Sehnengleiten des M. flexor pollicis brevis) Schmerzen auch im Bereich des Processus styloideus radii.
Der Adduktor spannt sich vom Metakarpale des 2. und 3. Fingers zur proximalen Daumenphalanx und liegt in der Falte zwischen Daumen und Zeigefinger. Der M. opponens pollicis entspringt am Trapezbein des Handgelenkes und setzt an der Radialseite des Metakarpale I an. Die Funktionen drücken sich schon durch die Benennung aus.
Triggerpunkte des Adductor pollicis lassen sich bei abgespreiztem Daumen mittels Zangengriffpalpation im Faltenbereich orten und fixieren.
Der Triggerpunkt im M. opponens pollicis bevorzugt eine Stelle im Daumenballen über dem proximalen Ende des Metakarpale I.

Injektionstechnik

Zur Behandlung des M. adductor pollicis wird der Daumen abgespreizt und der festgestellte Triggerpunkt von dorsal, im Faltenbereich einstechend, infiltriert.

Der Triggerpunkt des M. opponens pollicis läßt sich gleichfalls am besten bei abgespreiztem Daumen mittels direkter Punktion im oberen Thenarbereich erreichen.
Kanüle: 0,40 x 20

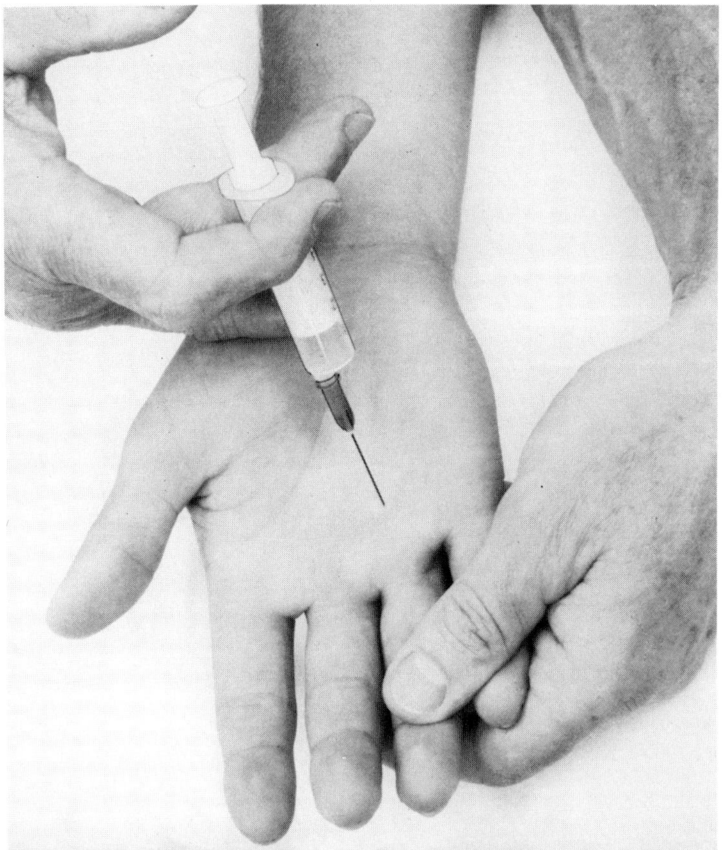

Abb. 38 Infiltration der Sehnenscheiden des M. flexor digitorum superficialis, »schnellender Finger«

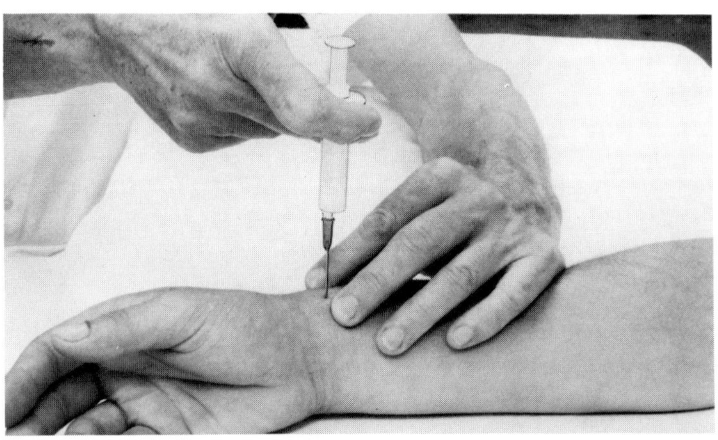

Abb. 39a Infiltration bei Styloiditis radii

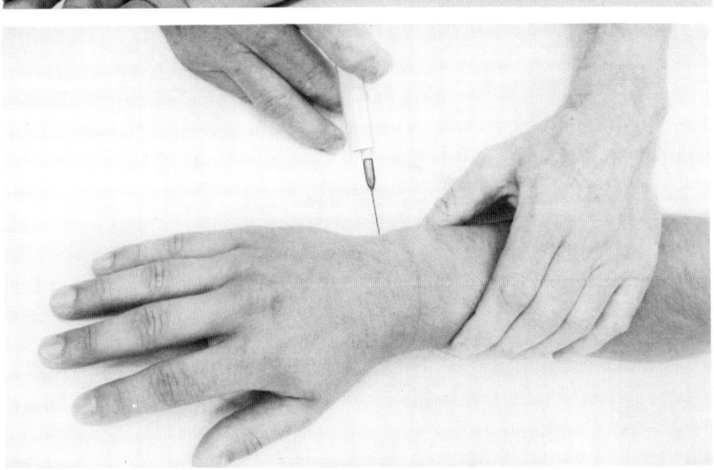

Abb. 39b Infiltration bei schmerzhaftem Processus styloideus ulnae

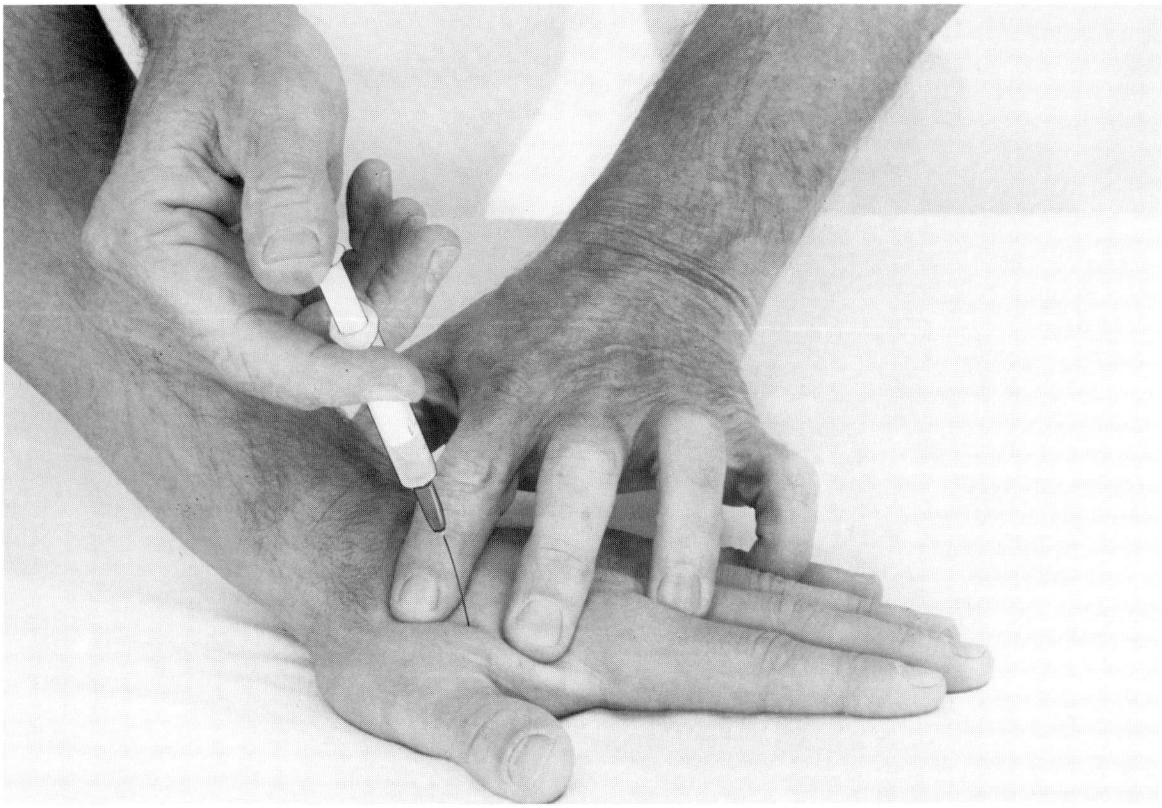

Abb. 40a Infiltration eines TP im M. adductor pollicis

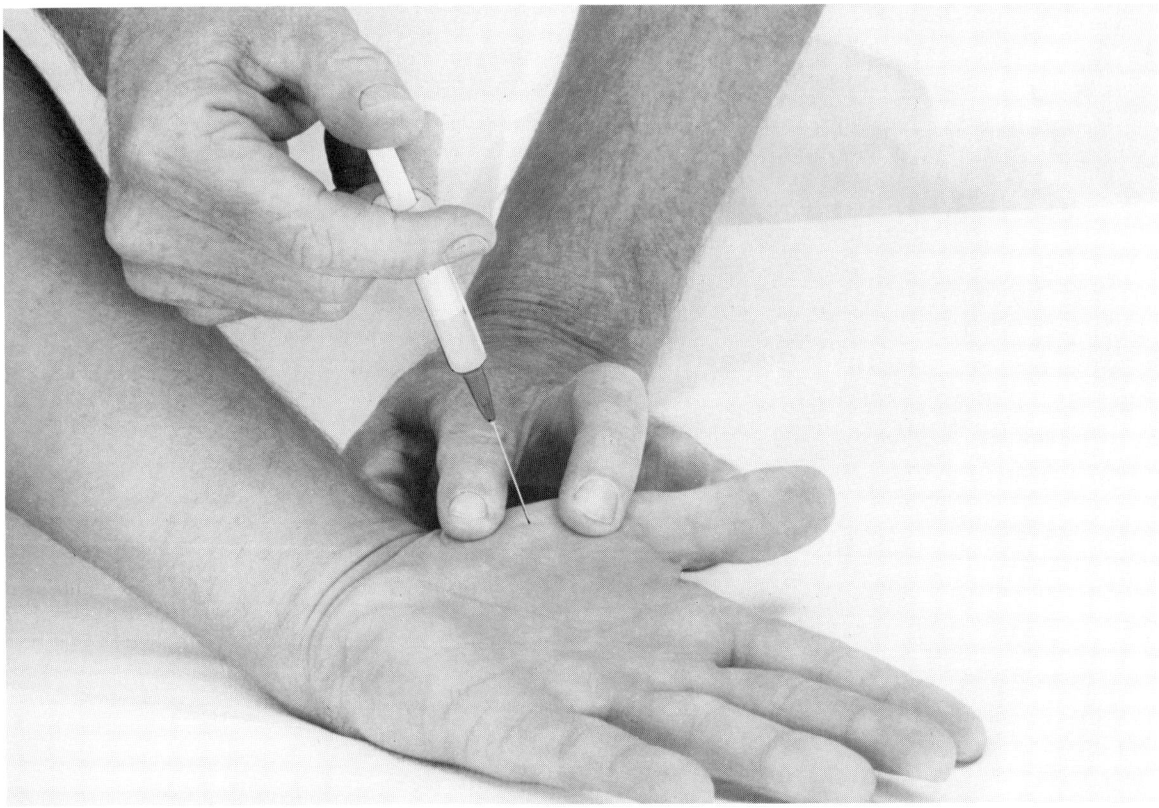

Abb. 40b Infiltration des TP im M. opponens pollicis

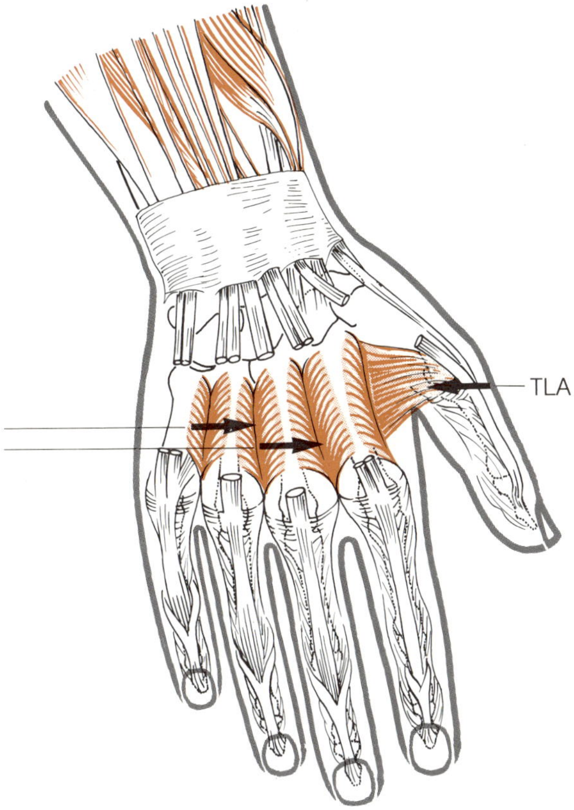

Anatomische Darstellung zu Abb. 40 u. Abb. 42

Infiltration des Karpaltunnels
(Abb. 41)

Indikation

Karpaltunnelsyndrom, nächtliche Parästhesien der Finger, besonders des 1. bis 3. Fingers. Schmerzen mit Ausstrahlung in den ganzen Arm.
Provokation: Druck auf das Ligamentum carpi transversum bei eleviertem und dorsalflektiertem Handgelenk.
Der N. medianus, im Karpaltunnel zusammen mit den Sehnen der Beuger verlaufend, kann durch Anschwellen der Sehnenscheiden (überlastungsbedingt, aber auch entzündlich bei chronischer Polyarthritis) irritiert werden. Als wirkungsvolle Behandlung erweist sich immer wieder die Infiltration der Tunnelstrukturen. Nur bei deutlichem positivem EMG-Befund bzw. Verlängerung der Nervenleitgeschwindigkeit im N. medianus muß ein operatives Vorgehen in Erwägung gezogen werden (Dekompression - Banddurchtrennung des Ligamentum carpi transversum).

Injektionstechnik

Zwei Varianten stehen zur Wahl.
In Höhe der volaren Handgelenkquerfalte: Der Einstich erfolgt zwischen den Sehnen des M. palmaris longus und M. flexor carpi radialis, Stichrichtung schräg nach distal unter das Ligamentum carpi transversum.
Am Ende der mittleren geraden Handlinie (Lebenslinie), zwischen Thenar und Hypothenar bei dorsal flektiertem Handgelenk. Die Nadel wird nahezu parallel zum Unterarm nur ganz leicht dorsalwärts gerichtet eingestochen und in den Karpaltunnel vorgeschoben.
Kanüle: 0,40 x 20
Menge: 2 ml

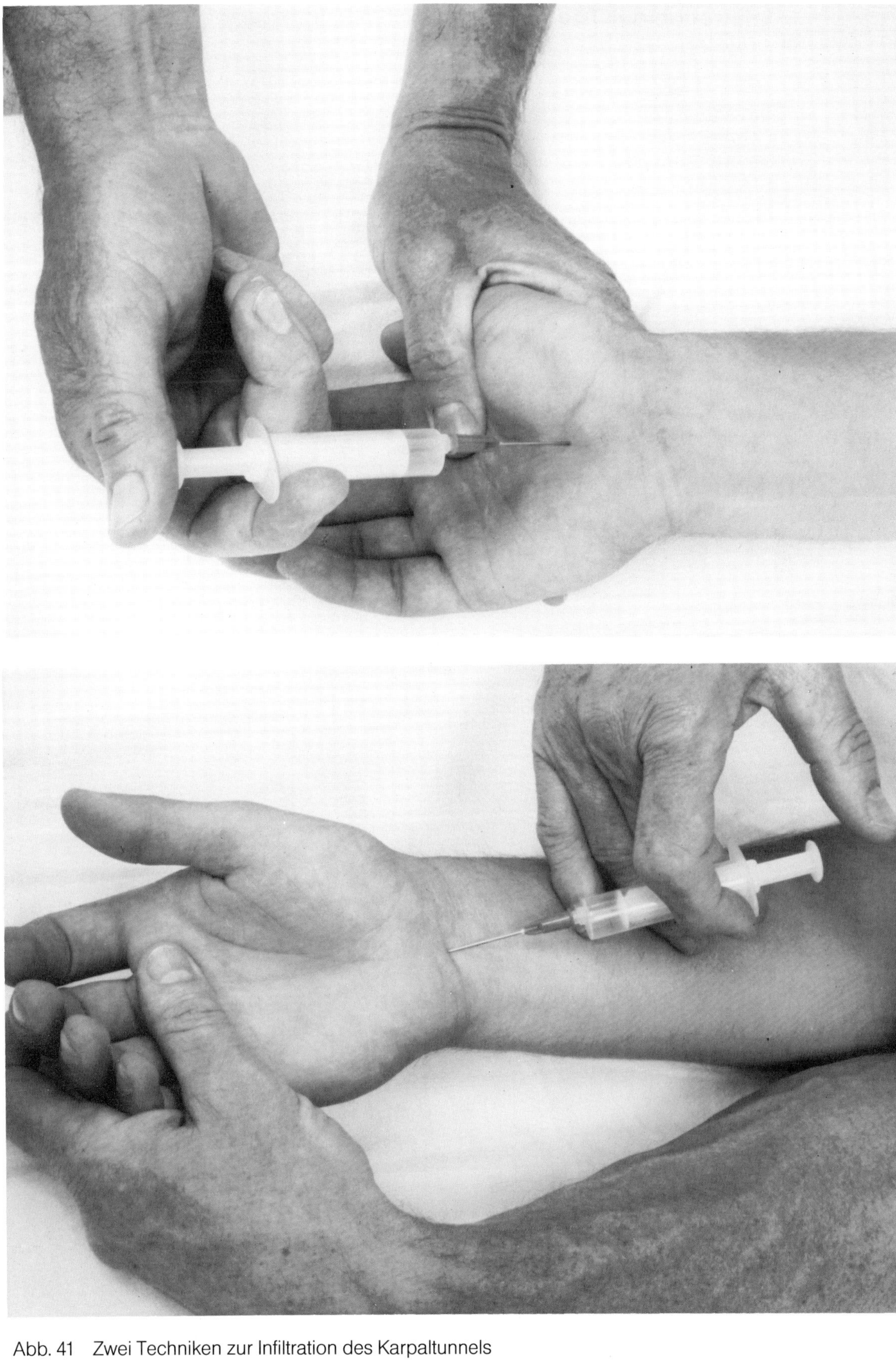

Abb. 41 Zwei Techniken zur Infiltration des Karpaltunnels

Infiltration der Triggerpunkte der Mm. interossei
(Abb. 42)

Indikation

Schmerzen im Handrücken und in den Fingergelenken, meist als Begleitsymptom arthrotischer Veränderungen der Metakarpophalangealgelenke. Die Triggerpunktlokalisation liegt intermetakarpal ca. 2 Querfinger proximal der Fingergrundgelenke.

Injektionstechnik

Senkrechter Einstich von dorsal her, intermetakarpal, direkt in die Maximalpunkte.
Kanüle: 0,40 x 20
Menge: 0,5 ml

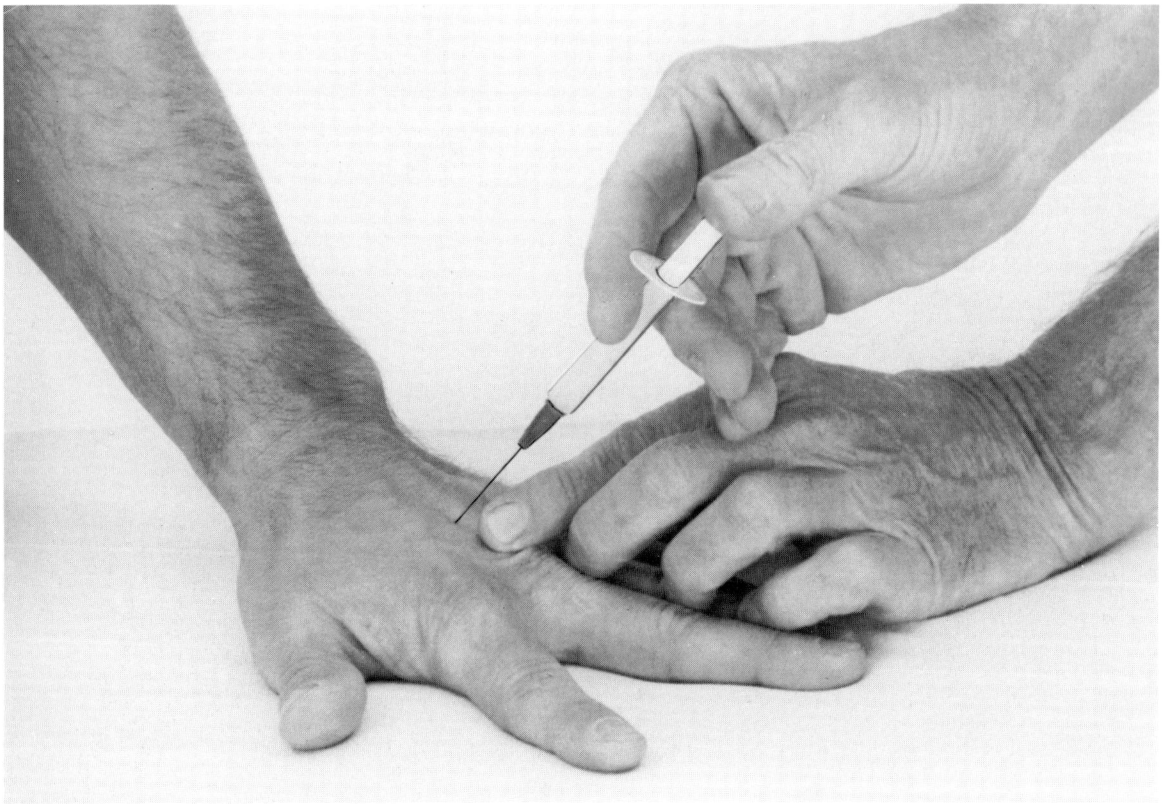

Abb. 42 Infiltration der TP der Mm. interossei

Therapie über die Gelenke

Intraartikuläre Injektion in das Ellenbogengelenk
(Abb. 43)

Indikation

Bewegungsschmerz im Ellenbogengelenk, endgradige Streckung und Beugung im Gelenk sind behindert und schmerzen (z.B. Schmerzen beim Tragen von schwereren Gegenständen).

Injektionstechnik

Der Einstichpunkt liegt bei rechtwinkelig gebeugtem Unterarm in der Mitte zwischen Olekranon und Epicondylus lateralis. Die Kanüle zielt leicht distal gerichtet nach medial volar und erreicht schon bei ungefähr 1 cm Eindringtiefe den Gelenkraum.
Kanüle: 0,40 x 20
Menge: 2 ml

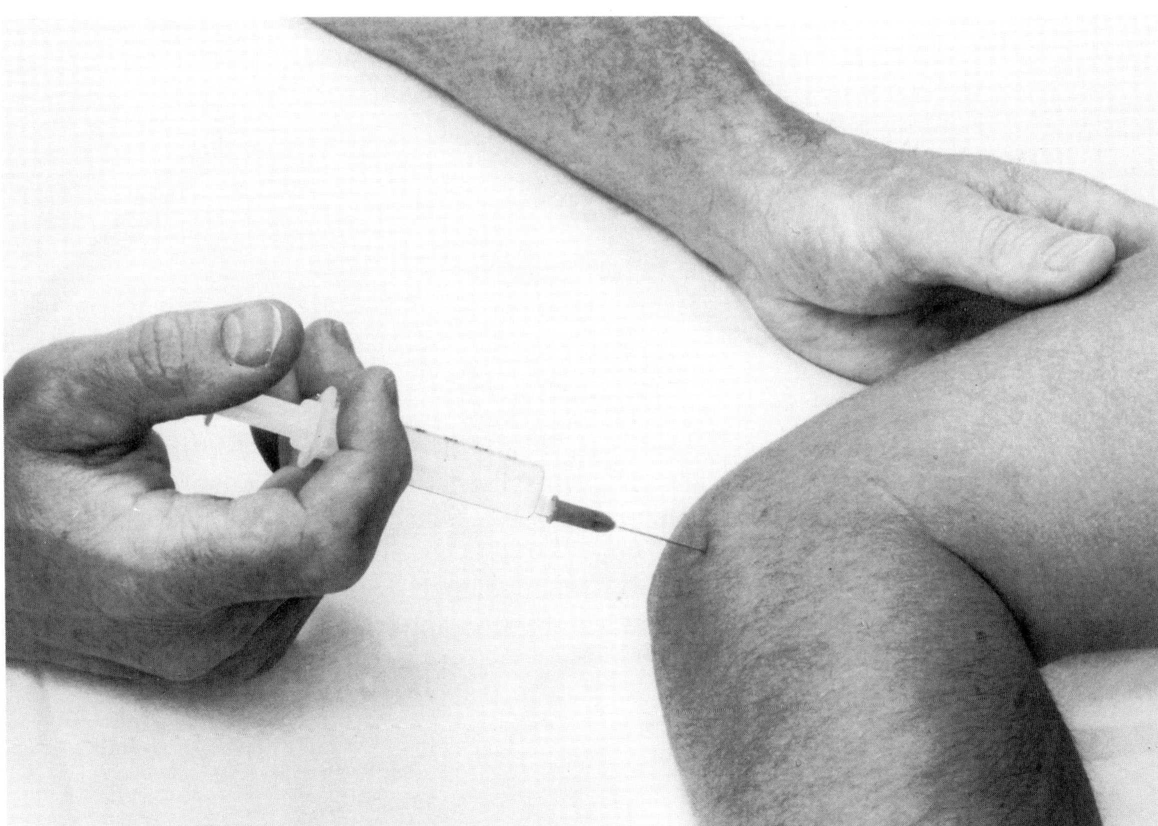

Abb. 43 Die intraartikuläre Injektion in das Ellenbogengelenk

Injektionen in die Gelenke der Handwurzel
(Abb. 44a, b)

Indikation

Schmerzen und Bewegungseinschränkung der Handwurzelgelenke, Zustände nach Traumen, Immobilisation sowie nach synovialen Reizzuständen. Die Handwurzel besteht aus zwei Reihen von Handwurzelknochen, die proximale Reihe bildet mit dem Radius das Radiokarpalgelenk, welches von der Ulna durch einen Diskus getrennt wird. Zwischen den beiden Reihen der Handwurzelknochen liegt das Mediokarpalgelenk. Funktionell teilen sich die Gelenke ihre Bewegungsaufgabe wie folgt:

- Radiokarpalgelenk: Palmarflexion und Ulnarduktion
- Mediokarpalgelenk: Dorsalflexion und Radialduktion

Die vergleichende Untersuchung an beiden Händen läßt entsprechende Funktionsstörungen erkennen. Darüber hinaus empfiehlt es sich, auch die einzelnen Handwurzelknochen in ihrem gegenseitigen Gelenkspiel zu prüfen und verbundene Schmerzsensationen zu beachten.

Injektionstechnik

Das Radiokarpalgelenk erreicht man am besten über einen Zugang knapp distal des Processus styloideus radii. Die Kanüle wird nach medial und leicht proximal 1,5 cm tief eingeführt. Zur Behandlung des Mediokarpalgelenkes sucht man palpatorisch den Schmerzmaximalpunkt und sticht von dorsal senkrecht in den entsprechenden Gelenkspalt ein.
Kanüle: 0,40 x 20
Menge: 1 ml

Injektionen in/an die Fingergelenke
(Abb. 45a, b, c)

Indikation

Posttraumatische Beschwerden, Polyarthrose (Heberden-Arthrose), Bewegungseinschränkung, aber auch Instabilität (Daumengelenke!).
Die Interphalangealgelenke sind reine Scharniergelenke mit ligamentärer Führung, wobei die proximalen straffer als die distalen geschient werden. Eine Ausnahme bilden die Daumengelenke. Hier ist das Karpometakarpalgelenk als Sattelgelenk, das Grundgelenk ähnlich einem Kugelgelenk ausgebildet.

Injektionstechnik

Für die Metakarpophalangealgelenke II bis V sticht man interdigital, dorsal am Ende der Zwischenfingerfalte, ein und erreicht mit proximal ausgerichteter Nadelführung den ligamentären und periartikulären Anteil zweier benachbarter Gelenke (2. und 3. Finger etc.).
Die Phalangealgelenke werden von der Seite der deutlicheren Druckschmerzhaftigkeit her (von lateral oder medial aus) infiltriert, dabei braucht die Nadel nur wenige mm tief einzudringen.
Das Daumensattelgelenk erreicht man am besten von der sogenannten Tabatiere aus. In der Tiefe dieses Grübchens, zwischen den Sehnen des M. extensor pollicis longus und des M. abductor pollicis longus, gelangt die Nadel bei opponiertem Daumen und bei senkrechtem Einstich direkt in das Gelenk.
Kanüle: 0,40 x 20
Menge: 0,2–0,5 ml (je nach Gelenkgröße)

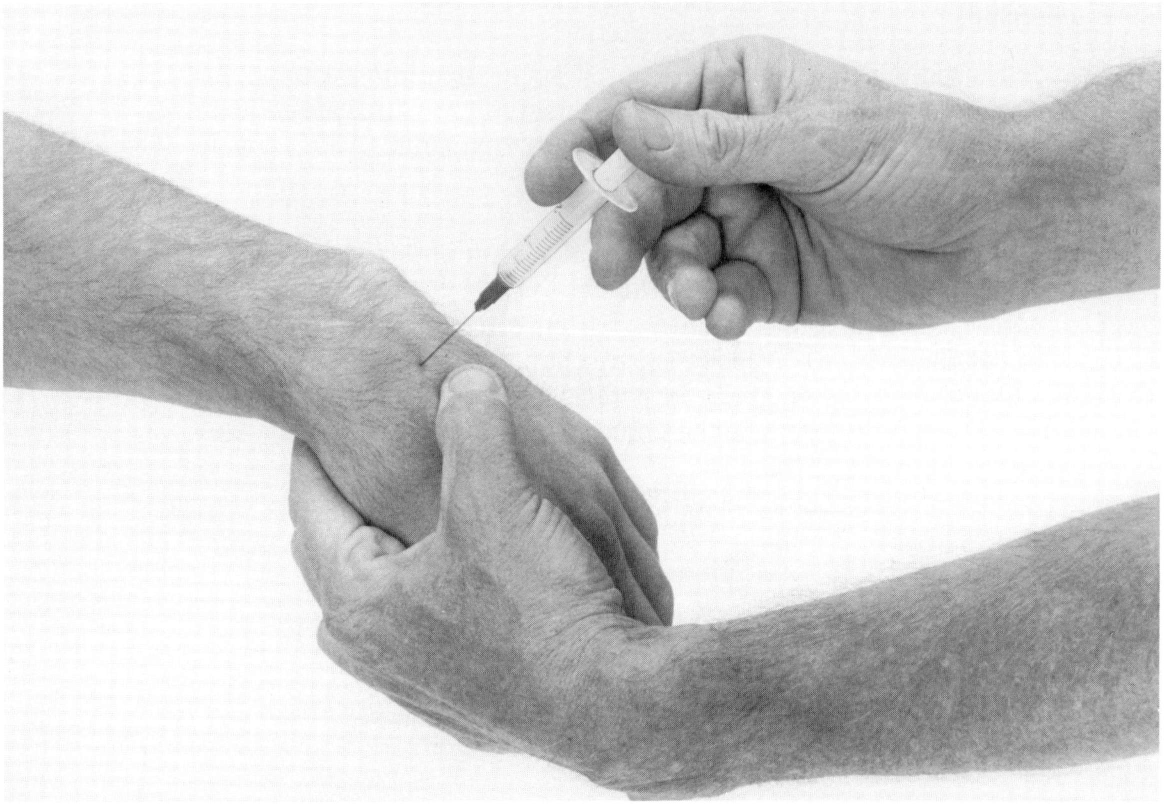

Abb. 44a Die intraartikuläre Injektion in das Mediokarpalgelenk

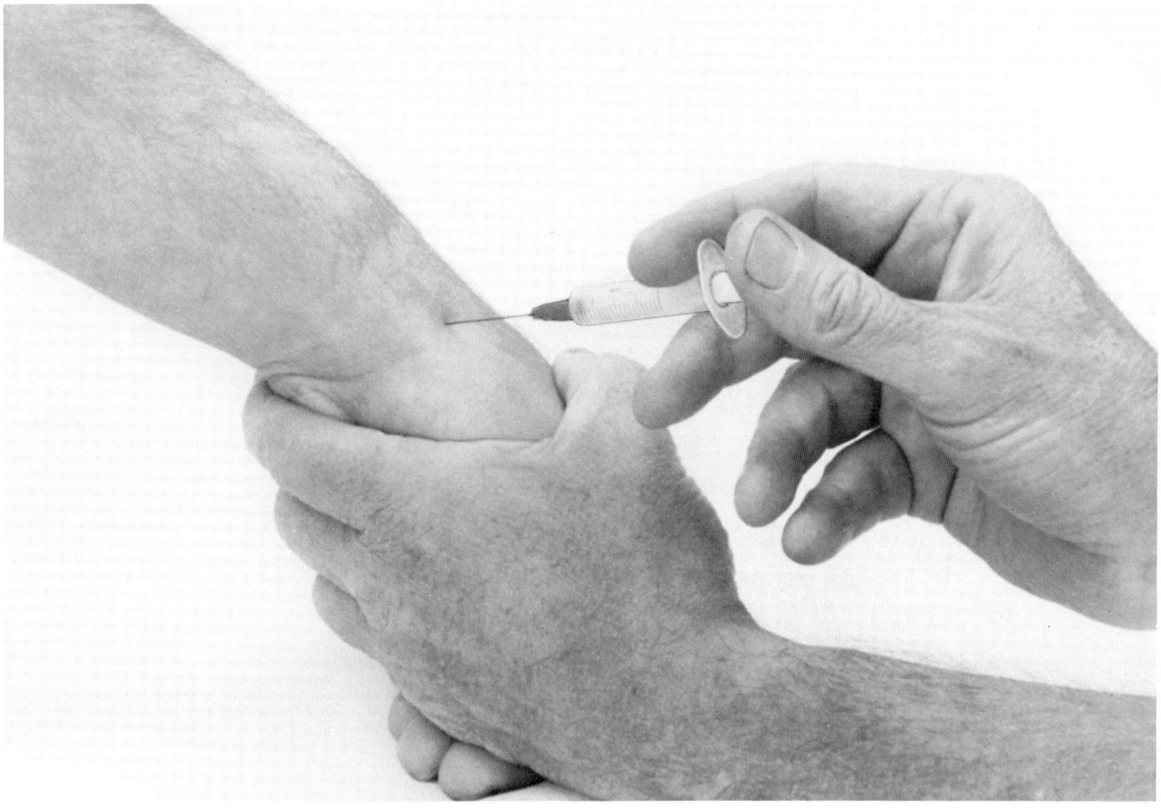

Abb. 44b Die intraartikuläre Injektion in das Radiokarpalgelenk

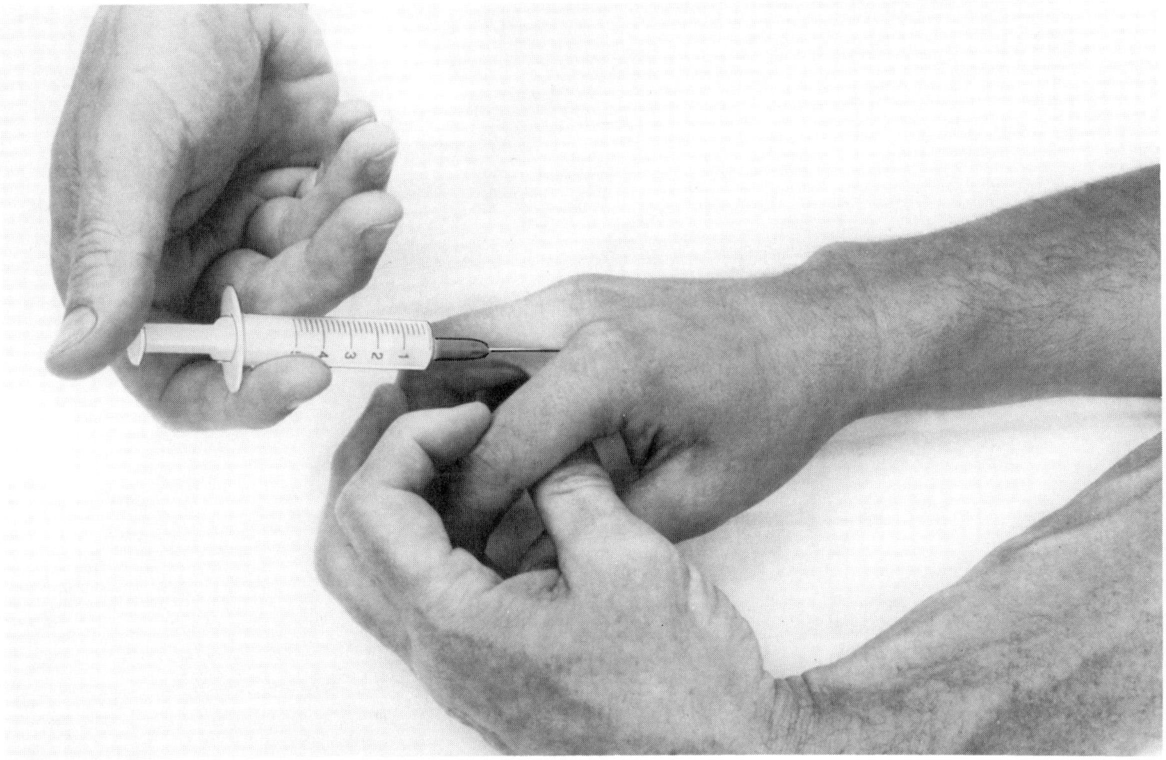

Abb. 45a Injektion an die Metakarpophalangealgelenke

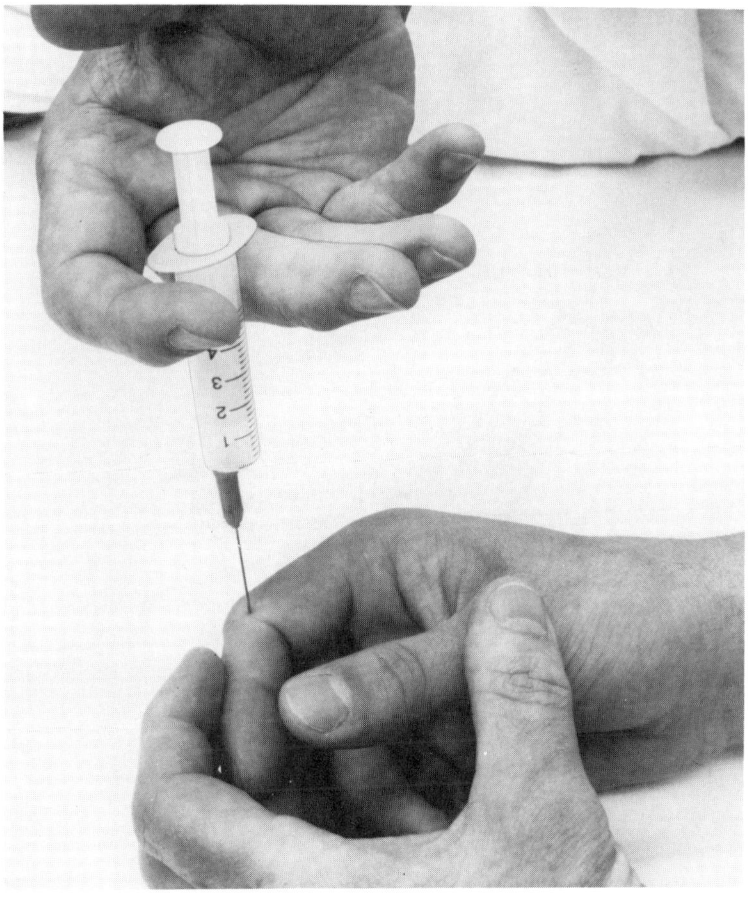

Abb. 45b Injektion an die Interphalangealgelenke

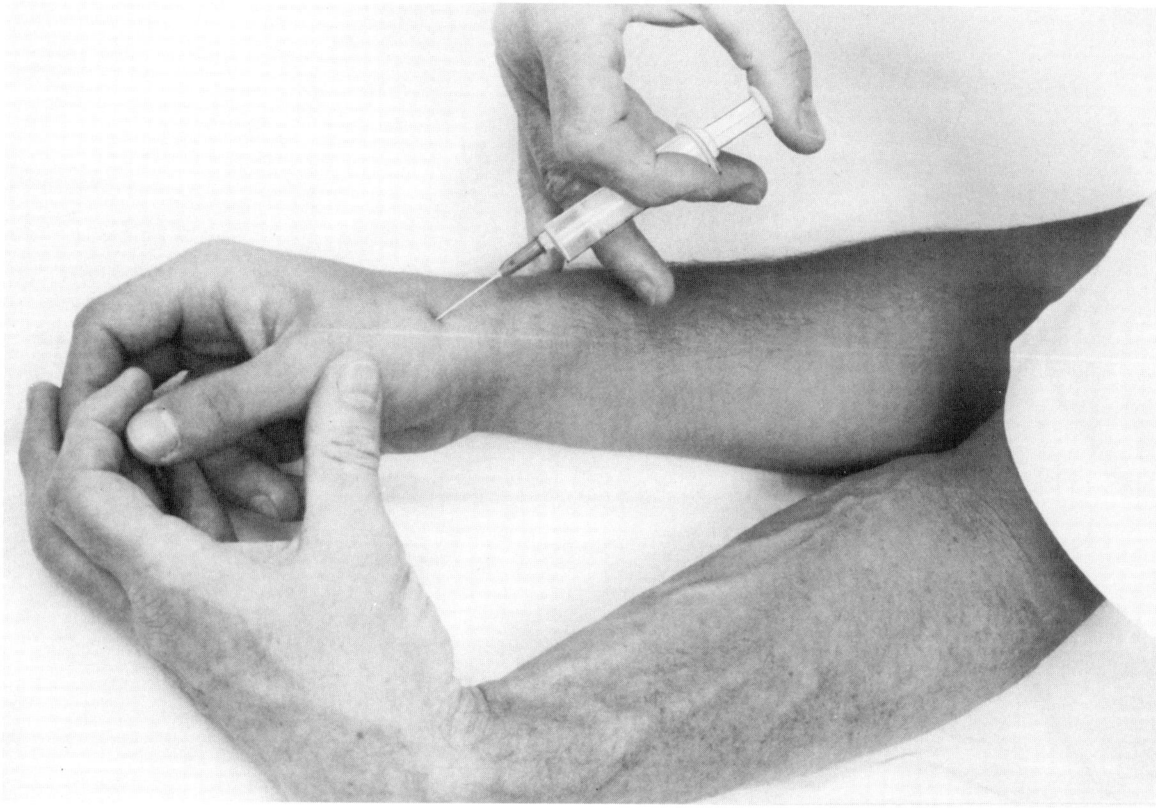

Abb. 45c Injektion in das Daumensattelgelenk bei opponiertem und adduziertem Daumen

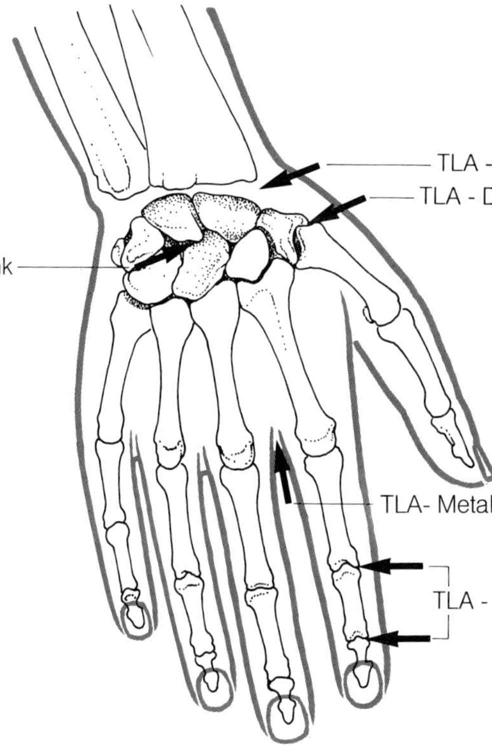

Anatomische Darstellung zu Abb. 45c

Die ventrale Thoraxregion

Therapie über die Haut

Die differenten thorakalen Strukturen und Systeme sind nicht nur hinsichtlich schmerzhafter Syndrome des Bewegungsapparates einem Einsatz der therapeutischen Lokalanästhesie zugänglich. Eine Reihe funktioneller Organstörungen lassen sich gleichfalls über ein segmentalreflektorisch ausgerichtetes Behandlungsvorgehen mittels Quaddelung beeinflussen, wobei sich wieder bestimmte Muster bewährt haben.

Quaddelsetzung bei Herzerkrankungen
(Abb. 46)

Indikation

Als adjuvante Therapie bei Koronarspasmen und pseudoanginösen Beschwerden, Da-Costa-Syndrom.

Quaddelmuster

Man setzt 3 bis 4 parasternale Quaddeln links, je einen Quaddel in der Supra- und Infraklavikulargrube sowie 1 Quaddel unter der Mamilla. Dorsal können zusätzlich 3 Quaddeln paravertebral links in Höhe D 3 bis D 5 injiziert werden.
Kanüle: 0,40 x 20
Menge: 1–2 ml

Quaddelsetzung bei bronchopulmonalen Symptomen
(Abb. 47)

Indikation

Nach Ausschluß gravierender pathomorphologischer Veränderungen, beim mechanisch-dyspnoischen Syndrom, bei Bronchialspasmen und Zuständen nach Pneumonien.

Quaddelmuster

An den ventralen und dorsalen Thoraxpartien wird rechts und links, mit hosenträgerartigem Verlauf, je eine Quaddelreihe appliziert.
Kanüle: 0,40 x 20
Menge: 2 ml

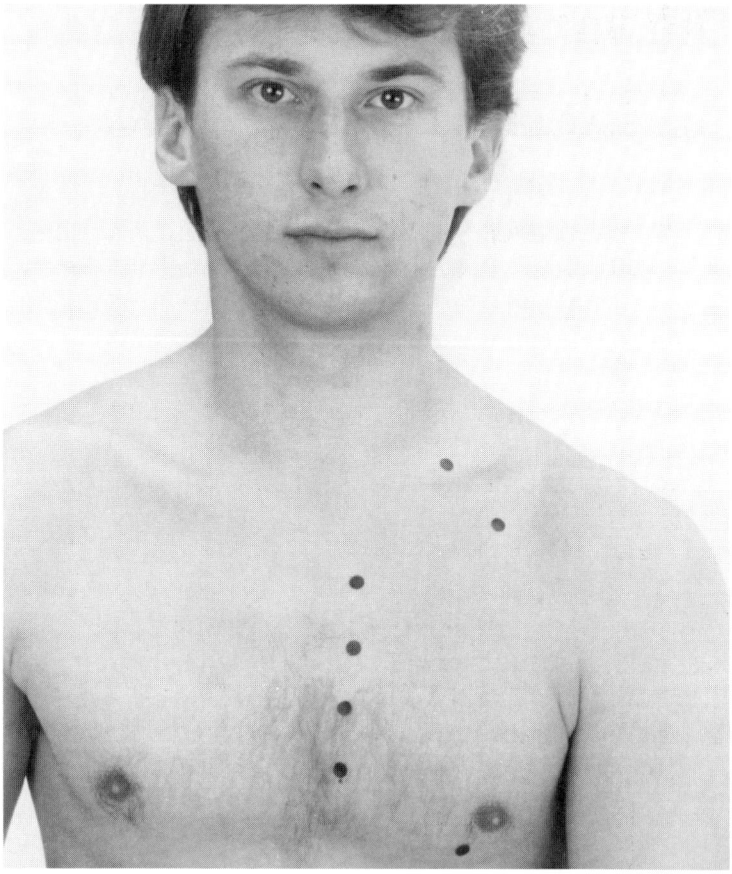

Abb. 46 Quaddelmuster bei Herzerkrankungen

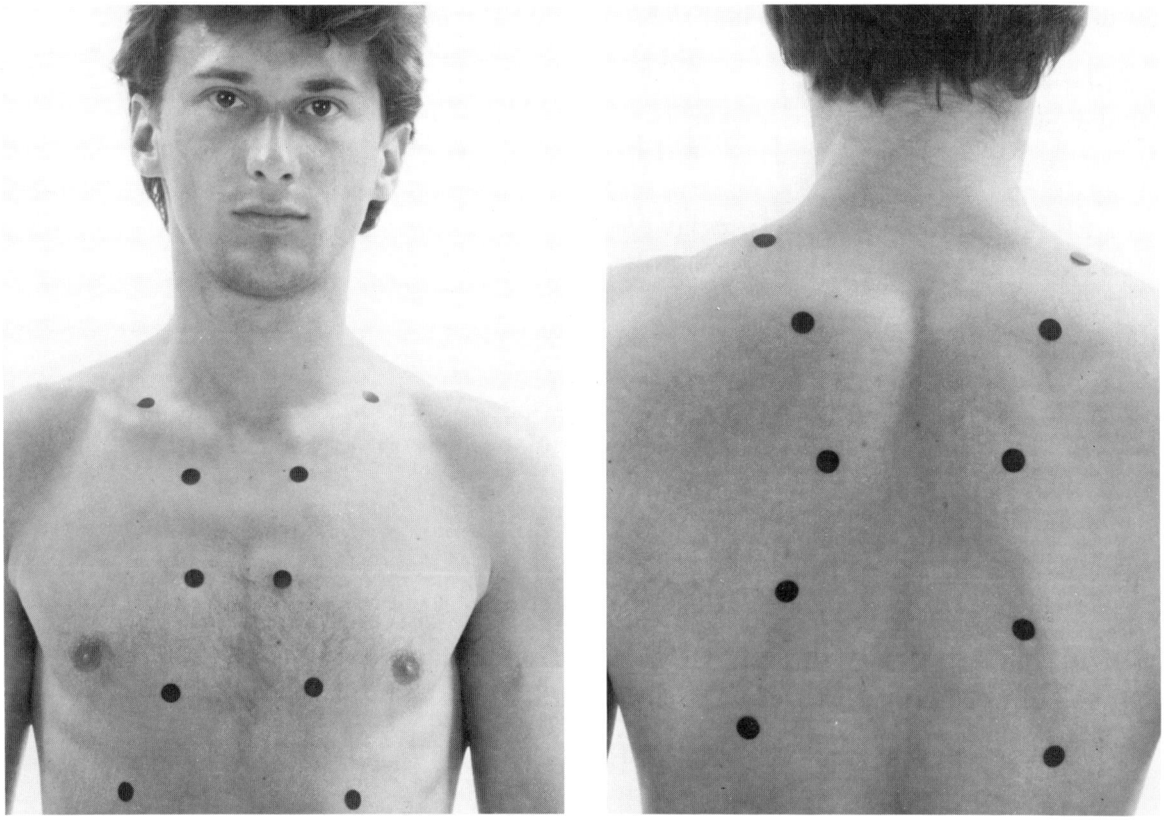

Abb. 47a, b Quaddelmuster bei bronchopulmonalen Erkrankungen, »das Lungenfeld«

Therapie über die Muskulatur

Die Besprechung der Behandlung thorakaler Bewegungsstrukturen orientiert sich wiederum regionär und beginnt mit den ventralen Anteilen.

Infiltration der Triggerpunkte des M. pectoralis major
(Abb. 48)

Indikation

Ventrolaterale Brustwandschmerzen mit Ausstrahlung zur vorderen Schulterregion und in den ulnaren Ober- und Unterarm. Präkordiale Sensationen, Überempfindlichkeit der Brustwarze (Differentialdiagnose: koronar bedingte Irradiationen).
Der Muskel weist drei Ursprungsregionen auf, und man unterscheidet demzufolge einen klavikulären, sternalen und kostalen Muskelanteil. Die gemeinsame Insertion liegt am oberen volaren Humerusschaft. Je nach Aktivierung der Faserzüge ergeben sich funktionelle Differenzen. Generell dominieren Adduktion und Innenrotation des Oberarmes. Beiderseitige Verspannungen begünstigen die Entstehung bzw. Fixierung des Rundrückens. Triggerpunkte findet man am häufigsten in der vorderen Axillarfalte (Zangengriff), aber auch im sternalen und klavikulären Muskelbereich, seltener an den humeralen Insertionen.

Injektionstechnik

Die im freien Muskelrand liegenden Triggerpunkte sind am einfachsten mittels Zangengriff fixierbar und durch direkten Einstich zu erreichen. Die parasternal und subklavikulär gelegenen Schmerzstellen werden mit 2 FST abgegrenzt (Finger in den Zwischenrippenräumen) und gleichfalls direkt punktiert. Zur Behandlung der humeralen Insertionen distal des Tuberculum minus geht man infiltrierend bis zum Knochenkontakt ein.
Kanüle: 0,40 x 20, evtl. 0,42 x 42
Menge: 1 ml pro Schmerzstelle

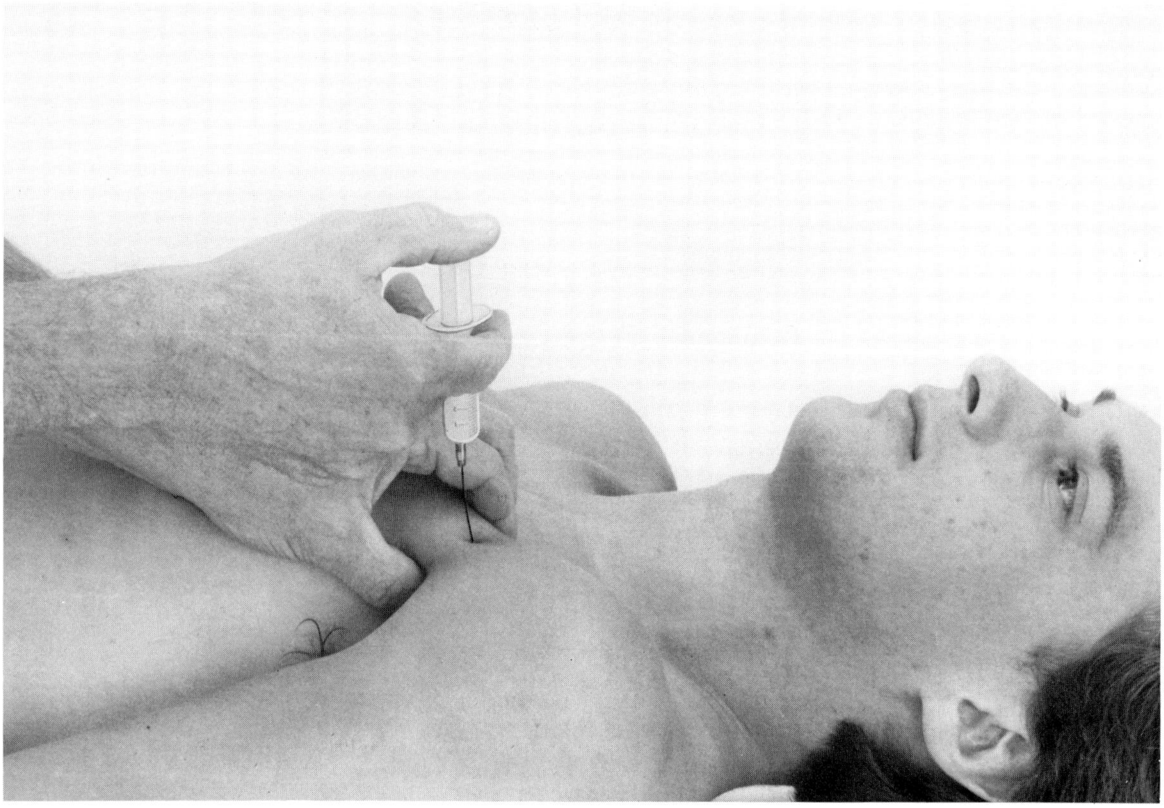

Abb. 48 Infiltration der TP des M. pectoralis major, Fixierung durch Zangengriff am Muskelrand. Über den kostalen Anteil ist 2 FST notwendig.

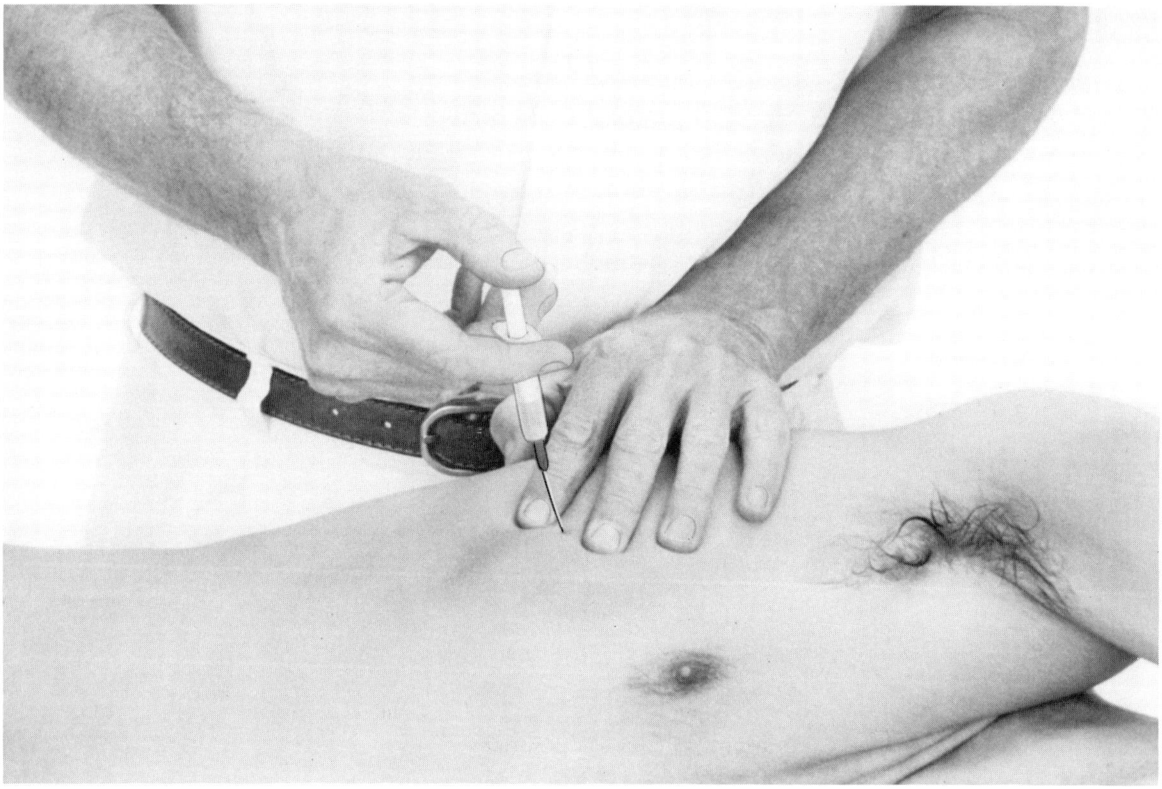

Abb. 49 Infiltration der TP des M. serratus lateralis, 2 FST besonders wichtig, ebenso Knochenkontakt (cave! intrapleurale Injektion).

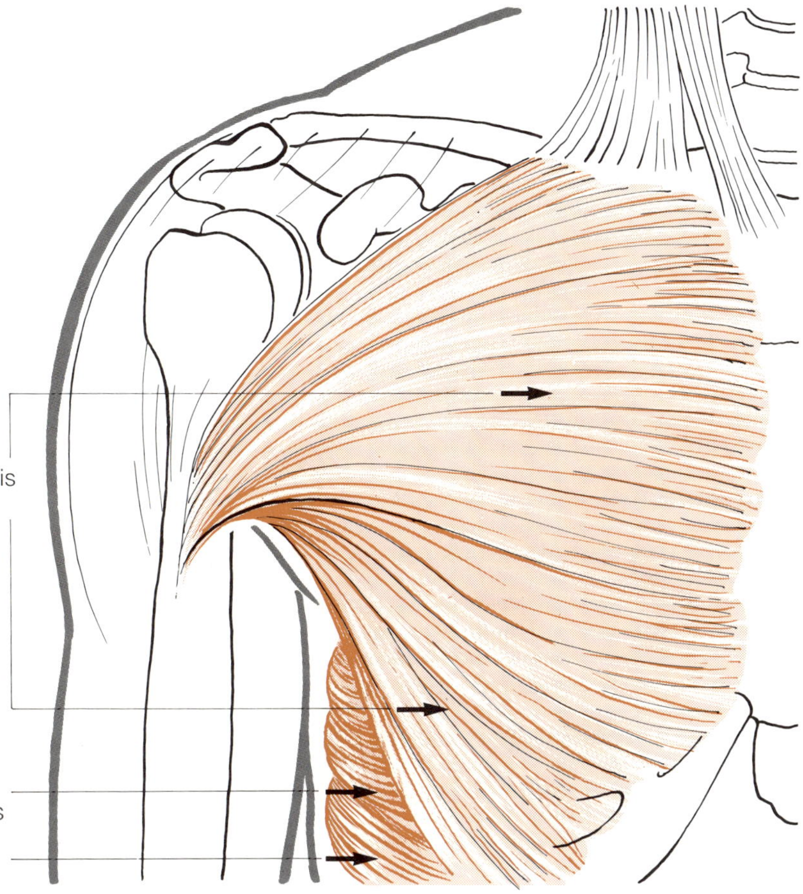

Anatomische Darstellung zu Abb. 48 u. 49

Infiltration der Triggerpunkte des M. pectoralis minor

Indikation

Schmerzen im vorderen Schulterbereich, ähnliche Symptomatik wie bei Störungen des M. pectoralis major, Druckempfindlichkeit am Processus coracoideus.
Der Muskel entspringt seitlich an der 3., 4. und 5. Rippe und zieht zum Processus coracoideus. Funktionell zieht er das Schulterblatt nach vorne und unten, bzw. hebt er den medialen Skapularand von den Rippen ab. Schmerzpunkte findet man im Insertionsbereich am Processus coracoideus, aber auch im weiteren Muskelverlauf.

Injektionstechnik

Sie entspricht dem Vorgehen bei der Behandlung des M. pectoralis major.
Kanüle: 0,40 x 20, evtl. 0,42 x 42
Menge: 1 ml

Infiltration der Triggerpunkte des M. serratus anterior
(Abb. 49)

Indikation

Seitlicher Thoraxschmerz, der sich bei Anstrengungen verstärkt (Seitenstechen), Schwierigkeiten beim Tiefatmen, Liegen auf der befallenen Seite wird als unangenehm empfunden. Ausstrahlungen in die ulnare Armregion sind möglich.
Der Muskel zieht vom vertebralen Skapularrand mit einzelnen Zacken zu den seitlichen Rippen.

Injektionstechnik

Die Hauptlokalisation der Triggerpunkte liegt im Bereich der mittleren Muskelzacken auf den Rippeninsertionen. Nach Fixierung der Schmerzstelle mittels 2 FST (Abdeckung der Interkostalräume) erfolgt der direkte Einstich in den Triggerpunkt, bis zum Knochenkontakt mit der Rippe.
Kanüle: 0,40 x 20
Menge: 1 ml pro Schmerzpunkt

Therapie über die Gelenke

Injektion in die sternokostalen Fugen

(Abb. 50)

Indikation

Vorderer Thoraxwandschmerz mit Druckdolenz der Sternokostalfugen, Tietze-Syndrom.

Injektionstechnik

Die knapp parasternal tastbaren Gelenkfugen lassen sich mittels senkrechtem Einstich auf kurzem Wege erreichen. Wichtig ist es, den ober- und unterhalb der Einstichstelle liegenden Interkostalraum mittels 2 FST abzudecken, um so eine Pleuraverletzung sicher vermeiden zu können.
Kanüle: 0,40 x 20
Menge: 0,5 ml pro Gelenkfuge

Intraartikuläre Injektion in das Sternoklavikulargelenk

(Abb. 51)

Indikation

Regionär entsprechender Schmerz mit Ausstrahlungstendenz längs des M. sternocleidomastoideus, Druckempfindlichkeit des Gelenks, Beschwerdenverstärkung beim Hochziehen der gleichseitigen Schulter.
Das Sternoklavikulargelenk besitzt unregelmäßige, etwa sattelförmige Gelenkflächen, die am Manubrium schräg nach lateral kaudal verlaufen und durch einen Meniskus getrennt sind. Die Funktion entspricht am ehesten der eines Kugelgelenkes.

Injektionstechnik

In den gut tastbaren Gelenkspalt wird nach Fixierung durch 2 FST rechtwinkelig 0,5 cm tief eingestochen.
Kanüle: 0,40 x 20
Menge: 0,5 ml

Injektion an den Processus xiphoideus
(Abb. 52)

Indikation

Regionärer Schmerzzustand (Druckempfindlichkeit), Pseudooberbauchsymptomatik, Funktionsstörungen der 7. Rippe. Der variabel geformte Schwertfortsatz verknöchert im Alter mit dem Brustbeinkörper. Im Übergangsbereich liegt auch meist die Zone der größten Druckempfindlichkeit.

Injektionstechnik

Nach Palpation des Maximalpunktes Fixierung mittels 2 FST, senkrechter Einstich ca. 1 cm tief.
Kanüle: 0,40 x 20
Menge: 1 ml

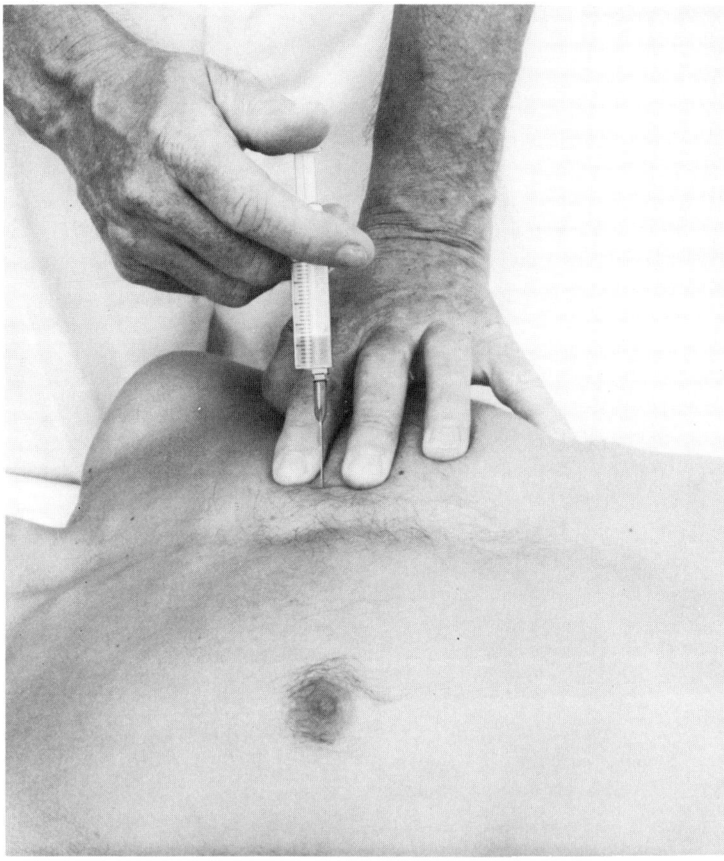

Abb. 50 Injektion in die sterno-kostalen Fugen, 2 FST! cave intrapleurale Injektion

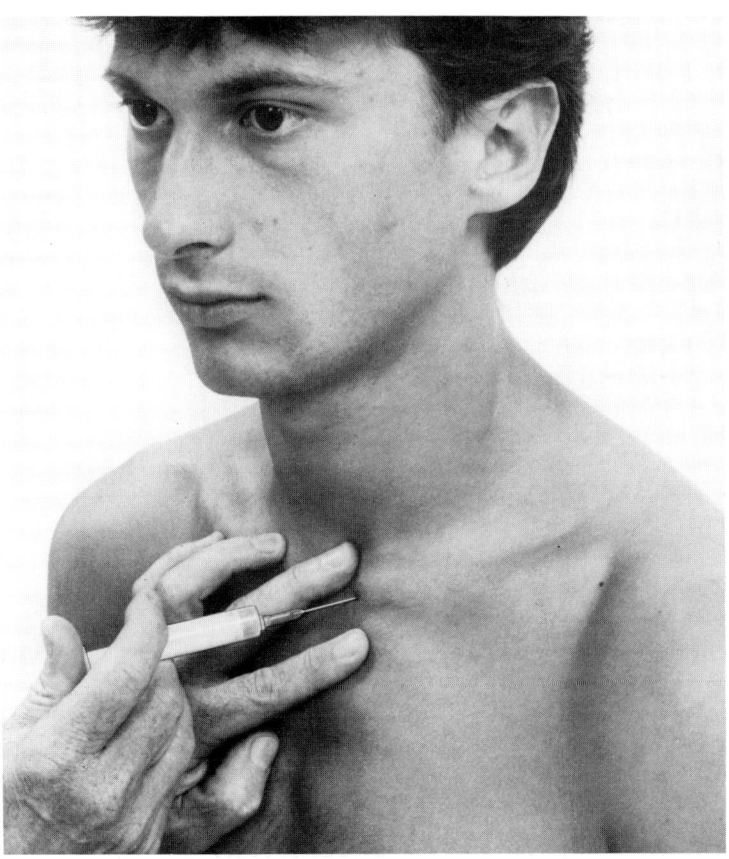

Abb. 51 Die intraartikuläre Injektion in das Sternoklavikulargelenk

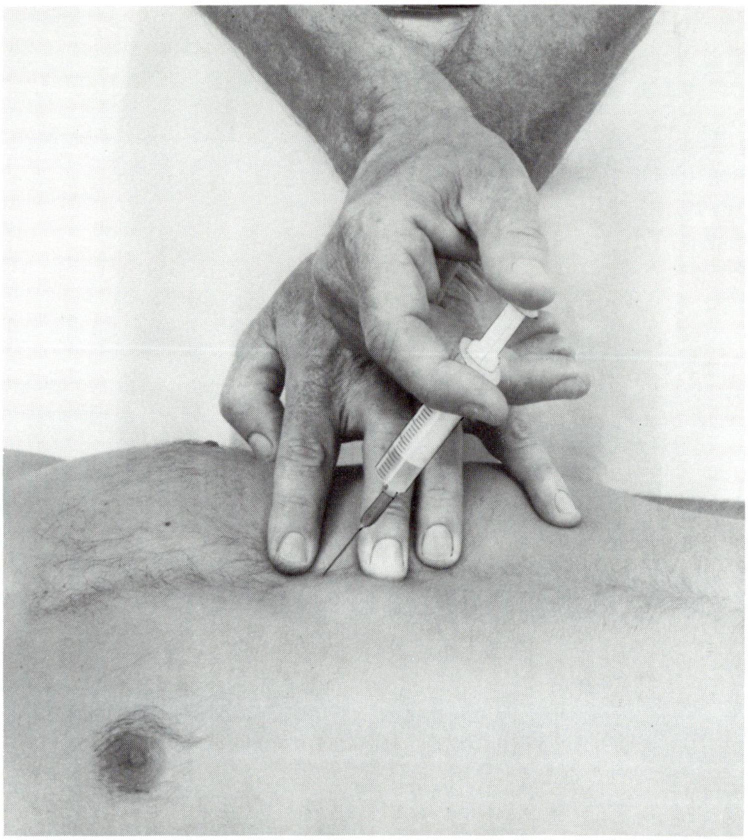

Abb. 52 Infiltration des Proc. xiphoideus

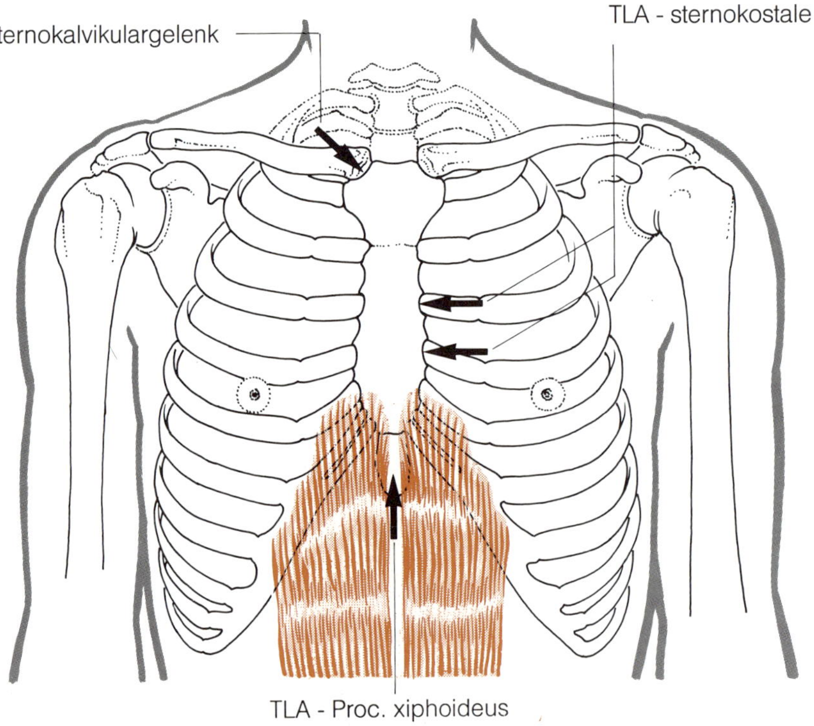

Anatomische Darstellung zu Abb. 50 bis 52

Die dorsale Thoraxregion

Das therapeutische Vorgehen an den dorsalen Thoraxpartien orientiert sich gleichfalls an den bekannten Voraussetzungen von Struktur- und Aktualitätsdiagnose.

Therapie über die Haut

Paravertebrale Quaddelsetzung in der Thoraxregion
(Abb. 53)

Indikation

Schmerzen, Verspannungen und Parästhesien der Brustwirbelsäulenregion, Bindegewebsverquellungen.

Quaddelmuster

2 Querfinger rechts und links der Dornfortsätze wird die Schmerzregion paravertebral mit 5 bis 8 Quaddeln beschickt. Bei Druckempfindlichkeit der Processus spinosi kann eine zusätzliche Quaddelreihe in der Medianlinie über den Dornfortsatzspitzen gesetzt werden.

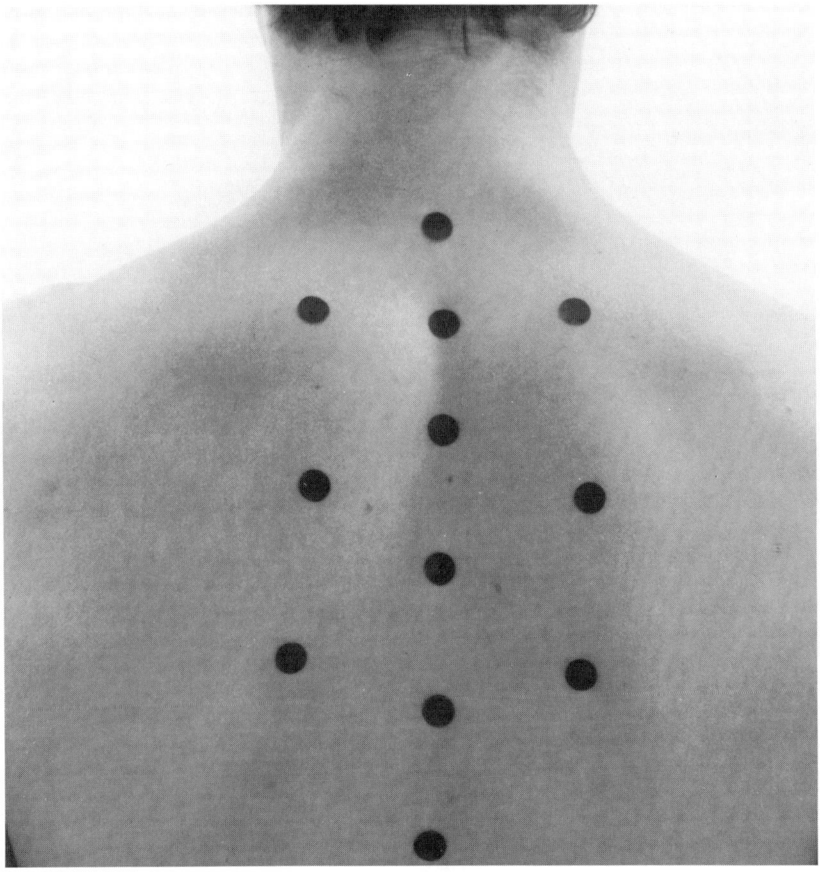

Abb. 53 Quaddelmuster für den BWS-Bereich

Therapie über die Muskulatur

Infiltration des M. erector trunci
(Abb. 54)

Indikation

Muskuläre Verspannungen der paravertebralen Muskelwülste, entsprechende Druckempfindlichkeit, häufig bei Osteoporosepatienten.

Injektionstechnik

Der Patient nimmt die bereits vorgestellte Pharaonenhaltung ein *(Abb. 196),* die ein deutliches Abgrenzen der Einzelstrukturen ermöglicht. Je nach Körperbau, 2–4 cm neben der Dornfortsatzreihe verlaufend, findet man die ausgeprägteste Muskelmasse der Rückenstrecker. Die entsprechenden Maximalpunkte werden mit nicht zu tiefem Einstich (cave Pleura!) infiltriert. Die Nadel ist bei Pharaonenhaltung schon bei 1 cm Eindringtiefe im Wirkungsbereich. Die Behandlung ist auch in Bauchlage ausführbar.
Kanüle: 0,40 x 20
Menge: 5 ml insgesamt

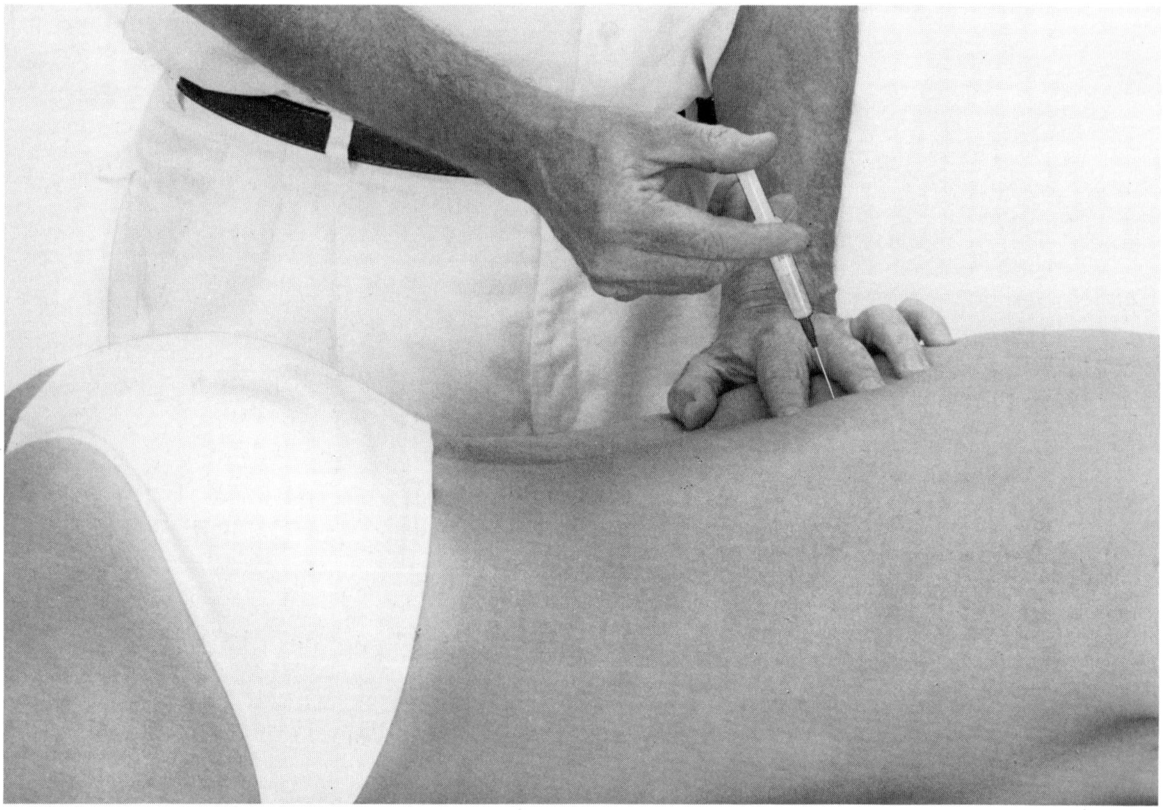

Abb. 54 Infiltration des M. erector trunci in Bauchlage (gleiche Technik auch sitzend ausführbar)

Infiltration der interskapulovertebralen Druckpunkte

(Abb. 55)

Indikation

Skapulokostales Syndrom, Druckempfindlichkeit der Insertionen des M. iliocostalis pars cervicalis.
Dieses von *Mumenthaler* und *Schliack* so benannte Schmerzbild äußert sich in meist halbseitigen interskapulären Schmerzen, die bis zum Nacken, aber auch in die obere Extremität ausstrahlen können. Die Beschwerden entwickeln sich häufig als Folge zervikaler radikulärer Irritationen, aber auch viszeroreflektorisch bei thorakalen Organerkrankungen sowie beim Herdgeschehen. Die geschilderte Symptomatik kann sich gleichfalls auf psychosomatischer Basis im Rahmen der dabei häufig zu beobachtenden Panalgesie entwickeln. Als Ursache des Syndroms findet sich häufig eine Insertionstendinopathie des M. iliocostalis pars cervicalis.

Injektionstechnik

Angezeigt ist auch hier die Pharaonenhaltung zur besseren Entfaltung der Rückenstrukturen und zum Lateralgleiten der Schulterblätter. Die entsprechenden Maximalpunkte liegen ca. 7 cm paramedian auf dem Angulus costae. Am häufigsten betroffen sind die Insertionen auf den Rippen 3 bis 6. Unter Abschirmung der Interkostalräume mit 2 FST geht man senkrecht auf die Rippe ein und infiltriert, bis zum Knochenkontakt vordringend.
Kanüle: 0,40 x 20, bei ausgeprägter Muskelmasse 0,42 x 42
Menge: 1 ml pro Schmerzstelle

Infiltration der Triggerpunkte des M. iliocostalis pars thoracalis und des M. longissimus

(Abb. 56a, b)

Indikation

Schmerzen kaudal der Skapula bzw. im unteren Thorakalbereich, Verstärkung der Beschwerden beim Vorbeugen und Aufrichten des Rumpfes, bzw. Provokation durch Widerstandstestung. Die vom M. iliocostalis ausgehenden Schmerzprojektionen weisen häufiger kranialwärts, die des M. longissimus in die kaudale Richtung. Die beiden Muskeln gehören zum lateralen Trakt der Rückenstrecker. Der M. iliocostalis kommt von den unteren 6 Rippen und inseriert mit zarter Sehne an den oberen 6 Rippen, während der M. longissimus von der gemeinsamen Ursprungssehne des M. sacrospinalis kommend im Thorakalbereich doppelte Ansätze zeigt, nämlich an den Querfortsätzen der Brustwirbelsäule und an den unteren Rändern der Rippen. So wie fast stets liegen die Maximalpunkte schmerzhafter Spannungen in den Insertionsarealen.

Injektionstechnik

Die thorakalen Schmerzpunkte des M. iliocostalis liegen, so wie das schon beim skapulokostalen Syndrom für den zervikalen Teil des Muskels beschrieben wurde, ca. 7–8 cm paraspinös, allerdings kaudaler, meist die 8. bis 10. Rippe betreffend. Die Injektionstechnik entspricht ebenfalls dem Vorgehen beim skapulokostalen Syndrom. Triggerpunkte im M. longissimus bevorzugen den Bereich der unteren Brustwirbelsäule sowie des thorakolumbalen Überganges. Sie liegen ziemlich tief in der hier stark ausgeprägten Muskulatur, ca. 3 Querfinger paravertebral.
Der durch die Schmerzpalpation festgestellte Maximalpunkt wird durch 2 FST abgegrenzt und die Nadel direkt eingestochen.
Kanüle: 0,40 x 20 für den M. iliocostalis.
0,42 x 42 für den M. longissimus (bei ausgeprägter Muskulatur bis 0,60 x 60)
Menge: 2–5 ml (Gesamtmenge)

Therapie über die Gelenke

Intraartikuläre und periartikuläre Infiltration der kleinen Wirbel- und Rippenwirbelgelenke

(Abb. 57 a, b)

Indikation

Schmerzhafte Gelenkreizzustände bei Blockierung oder Instabilität.
Die injektionstechnisch einschränkenden anatomischen Gegebenheiten lassen auch in der Brustwirbelsäule eine sichere intraartikuläre Injektion der kleinen Wirbel- und Rippenwirbelgelenke kaum zu. Die gut wirksamen periartikulären Infiltrationen aber bieten da Ersatz. Für die Lokalisierung der Lage der Wirbelgelenke muß bedacht werden, daß die zur Groborientierung gebräuchlichen Dornfortsatzspitzen weiter kaudal liegen, als die zu infiltrierenden Gelenkareale.

In der Brustwirbelsäule rechnet man, daß die Dornfortsatzspitze

- vom 1. bis zum 4. Brustwirbel um 2 Querfinger,
- vom 5. bis zum 9. Brustwirbel um 3 Querfinger,
- vom 10. bis zum 12. Brustwirbel um 2 Querfinger

kaudaler stehen, als die kleinen Wirbelgelenke. Um diese Distanz höher muß infolgedessen der Einstich gesetzt werden, um das segmental entsprechende Gelenk zu erreichen.

Injektionstechnik

Unter Beachtung der vorgestellten anatomischen Orientierung erfolgt der Einstich für die Wirbelbogengelenke ca. 1 Querfinger paramedian. Die Nadel wird ganz leicht zur Mediansagittalebene gerichtet, gerade in die Tiefe bis zum Knochenkontakt eingeführt. Um die Kostotransversalgelenke zu infiltrieren muß der paramediane Abstand der Einstichstelle ca. 2 Querfinger betragen. Die Interkostalräume mittels 2 FST abschirmend erreicht man bei gerader Nadelführung in ca. 5 cm Tiefe den Kapsel-Bandapparat.
Kanüle: je nach Körperbau 0,42 x 42 bis 0,60 x 60
Menge: 1 ml pro Gelenk

Interspinöse ligamentäre Infiltration

(Abb. 21)

Indikation

Lokale Schmerzzustände bei Blockierung oder Instabilität des Bewegungssegmentes, Druckempfindlichkeit des interspinösen Raumes.

Injektionstechnik

Die erforderliche Kyphosierung der Brustwirbelsäule entfaltet die Processus spinosi und trägt zu einer Verdeutlichung des Palpationsbefundes bei. Der Einstich erfolgt unterhalb der Spitze des oberen Dornfortsatzes, die Nadel zielt steil kaudalwärts und etwas ventral ausgerichtet auf den unten liegenden Dorn. In ca. 2 cm Einstichtiefe erreicht man den entsprechenden Knochenkontakt und die irritierten interspinösen Ligamente.
Kanüle: 0,42 x 42
Menge: 1 ml

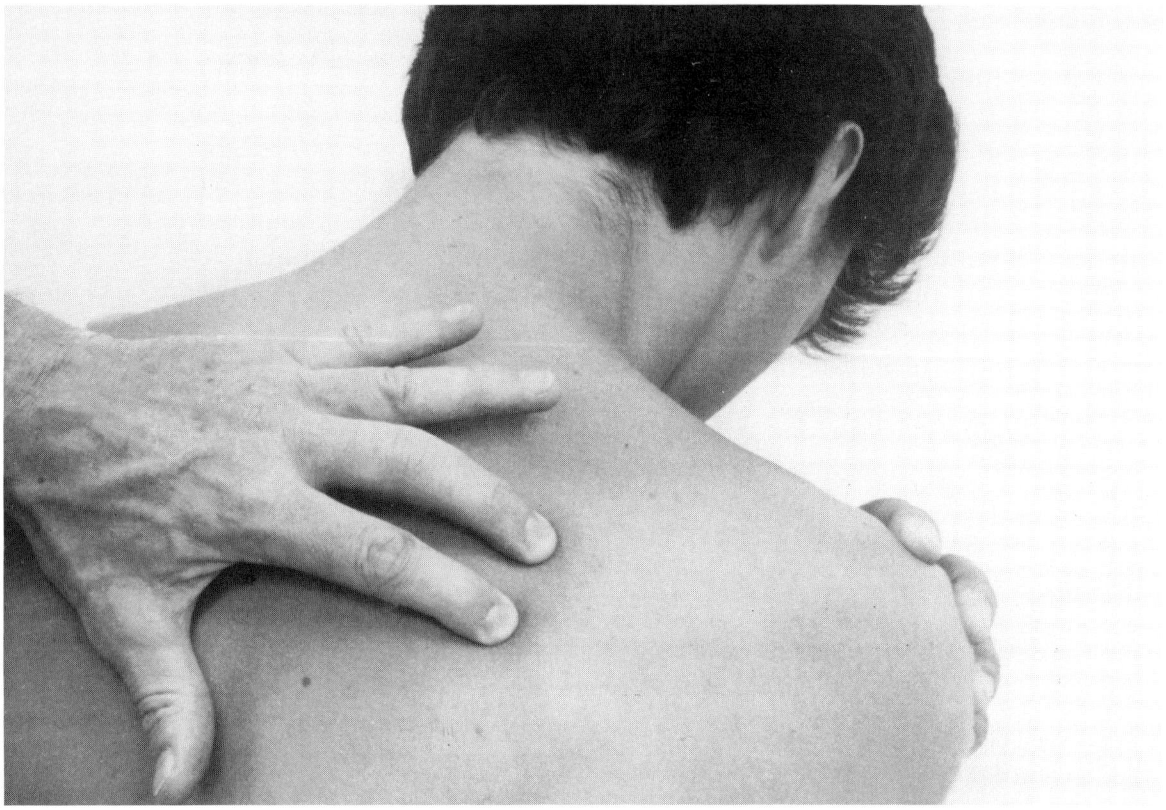

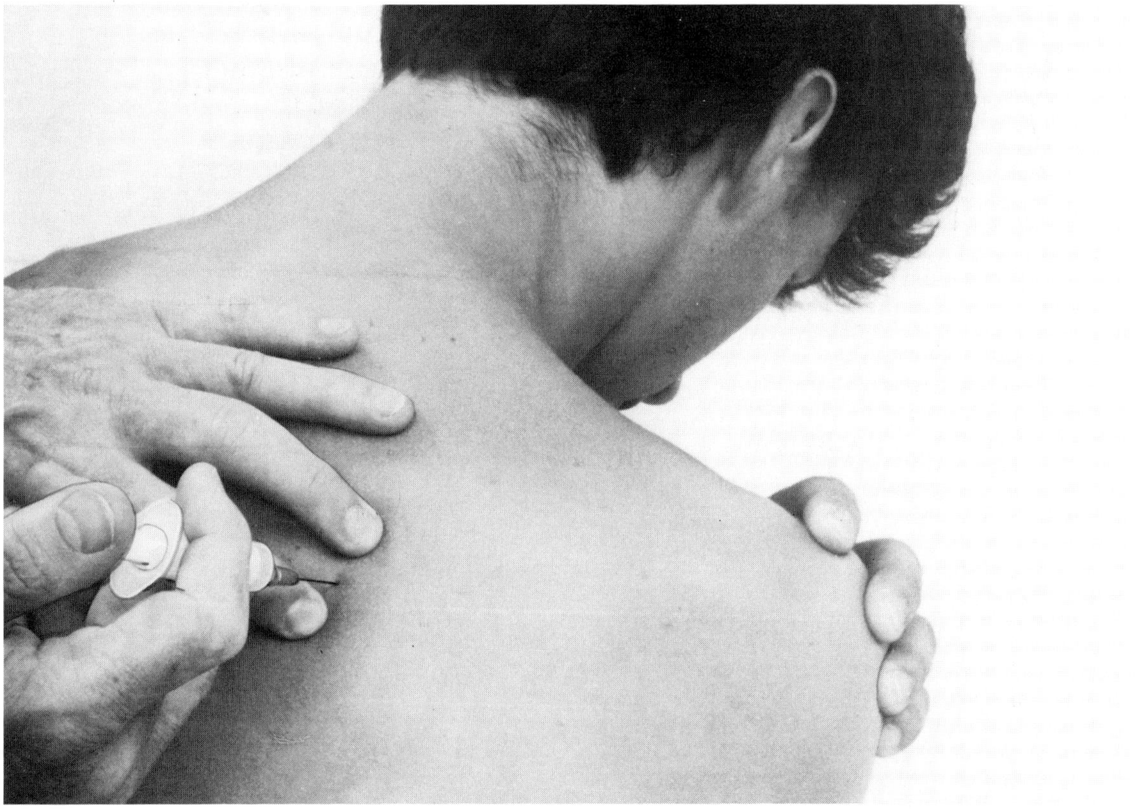

Abb. 55 Infiltration der interskapulovertebralen Druckpunkte (Insertion des M. iliocostalis pars cervicalis), 2 FST, Knochenkontakt, cave intrapleurale Injektion

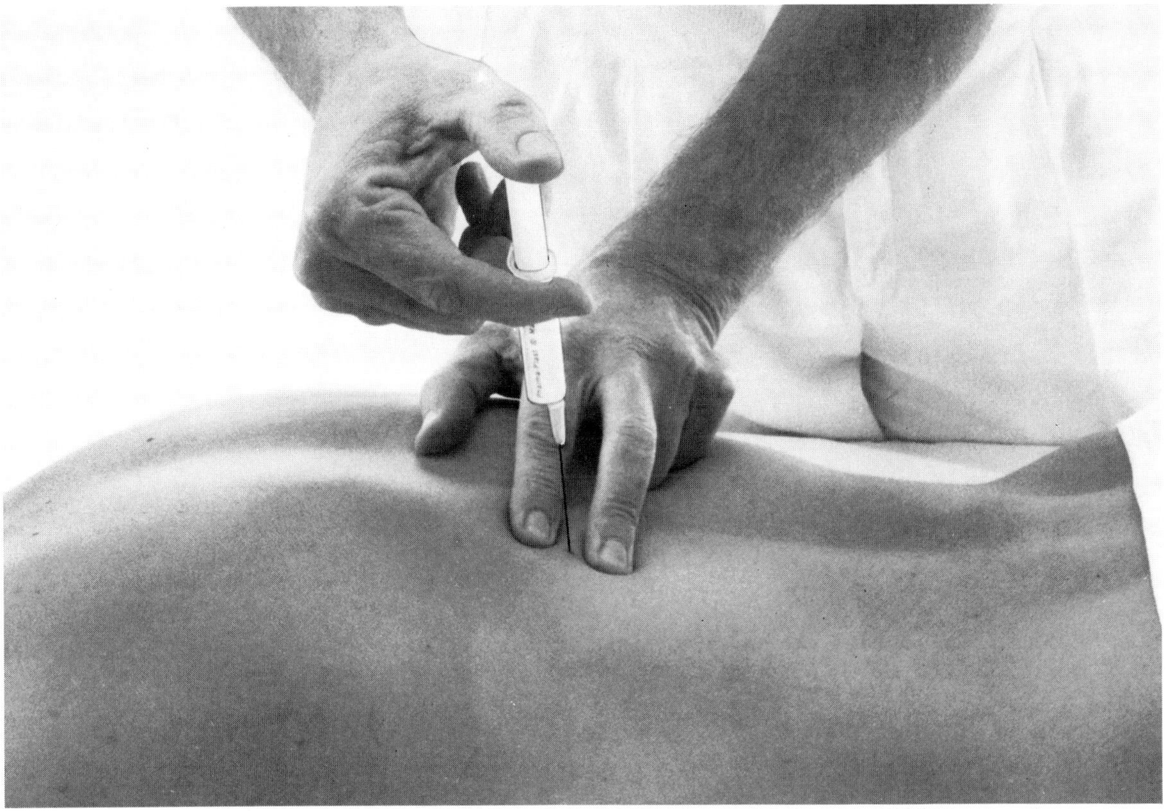

Abb. 56a Infiltration des M. iliocostalis pars thoracalis 2 FST, Knochenkontakt, cave intrapleurale Injektion!

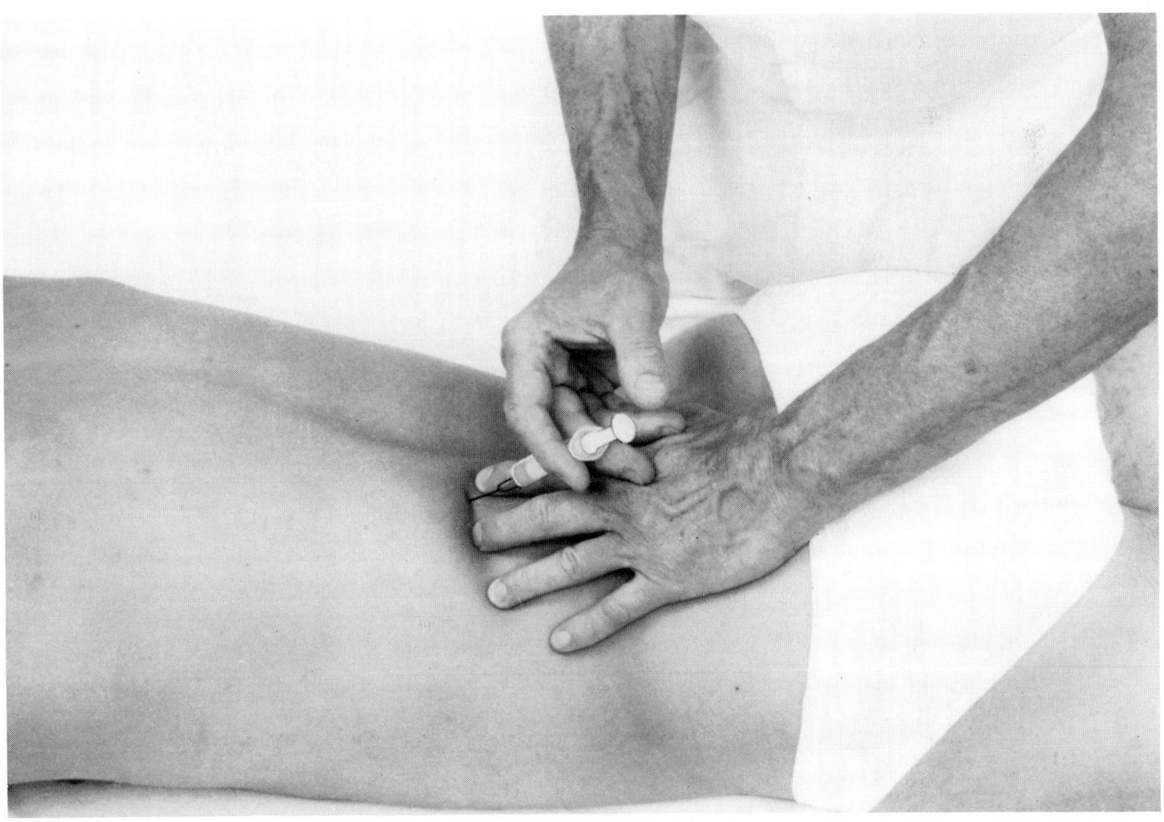

Abb. 56b Infiltration des M. longissimus am thorakolumbalen Übergang

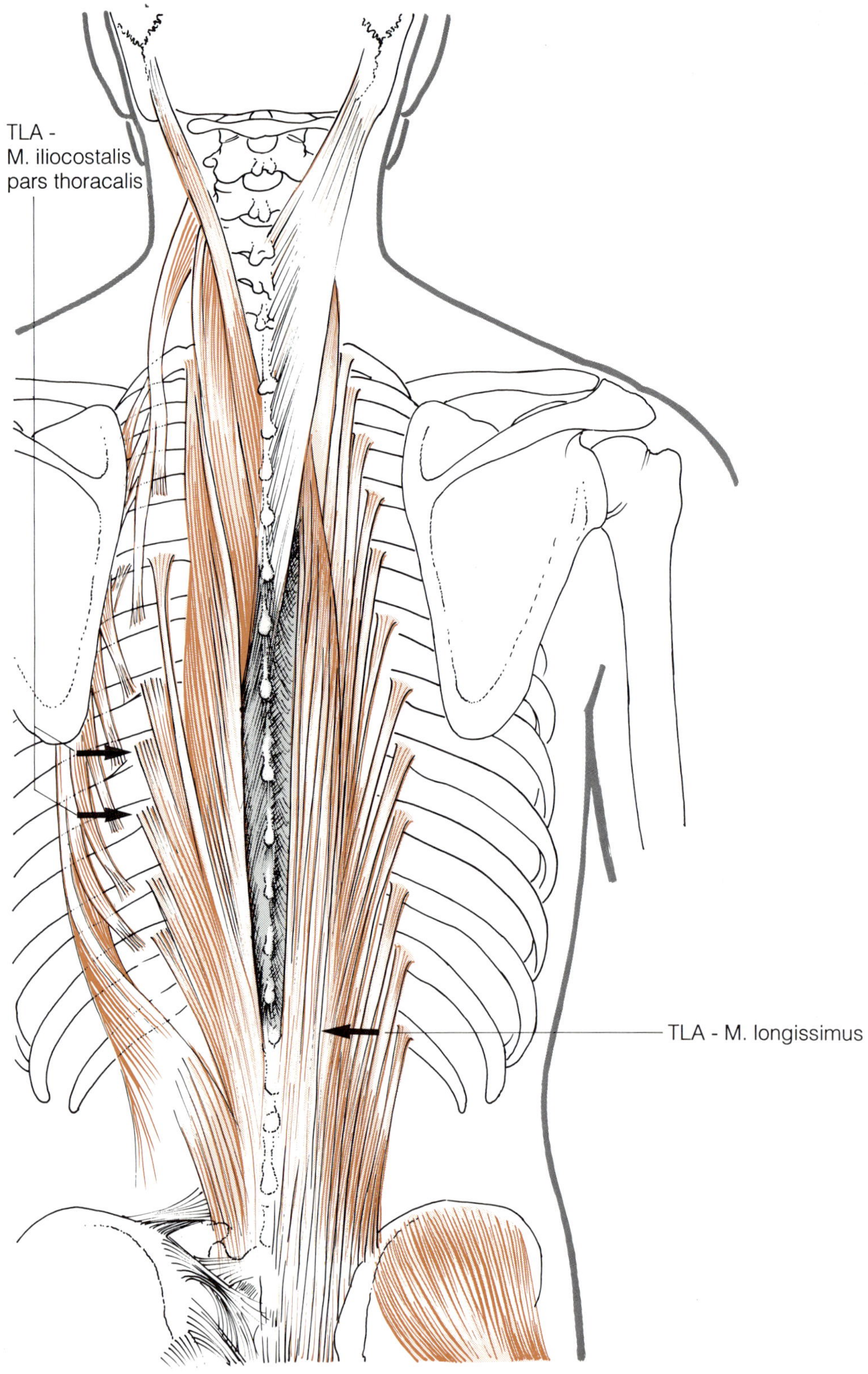

Anatomische Darstellung zu Abb. 56

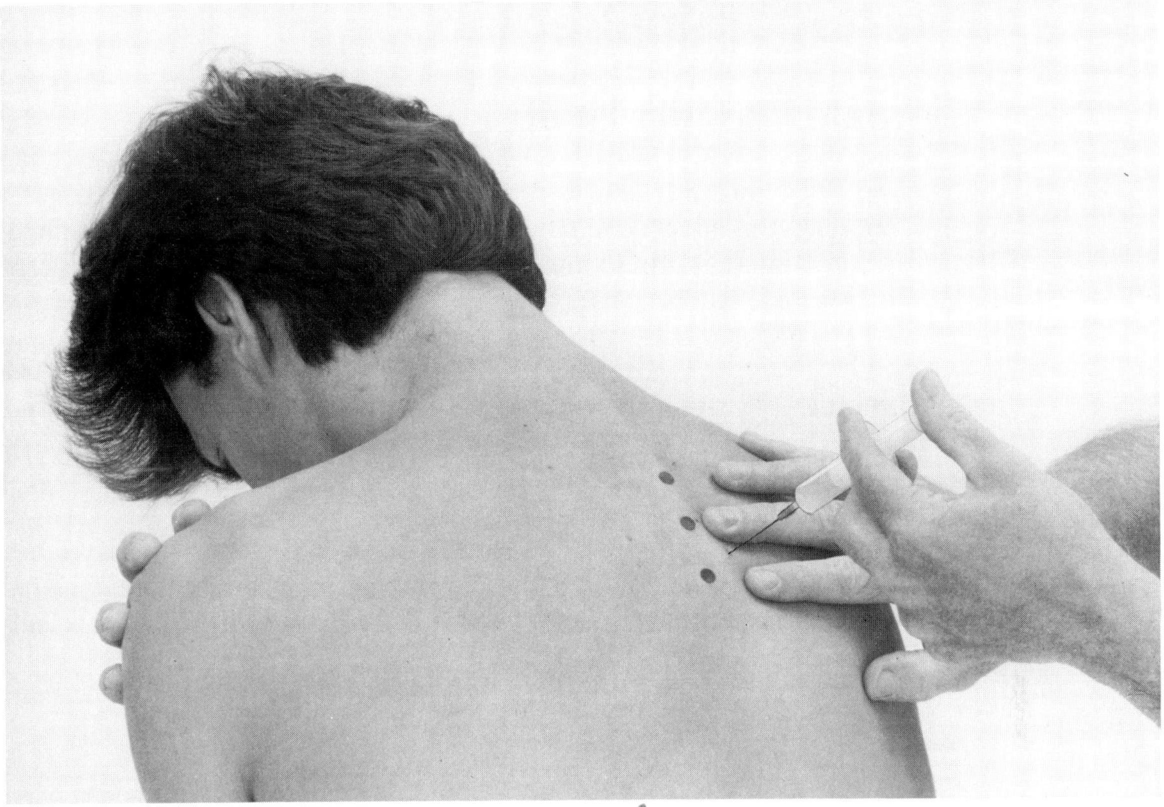

Abb. 57a Infiltration der kleinen Wirbelgelenke (die schwarzen Punkte markieren die Dornfortsätze), Einstich ca. 1 Querfinger paramedian.

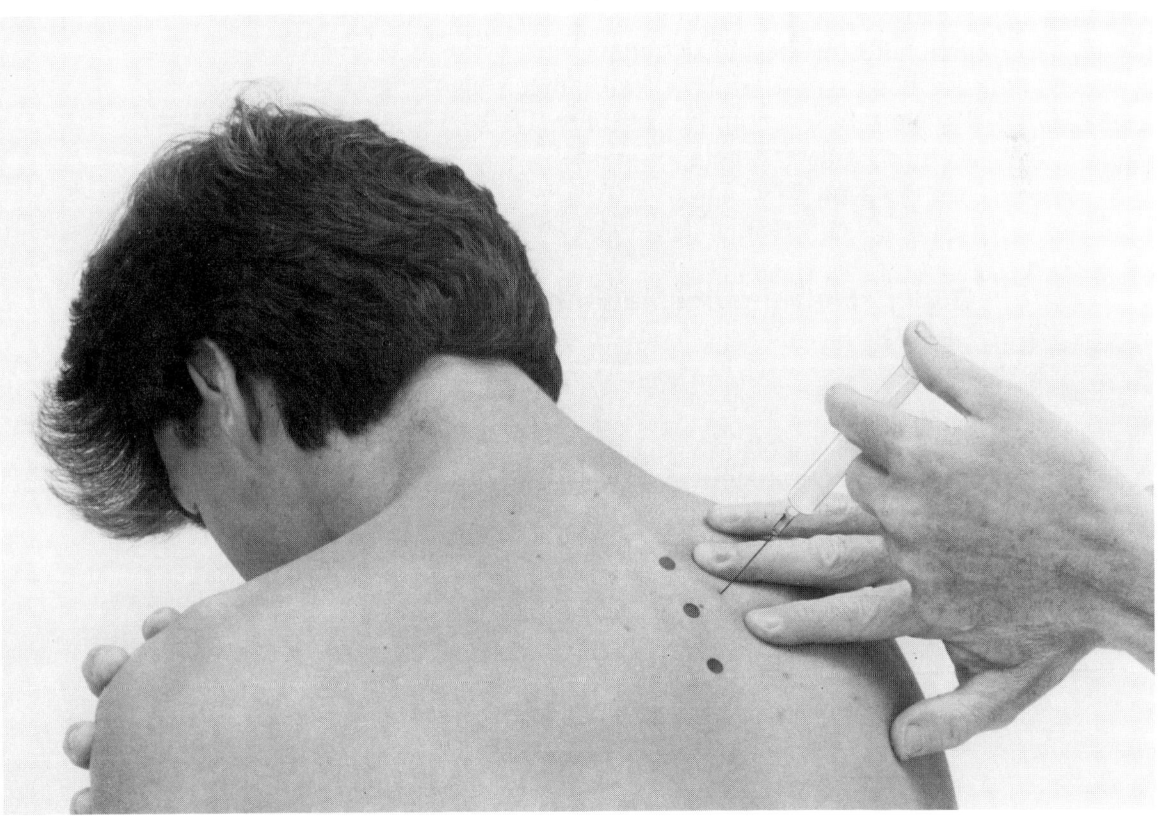

Abb. 57b Infiltration der Kostotransversalgelenke. Einstich ca. 2 Querfinger paramedian.

Die Abdominalregion

Therapie über die Haut

So wie in der Thorakalregion werden auch hier Quaddeltechniken vorwiegend zur reflextherapeutischen Beeinflussung von Organstörungen eingesetzt. Darüber hinaus können muskuläre Schmerzzonen als Behandlungsansätze in Frage kommen.

Quaddelsetzung bei Leber-Gallenerkrankung
(Abb. 58)

Indikation

Nach Ausschluß gravierender pathomorphologischer Veränderungen, bei Gallenkoliken, Dyskinesien der Gallenwege, vegetativ bedingten rechtsseitigen Oberbauchbeschwerden.

Quaddelmuster

Entlang dem rechten Rippenbogen wird von der Medianlinie bis zur mittleren Axillarlinie eine einfache oder doppelte Quaddelreihe (5 bis 6 Quaddeln) gesetzt. Überlegungen zur Segmentalreflektorik lassen es angebracht erscheinen, bei allen abdominellen Störungen die entsprechenden Rückensegmente gleichfalls zu berücksichtigen.
Bei Leber- und Gallenerkrankungen also:
Paravertebral rechts bei D8, D9, D10.
Kanüle: 0,40 x 20
Menge 2 ml

Quaddelsetzung bei Magenbeschwerden
(Abb. 59)

Indikation

Nach Ausschluß gravierender pathomorphologischer Veränderungen, bei Druck und Spasmen, chronischer Gastritis.

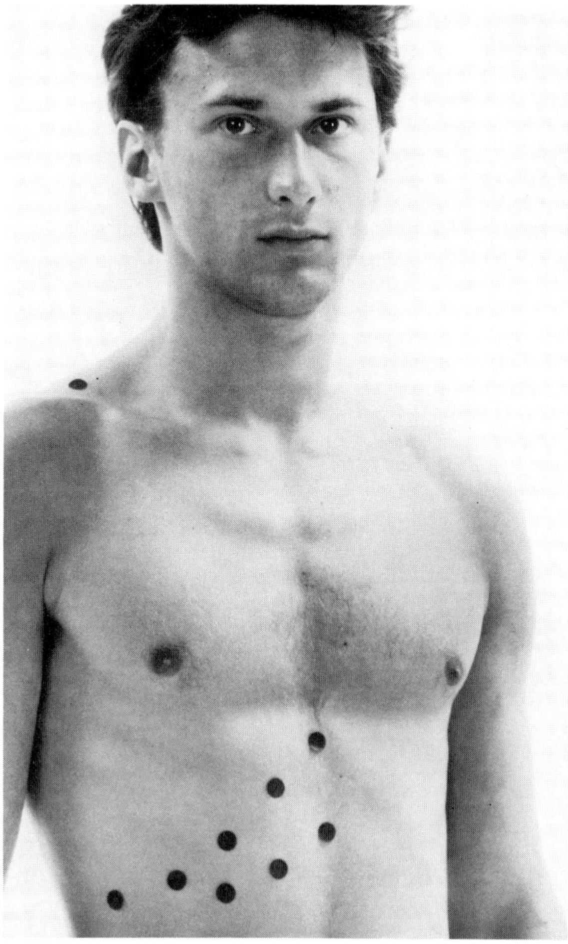

Abb. 58 Quaddelmuster bei Leber-Galle-Erkankungen

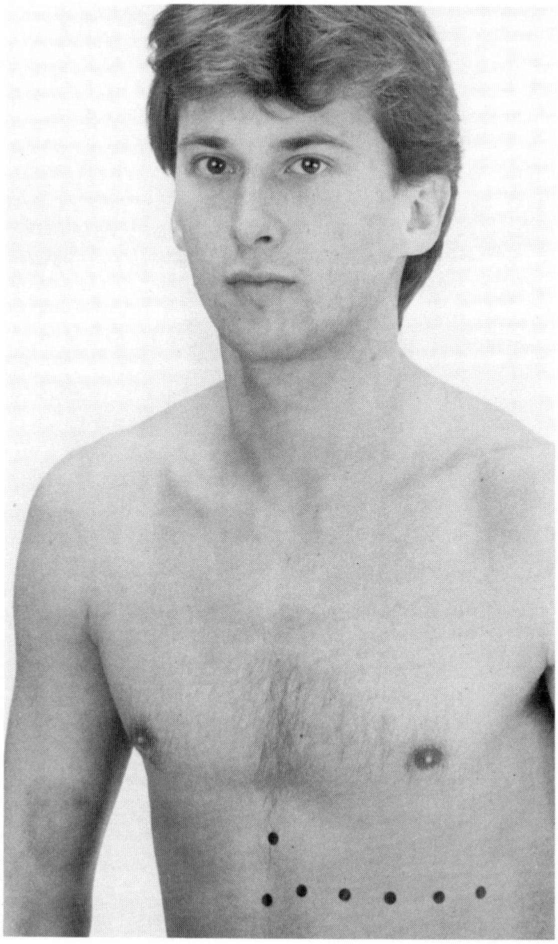

Abb. 59 Quaddelmuster bei Magen-Pankreas-Erkrankungen

Quaddelmuster

Je eine Quaddel unter der Xiphoidspitze sowie zwischen oberem und mittlerem Drittel der Verbindungslinie Nabel-Schwertfortsatz.
Der therapeutische Effekt läßt sich noch verbessern, wenn man im Bereiche der oberen Quaddel zusätzlich mit der Nadel gerade in die Tiefe geht und bis präperitoneal mit einer geringen Menge des Lokalanästhetikums infiltriert.
Am Rücken wird links paravertebral von D 9 bis D 12 je eine Quaddel appliziert.
Kanüle: 0,40 x 20
Menge: 1–2 ml

Quaddelsetzung bei Pankreopathien
(Abb. 59)

Indikation

Die Symptome ähneln jenen bei Magenerkrankungen. Typisch ist oft ein horizontal verlaufendes gürtelförmiges Schmerzband im Oberbauch mit Betonung der linken Seite.

Quaddelmuster

Gleich wie für Magenerkrankungen, zusätzlich einige Quaddeln in das eventuell vorhandene gürtelförmige Schmerzband.

Quaddelsetzung bei Unterbauchsymptomen
(Abb. 60)

Indikation

Nach Ausschluß gravierender pathomorphologischer Veränderungen, bei uncharakteristischen und nicht abklärbaren Schmerz- und Spannungszuständen.

Quaddelmuster

Ca. 3 Querfinger kaudal des Nabels setzt man eine quer über das Abdomen verlaufende Quaddelreihe von 5 bis 7 Quaddeln, wobei 1 Quaddel genau in der Medianlinie liegen soll. Dorsal können zusätzlich rechts und links paravertebral von D 12 bis L 2 je 3 Quaddeln angebracht werden.
Kanüle: 0,40 x 20
Menge: 1–2 ml

Quaddelsetzung bei Störungen der Beckenorgane
(Abb. 60)

Indikation

Als adjuvante Therapie chronisch unspezifischer Entzündungen der Adnexe, Prostata und Harnblase sowie bei deren funktionellen Störungen.

Quaddelmuster

Bewährt hat es sich, die Quaddelreihe knapp oberhalb der Leistenbänder und der Symphyse (Mitte) zu applizieren. Kreuzbein und Iliosakralgelenk als entsprechende Projektionszonen werden mit den für diese Regionen empfohlenen Quaddelsetzungen *(Abb. 65b)* versehen.
Kanüle: 0,40 x 20
Menge: 1–2 ml

Quaddelsetzung bei Nierenbecken-, Harnleitersymptomen
(Abb. 61)

Indikation

Im Vordergrund steht hier die zusätzliche Behandlung von Nierenkoliken etwa bei Steinabgang.

Quaddelmuster

Die Quaddelreihe (meist sind es 6 bis 8 Quaddeln) soll der Schmerzprojektion entsprechen, die vom Nierenlager entlang der 11./12. Rippe seitlich über die Lendengegend zu Unterbauch und Leiste strahlt.
Kanüle: 0,40 x 20
Menge: 1–2 ml

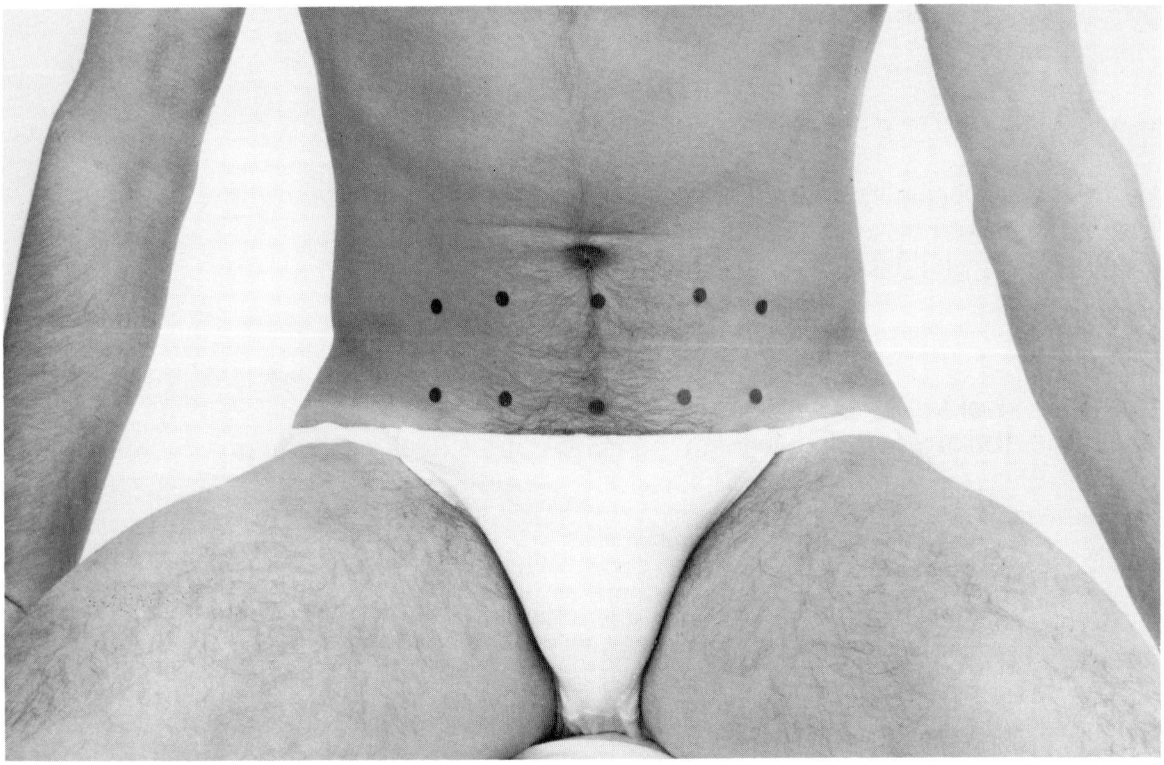

Abb. 60 Quaddelmuster bei Unterbauchsymptomen und Störungen der Beckenorgane (untere Quaddelreihe)

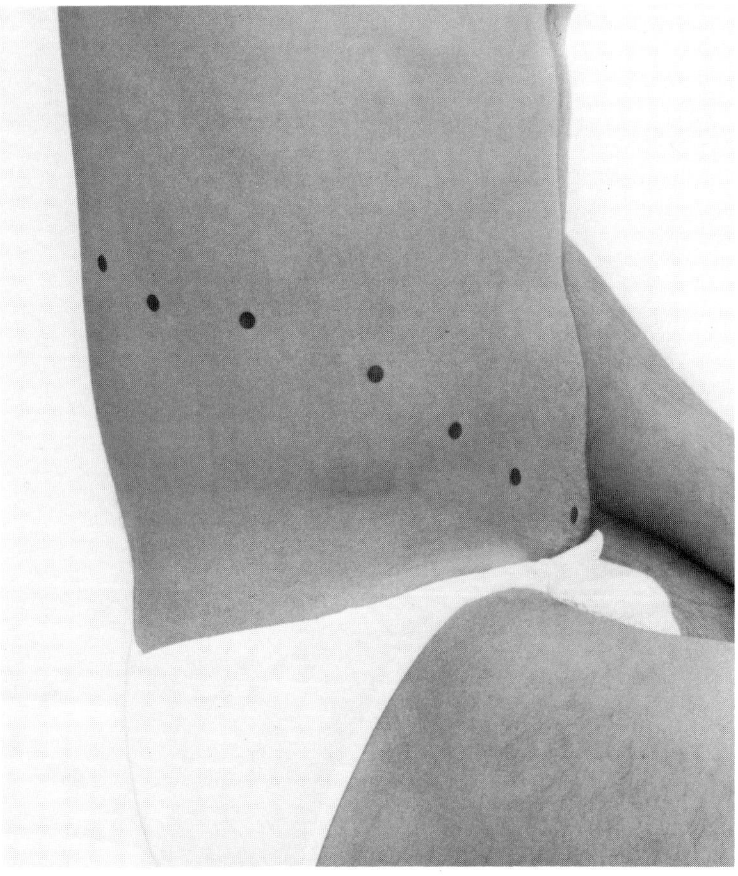

Abb. 61 Quaddelmuster bei Nierenbecken-Harnleiter-Symptomen

Therapie über die Muskulatur

Schmerzhafte Muskelverspannungen und Triggerpunktbildungen in der Bauchmuskulatur verlaufen häufig unter dem Bild pseudoviszeraler Beschwerden; begleitende Übelkeit oder allgemeine uncharakteristische Verdauungsbeschwerden werden ebenfalls geklagt. Erst die genaue palpatorische Untersuchung schafft dann, nach Ausschluß von echten Organerkrankungen, Klarheit.

Infiltration bei Verspannungen und Triggerpunkten im M. rectus abdominis

(Abb.62)

Indikation

Triggerpunkte im oberen Abschnitt verursachen neben lokaler Druckempfindlichkeit präkordiale Sensationen sowie Rückenschmerzen in Höhe der unteren Brustwirbelsäule. Die über der Symphyse liegenden Triggerpunkte projizieren Schmerzen in den Unterbauch (Mc Burney-Punkt!) und in die tiefen Rückenabschnitte (Becken dorsal, Kreuzbein).
Eine Verstärkung von Dysmenorrhöen wird ebenfalls angegeben. Die beiden Muskelzüge des Rectus abdominis, getrennt durch sehnige Zwischenpartien, verbinden Schambein und Symphyse mit den Knorpeln der 5. bis 7. Rippe und dem Schwertfortsatz.

Injektionstechnik

Im oberen Abschnitt lokalisierte Triggerpunkte liegen meist knapp neben dem Schwertfortsatz, der an seiner Spitze dann ebenfalls eine verstärkte Druckempfindlichkeit zeigt.
Man geht mit der Kanüle knapp kaudal des Processus xiphoideus ein. Die Kanüle wird schräg nach oben eingeführt und der Processus xiphoideus fächerförmig (von einer Seite bis über die Spitze zur anderen Seite) umspritzt.
Die kaudalen Schmerzzonen lassen sich mit einem Einstich am oberen Symphysenrand erfassen. Auch hier empfiehlt sich nach Injektion in den Symphysenspalt, eine fächerförmige Infiltration, um die beiderseitigen Rektusinsertionen zu erfassen.
Kanüle: 0,42 x 42
Menge: 2 ml pro Zone

Infiltration der Triggerpunkte des M. transversus abdominis
(Abb. 63)

Indikation

Schmerzen im Bereich der medialen Partien der Rippenbögen. Der M. transversus abdominis zieht, horizontal verlaufend, von der sehnigen Mittellinie (Linea alba) sowohl zu den vorderen Anteilen der Crista iliaca, als auch zu den Knorpelpartien der unteren 6 Rippen.

Injektionstechnik

Die Schmerzpunkte liegen unmittelbar an den chondralen Insertionen der medialen Anteile der Rippenbögen. Nach Ortung der Maximalpunkte und Fixierung durch 2 FST sticht man direkt in Richtung Rippenbogen bis zum Knorpelkontakt ein.
Gelegentlich können auch die Insertionen der schrägen Bauchmuskeln (M. obliquus abdominis externus, M. obliquus abdominis internus) seitlich an den unteren Rippen und im Bereiche der vorderen Crista iliaca Schmerzzonen aufweisen, die nach Feststellung der Maximalpunkte in vorgestellter Technik infiltriert werden können.
Kanüle: 0,40 x 20
Menge: 1 ml pro Punkt

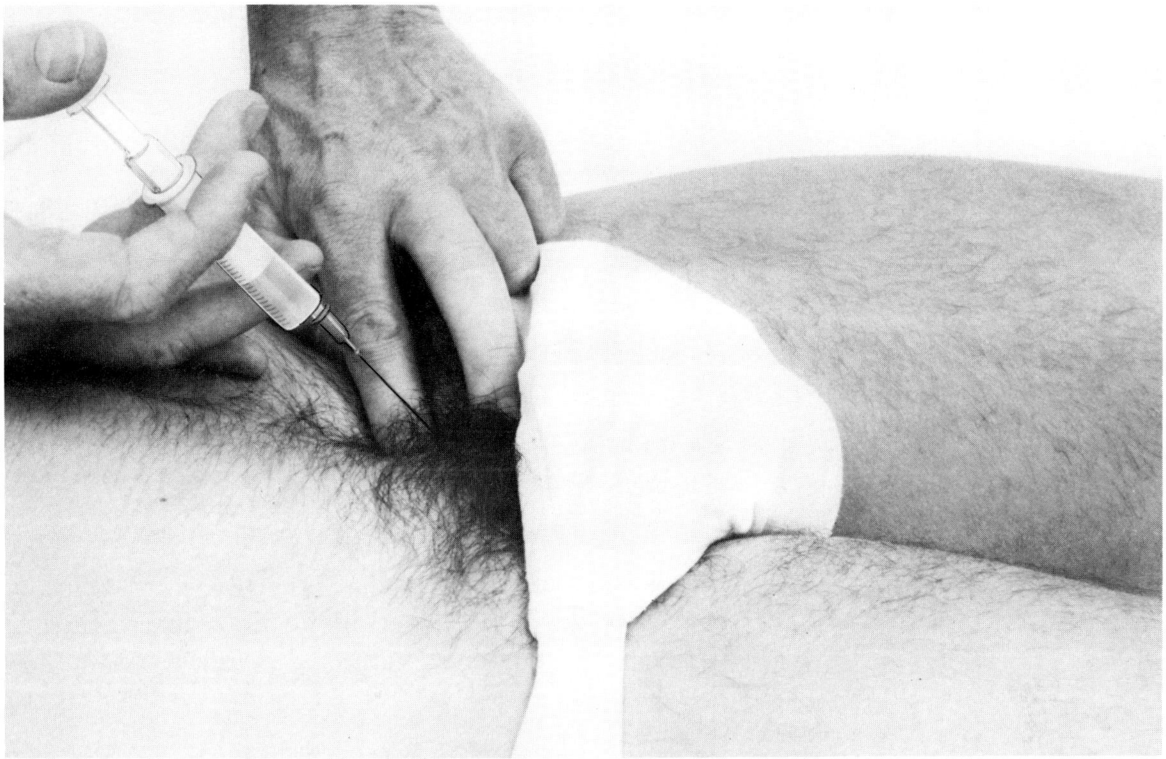

Abb. 62 Infiltration im kaudalen Insertionsbereich des M. rectus abdominis

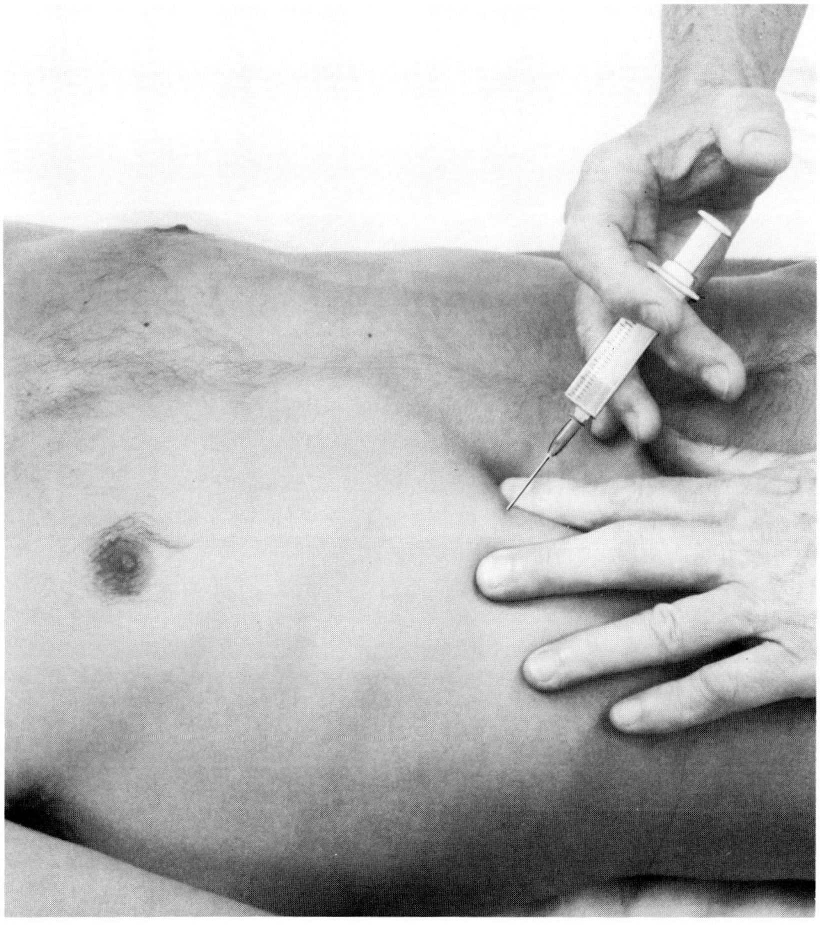

Abb. 63 Infiltration der TP des M. transversus abdominis am Rippenbogen

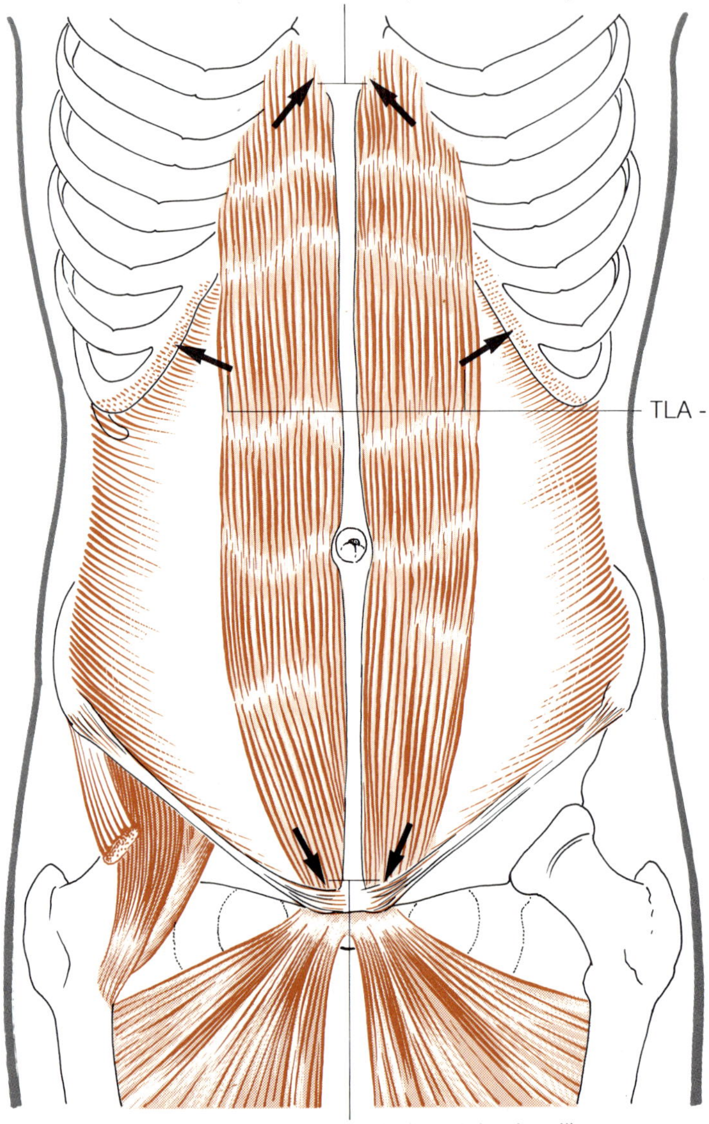

Anatomische Darstellung zu Abb. 62 u. 63

Der thorakolumbale Übergang

Der Abschnitt verdankt seine Benennung der Erkenntnis, daß die deskriptiv anatomische Abgrenzung der Brustwirbelsäule von der Lendenwirbelsäule funktionellen Überlegungen nicht gerecht wird. Dieser Übergangsabschnitt, der von Th 10 bis L2 reicht, also vier Bewegungssegmente umfaßt, weist im Verhältnis zur übrigen Brustwirbelsäule ein deutlich besseres Bewegungspotential auf und beeinflußt darüber hinaus bereits die Lenden-Becken-Hüftregion in ihrem Funktionsverhalten. Des weiteren konzentriert sich eine mehrfache und sich überschneidende Viszerovertebralreflektorik im thorakolumbalen Übergang. Dieser Umstand wurde ja bereits bei den Therapieanweisungen für die Bauchregion durch den Hinweis auf entsprechende Rückenpunkte berücksichtigt.

Therapie über die Haut

Die reflextherapeutische Effizienz der Quaddelung reicht häufig nicht aus. Eine Wirkungsverbesserung läßt sich durch tiefere Techniken erzielen, die sowohl die autochthone segmentale Muskulatur als auch die periostalen Strukturen erfassen.

Therapie über die Muskulatur

Injektion an die Querfortsätze – Infiltration des medialen Traktes der transversospinalen Muskulatur

(Abb. 64)

Indikation

Regionäre Schmerzzustände mit segmentalen Ausstrahlungen und eventuellen abdominellen Begleitsymptomen, rezidivierende Funktionsstörungen der Becken-Kreuzbeinmechanik, reflextherapeutische Effizienzsteigerung bei funktionellen Abdominalerkrankungen, reflektorische Wirkung auf Psoasverspannungen.

Injektionstechnik

Auch hier ist wieder die topographische Höhendifferenz zwischen dem Dornfortsatz und den Querfortsätzen zu berücksichtigen, die von D 10 bis D12 2 Querfinger und kaudal davon 1,5 Querfinger beträgt. Der Patient liegt seitlich mit leicht angewinkelten Beinen. Am Rande des Erektorenwulstes tastet man, von schräg seitlich in die Tiefe vordringend, den Querfortsatz und fixiert die Stelle mit 2 FST. Direkter Einstich bis zum Knochenkontakt mit dem Querfortsatz (dieselbe Technik ist auch für die Querfortsätze der Lendenwirbel geeignet). *(Abb. 64)*
Kanüle: 0,60 x 60
Menge 1 ml pro Querfortsatz

Therapie über die Gelenke

Periartikuläre Injektion im thorakolumbalen Übergang

Indikationen und Injektionstechnik entsprechen dem bereits bei der Schilderung der Thorakalregion getroffenen Aussagen.

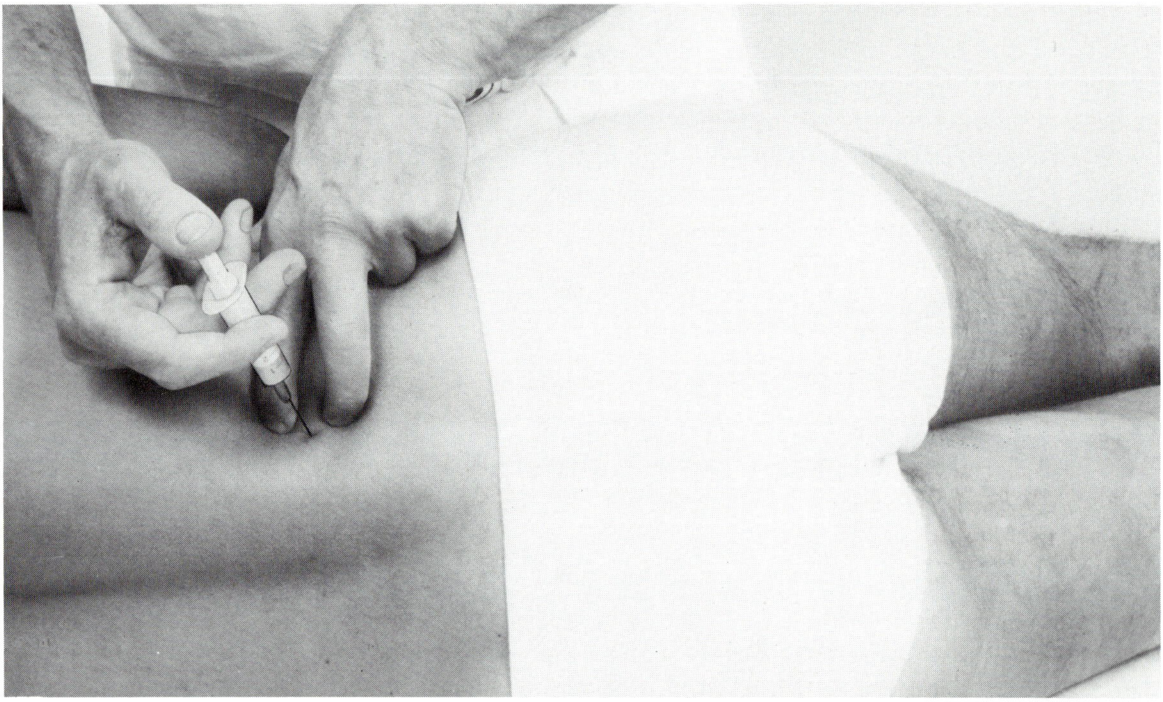

Abb. 64 Injektion an die Querfortsätze und Infiltration des medialen Traktes der transversospinalen Muskulatur in Seitenlage

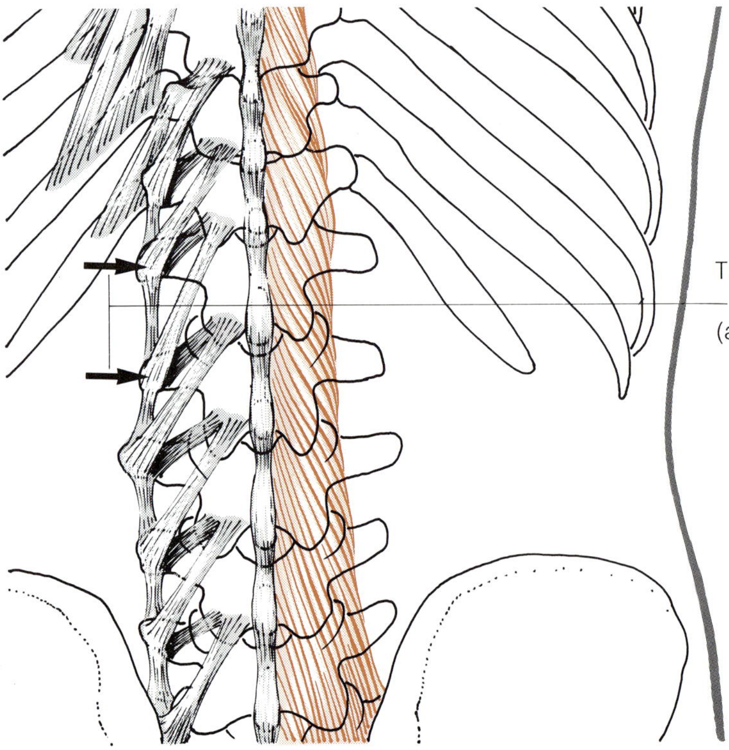

Anatomische Darstellung zu Abb. 64

Die Lenden-Becken-Hüftregion (LBH-Region)

Auch dieser Abschnitt wird aus Gründen funktioneller und differentialdiagnostischer Zusammenhänge gemeinsam vorgestellt.
Arthrogene, muskuläre sowie ligamentäre Störungen und die in diesem Bereich besonders häufigen diskogenen Krankheitsbilder zeigen oft ähnliche Symptome. Der Strukturdiagnose muß daher in der LBH-Region besondere Sorgfalt entgegengebracht werden.
Schon aus der Inspektion des gehenden und stehenden Patienten erhält man erste Aufschlüsse, bemerkt z.B. ein Haltungsprovisorium als Ausdruck schmerzreflektorischer Verspannungen bei Akutsyndromen oder notiert den typischen Gang des Hüftgelenkkranken.
Die körperliche Untersuchung, die, wie immer wieder betont werden muß, zumindest Palpation, einfache Funktionstestungen und eine neurologische Orientierung enthalten soll, liefert meist schon die notwendige Aufdeckung der pathogenetischen Führungsstruktur. Radiologische und labormedizinische Befunde dienen dann hauptsächlich zum Ausschluß gravierender pathomorphologischer Prozesse. Einmal mehr sei davor gewarnt, im Röntgenbild nachgewiesene degenerative Veränderungen a priori mit bestehenden Beschwerden zu korrelieren.
Eine vollständige Besprechung des gesamten Diagnostikprocedere würde den Rahmen dieses Buches bei weitem sprengen, und die Autoren erlauben sich den Hinweis, daß diesbezüglich Interessierte der Monographie »Chirotherapie. Vom Befund zur Behandlung« *(Eder, Tilscher)* alle Details entnehmen können. Zur Übersichtsorientierung dienen die folgenden Ausführungen.
Diskogene Wurzelkompressionssyndrome: *(Tab. 8):* Hauptbetroffen sind die Segmente L 4/L 5 und L 5/LS 1. Es findet sich dann ein echtes positives Lasègue-Zeichen sowie typische radikuläre Symptome, im Sinne der Defizitsymptomatik (Reflexausfälle, Paresen, Hypalgesien).
Blockierungen, respektive Instabilität des Iliosakralgelenkes und der Wirbelbogengelenke: Nur pseudoradikuläre Schmerzausstrahlungen, Druckempfindlichkeit der betroffenen Abschnitte, keine Ausfallerscheinungen.

Tab. 8 Überblick über die lumbale radikuläre Symptomatik

Segment	Dermatom	Kennmuskeln	Reflexausfälle
L 3	von der Streckseite zur Innenseite des Oberschenkels, bis über die Knie	Parese des M. quadriceps femoris	fehlender PSR
L 4	von der Außenseite des Oberschenkels bis zum inneren Unterschenkel und inneren Fußrand	Parese des M. quadriceps femoris und M. tibialis ant.	Abschwächung des PSR
L 5	vom äußeren Unterschenkel bis zur Großzehe	Parese des M. hallucis longus, Fersengang gestört	Ausfall des Tib. post. Refl. (unsicher)
S 1	Rückseite von Ober- und Unterschenkel bis zur Kleinzehe	Parese der Mm. peronaei und des M. triceps surae, Zehengang gestört	Ausfall des ASR

Ligamentäre Insuffizienz: Bevorzugt betroffen sind leptosome, hypermobile Individuen mit Qualitätsmangel des Stütz- und Bindegewebes.
Anlaufschmerz (morgens nach dem Aufstehen), längeres Stehen und Sitzen verstärkt die Beschwerden. Druckempfindlichkeit ligamentärer Strukturen.

Muskulogene Schmerzsyndrome: Hier muß abgeklärt werden, ob es sich um primäre muskuläre Beschwerden handelt, oder ob die Muskulatur, als Folge der Reizbeantwortung bei Störungen anderer segmentaler Strukturen, Verspannungen aufgebaut hat. Ein differentialdiagnostischer Hinweis dazu ergibt sich bei der Bewegungstestung.
Ist eine schmerzhafte Bewegungseinschränkung bei aktiver und passiver Testung zur gleichen Bewegungsrichtung orientiert, spricht dies für eine arthrogene Ursache. Divergenzen zwischen aktiver und passiver Prüfung weisen auf eine myogene Irritation hin. Die isometrische Aktivierung der Bewegung gegen Widerstand löst bei muskulärer Schmerzgenese Beschwerden aus und erhärtet die Diagnose einer muskulären Primärstörung.
Zu achten ist ferner auf:

- Verkürzung oder Abschwächung der regionären Muskulatur,
- Druckschmerzhaftigkeit der Insertionen,
- Triggerpunkte.

Therapie über die Haut

Quaddelsetzungen in der LBH-Region

(Abb. 65a, b, c)

Indikation

Nicht zu intensive Schmerzzustände bei Lumbalgien, Sakralgien und Koxalgien, begleitenden Hautsensationen (Parästhesien, Dysästhesien), Bindegewebsverquellungen.

Quaddelmuster

Bei *Lumbalgien* setzt man eine Quaddelreihe über die Processus spinosi der betroffenen Abschnitte sowie rechts und links paravertebral je 3 bis 4 Quaddeln, bei nach lateral ausstrahlenden Beschwerden noch weitere, seitlicher applizierte Quaddeln.
Bei *Sakralgien* werden wiederum Quaddeln über die untersten Dornfortsatzspitzen gesetzt und diese durch eine rechts und links von außen oben nach innen unten (etwa der Sakrumform entsprechend) ausgerichtete Quaddelreihe, in Höhe der Iliosakralgelenke, ergänzt.
Bei *Koxalgien* stellt der Trochanter major den Orientierungspunkt dar. Genau über ihm wird eine zentrale Quaddel gesetzt und um diese herum, in Form eines nach unten offenen U, ein Quaddelkranz angelegt.
Kanüle: 0,40 x 20
Menge: 2 ml

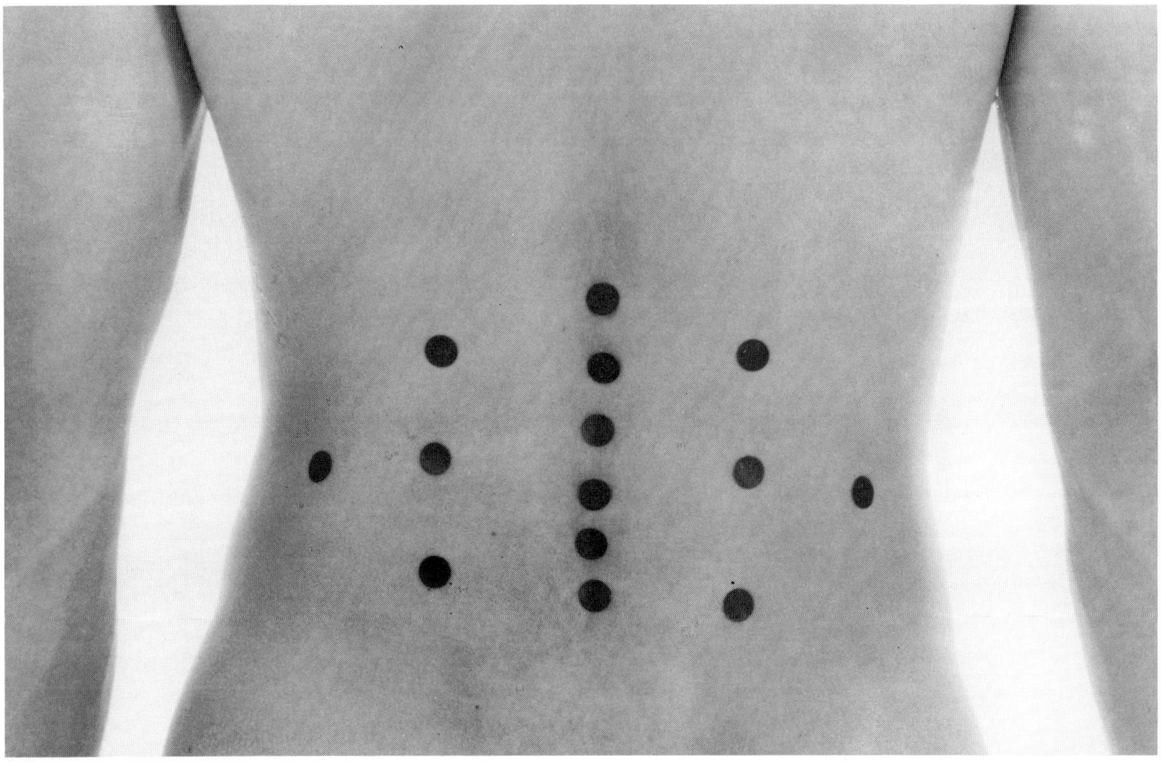

Abb. 65a Quaddelmuster für die LWS und den thorakolumbalen Übergang

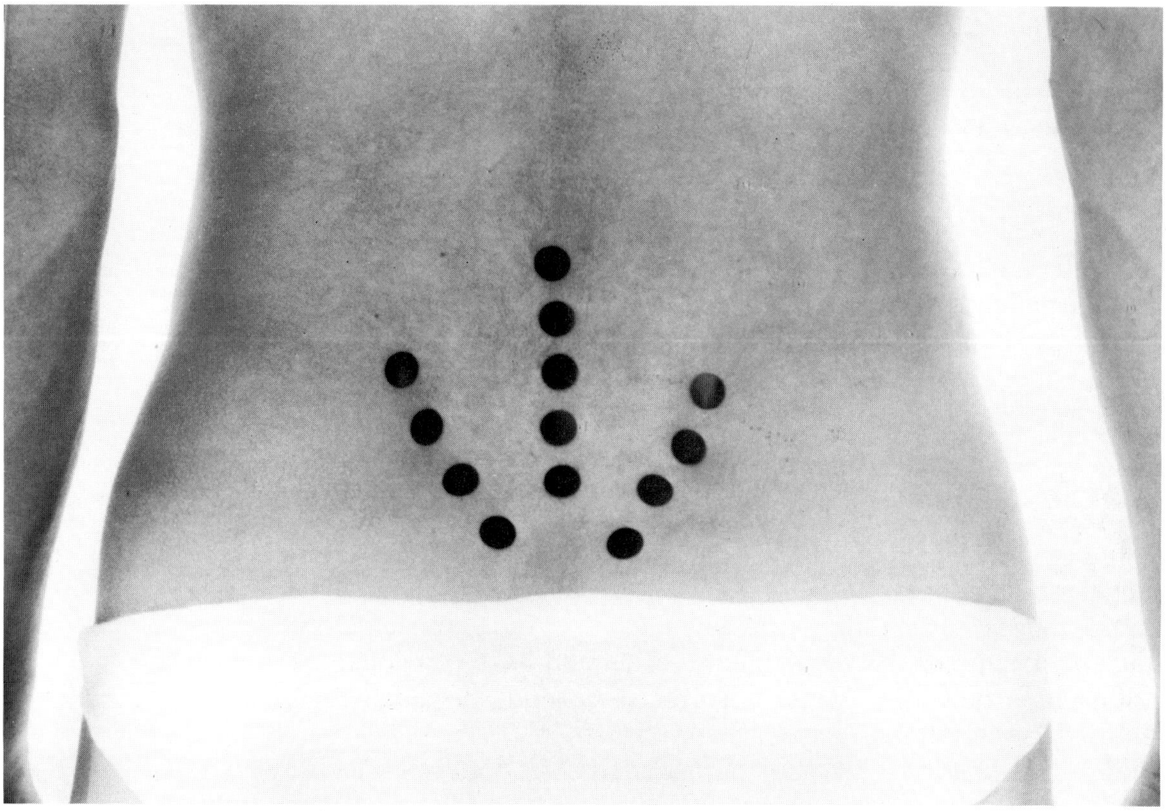

Abb. 65b Quaddelmuster für den lumbosakralen Übergang und die Iliosakralgelenke

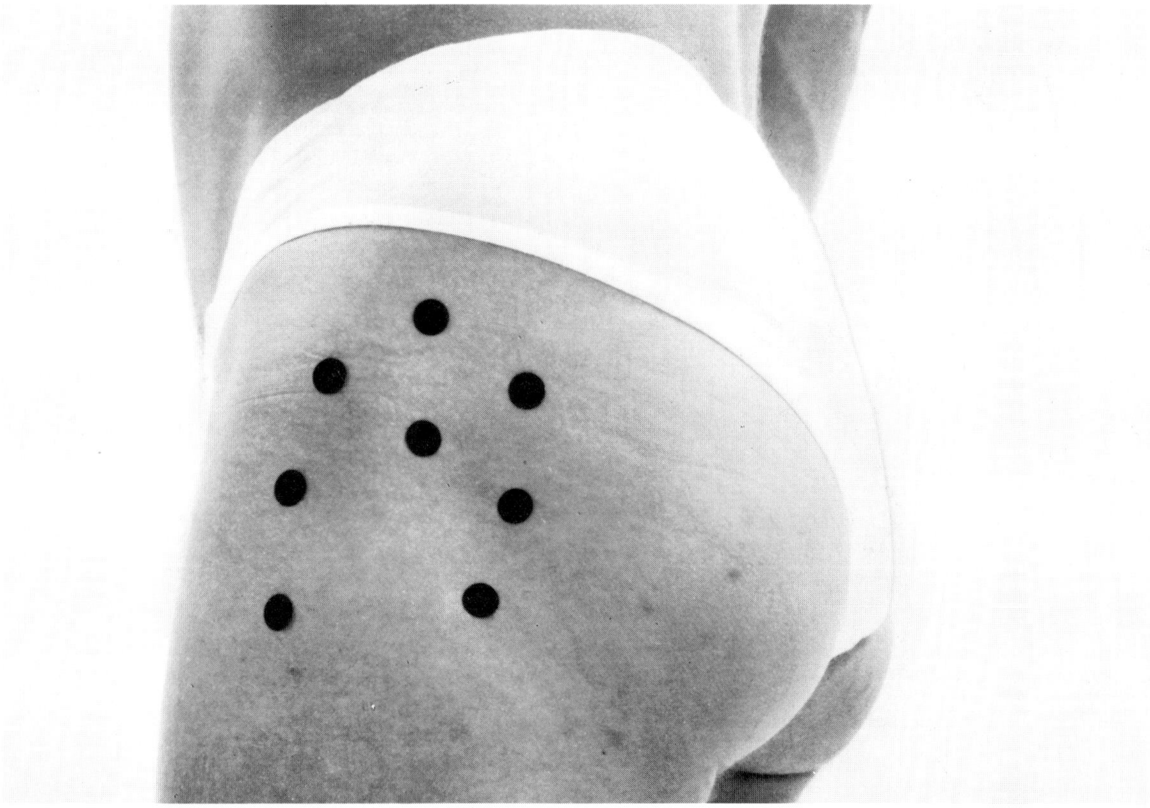

Abb. 65c Quaddelmuster bei Hüftgelenkerkrankungen

Therapie über die Muskulatur

Wiederum ist es die Muskulatur, die auch in der LBH-Region ein beachtliches Stör- und Schmerzpotential aufweist. Folgende Muskeln bzw. Muskelgruppen stehen diesbezüglich im Vordergrund und bieten Ansatzpunkte für gezielte topische Infiltrationen.

Infiltration des kaudalen M. erector spinae und des Ligamentum iliolumbale

(Abb. 66a, b)

Indikation

Lumbalgien mit harter muskulärer Verspannung und positivem Befund bei der Schmerzpalpation. Diese Zustände finden sich sehr häufig beim Osteoporosesyndrom und bei der ligamentären Insuffizienz.
Bei dem aus mehreren Muskelzügen zusammengesetzten M. erector spinae sind im lumbalen Abschnitt vor allem der M. longissimus thoracis und der M. iliocostalis lumborum mit ihren Insertionen am dorsalen Sakrum und der Crista iliaca, aber auch die tiefen kleinen Muskeln des transversospinalen Systems, Ziel der Infiltrationstherapie.

Injektionstechnik

2 bis 3 Querfinger paravertebral in Höhe des 5. Lendenwirbels erfolgt der Einstich. Die Kanüle wird, unter ständigem Infiltrieren, zuerst bis zum Processus transversus eingeführt, dann wieder etwas zurückgezogen und nach lateral außen, in Richtung Crista iliaca, bis zum neuerlichen Knochenkontakt vorgeschoben. Mit dieser Technik erreicht man nicht nur die wesentlichen muskulären Schmerzzonen, sondern gleichfalls auch die Ansätze des Ligamentum iliolumbale, also jenes Bandes, das als Hauptstörungsträger der sogenannten ligamentären Insuffizienz anzusehen ist. Meistens ist es erforderlich, beiderseits paravertebral in der angegebenen Weise zu infiltrieren. Eine Technikvariante benützt einen Einstichpunkt über der Spitze des Processus spinosus L 5. Dann wird die Nadel leicht schräg nach lateral bis zum Knochenkontakt mit dem Querfortsatz eingeführt, dort infiltriert, die Nadel wieder einige cm zurückgezogen und in einer noch weiter lateral gerichteten Schrägführung zur Crista iliaca geschoben und auch hier wiederum nach Knochenkontakt infiltriert. Damit ist eine Seite versorgt. Zieht man nun die Nadel bis knapp unter die Haut zurück, so kann ohne neuerlichen Einstich durch Schwenken der Nadel der gleiche Vorgang kontralateral wiederholt werden.
Kanüle: 0,60 x 60 bis 0,80 x 80
Menge: 5 ml

Infiltration des M. glutaeus medius (D-Punkt nach Hackett)

(Abb. 67)

Indikation

Bei Blockierungen oder Instabilitäten im Bereich der Bewegungssegmente L 4 bis S 1 kommt es häufig zur Ausbildung einer Schmerzzone, lateral der Spina iliaca posterior superior, mit pseudoischialgiformen Ausstrahlungen in die dorsale Oberschenkelregion. Der sogenannte D-Punkt ist druckschmerzhaft.

Der M. glutaeus medius zieht von der Crista iliaca über die Beckenschaufel zur Spitze des Trochanter major. Er ist ein Oberschenkelabduktor und stabilisiert das Becken beim Gehakt. Die Schmerzzone, der erwähnte D-Punkt, liegt etwas kranial und lateral der Spina iliaca posterior superior.

Injektionstechnik

Nach Palpation wird die Stelle mit 2 FST fixiert, die Nadel direkt bis zum Knochenkontakt eingeführt und das Areal eng fächerförmig infiltriert.
Kanüle: 0,42 x 42
Menge: 2–3 ml

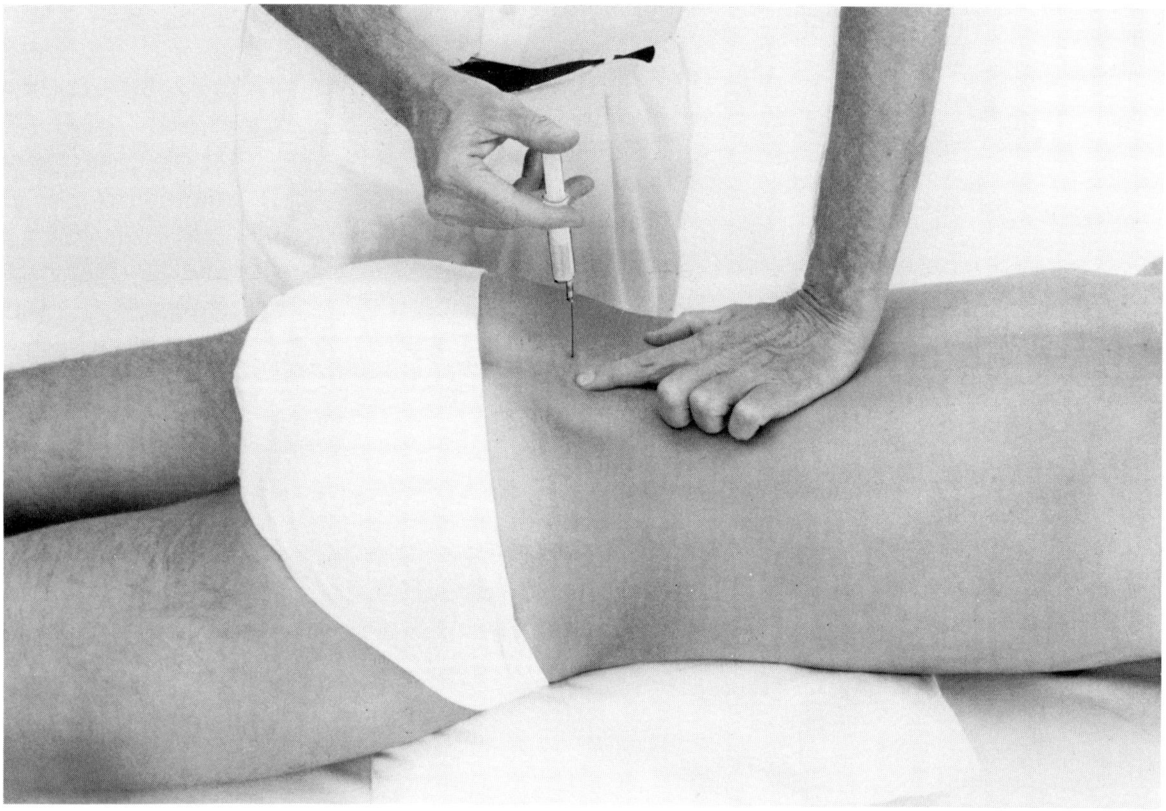

Abb. 66a, b Infiltration des kaudalen tiefen Insertionsbereiches des M. erector spinae und Infiltration der Insertionen des Lig. iliolumbale. Halbseitentechnik, der Zeigefinger weist auf den Proc. spinosus L 5 (möglich ist auch ein bilaterales Vorgehen mit einem medialen Einstich genau über dem Dornfortsatz L 5)

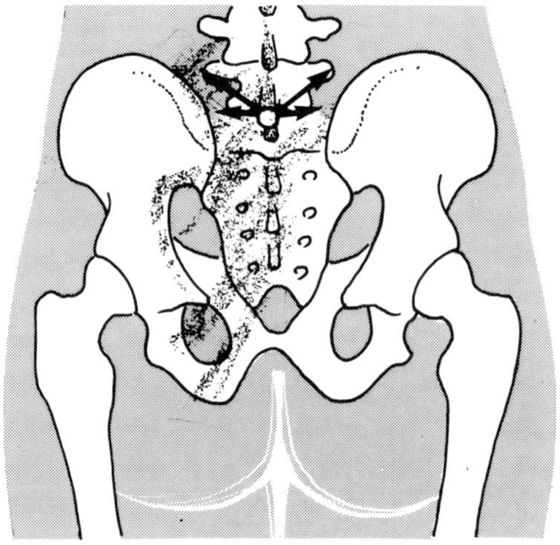

Anatomische Darstellung zu Abb. 66a, b (Nadelführung bei medialem Einstich)

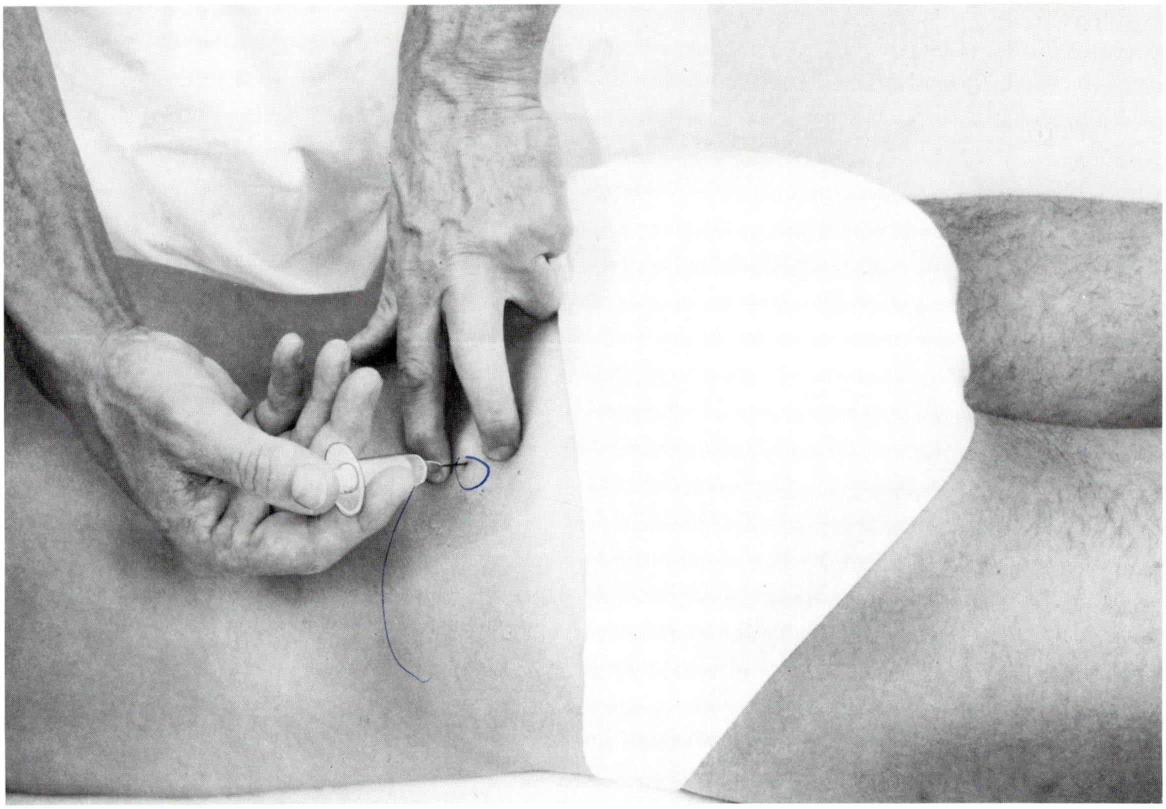

Abb. 67 Infiltration der medialen Insertion des M. glutaeus medius (D-Punkt nach *Hackett)*

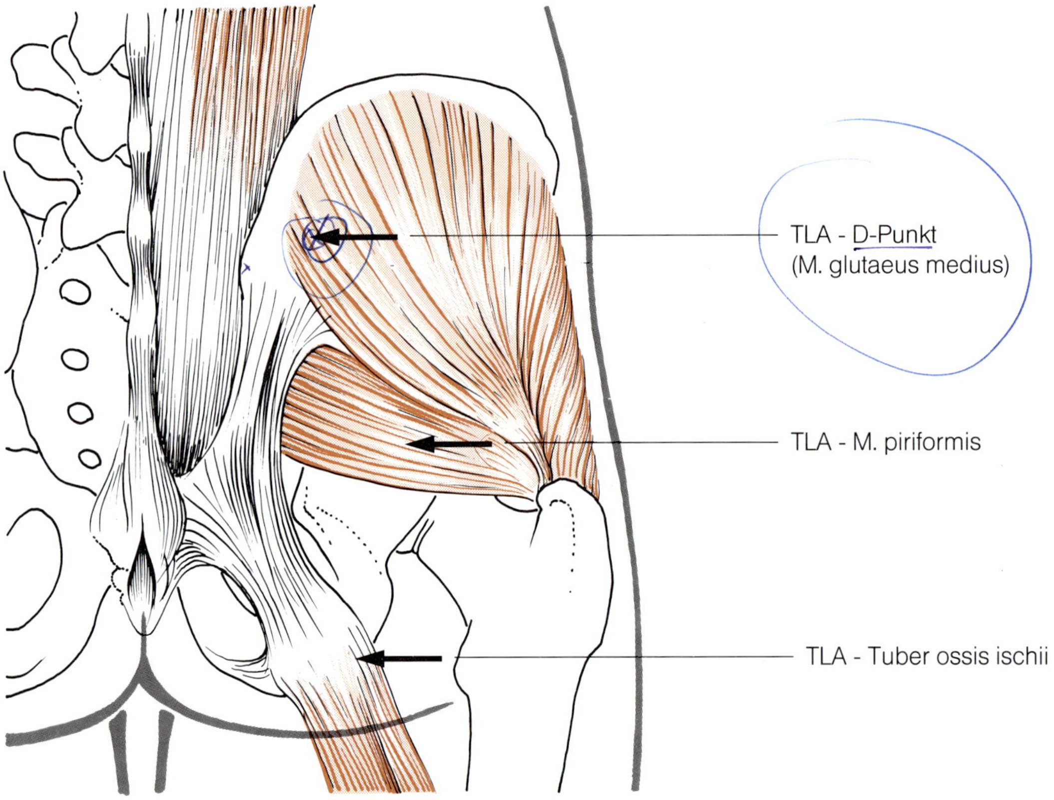

Anatomische Darstellung zu Abb. 67, 68 u. 72

Infiltration der Triggerpunkte des M. piriformis
(Abb. 68)

Indikation

Auch der M. piriformis reagiert bei lumbalen bzw. lumbosakralen Störungen häufig mit Begleitverspannungen und Ausbildung eines Triggerpunktes sowie Ausstrahlungen im Sinne einer Pseudoischialgie. Die Indikation zur Behandlung ergibt sich aus der Schmerzpalpation und einer zusätzlich vorgenommenen Widerstandstestung.
Der M. piriformis entspringt von der Beckenseite des seitlichen Sakrums, inseriert an der Spitze des Trochanter major und ist ein Außenrotator des Oberschenkels.

Injektionstechnik

Es empfiehlt sich, den Patienten seitlich mit leicht angewinkelten Beinen zu lagern. Schmerzzone und Triggerpunkt liegen ungefähr in der Mitte des Muskelverlaufs zwischen Trochanter und Kreuzbeinrand. Der palpatorisch gefundene Triggerpunkt wird mit 2 FST abgegrenzt und mit direktem Einstich (hier ohne[!] Knochenkontakt) infiltriert.
Kanüle: 0,60 x 60
Menge: 2–3 ml

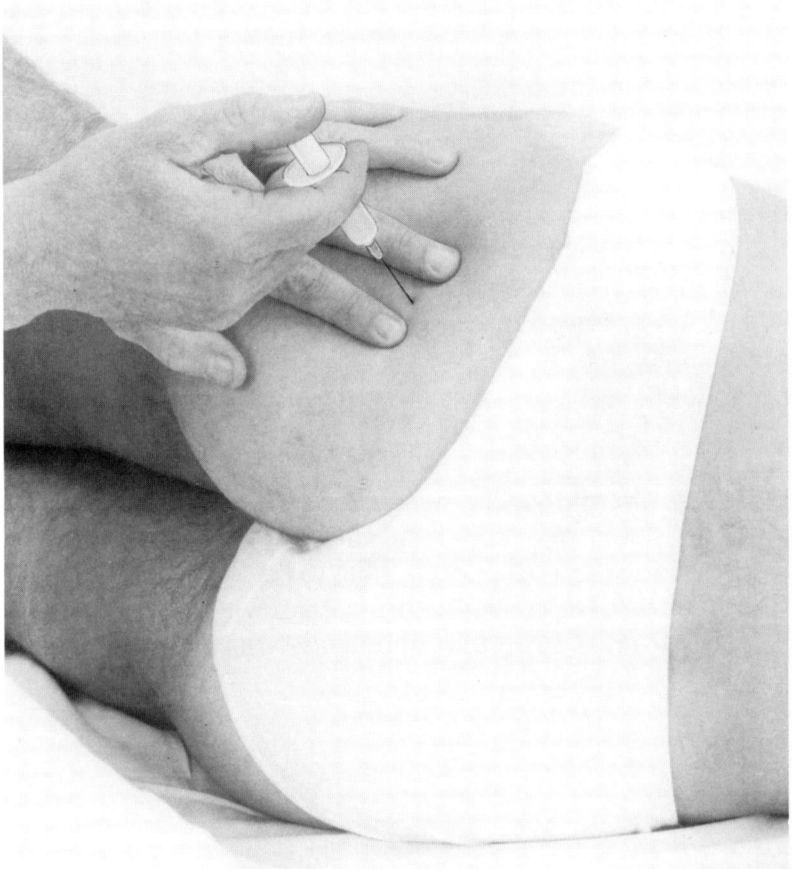

Abb. 68 Infiltration der Triggerpunkte des M. piriformis

Infiltration der Trochanter major-Region
(Abb. 69)

Indikation

Die muskulären Insertionen am Trochanter major können sowohl bei Störungen der Lumbosakralregion als auch bei Erkrankungen des Hüftgelenkes eine Insertionstendinopathie entwickeln und am Schmerzbild wesentlich beteiligt sein. Die Indikation ergibt sich aus der Schmerzpalpation. Vor allem bei bestehender Koxarthrose sollte diese Zone immer mitbehandelt werden.

Injektionstechnik

Seitenlage des Patienten mit leicht angewinkelten Beinen. Nach Palpation der Trochanterspitze und Einstich der Nadel knapp darüber werden die muskulären Insertionen fächerförmig bis zum Knochenkontakt infiltriert. Ein besonders häufiger Maximalpunkt befindet sich an der prominenten Außenfläche des großen Rollhügels.
Etwa handbreit distal davon findet man oft eine weitere druckdolente Stelle, die der Insertion des M. vastus lateralis entspricht (Liertzer-Punkt) und unter 2 FST mit senkrechtem Einstich mitinfiltriert werden muß.
Kanüle: 0,60 x 60
Menge 5 ml

Psoasinsertion (Injektion an den Trochanter minor)
(Abb. 70)

Indikation

Die sogenannte Adduktorenzerrung der Sportler, eine häufig angegebene Diagnose, stellt sich bei genauer Palpation gar nicht so selten als Insertionstendinopathie des M. iliopsoas heraus, der ja am Trochanter minor inseriert. Druckempfindlichkeit dieser Insertion und Schmerzausstrahlung zum vorderen inneren Oberschenkel weisen in diese Richtung.

Injektionstechnik

In Rückenlage, bei leicht im Hüftgelenk gebeugtem, abduziertem und entspannt gelagertem Bein, findet man den Trochanter minor knapp unter der Schenkelbeuge, etwas lateral der Adduktoren, ganz in der Tiefe. Unter 2 FST (Abdrängen und Schutz des Gefäß-Nerven-Bündels nach lateral) wird die Nadel bis zum Knochenkontakt eingeführt und die Psoasinsertion infiltriert.
Kanüle: 0,60 x 60
Menge: 2–3 ml

Infiltration der Adduktoreninsertionen
(Abb. 71)

Indikation

Schmerzen in der Leistenregion, Ausstrahlung am inneren Oberschenkel bis zum Knie, Koxarthrose, echte Adduktorenzerrung. Druckempfindlichkeit der Adduktoreninsertionen, schmerzhafte Widerstandstestung (Adduktion gegen Widerstand schmerzt).

In der Insertionsregion der Adduktoren am Schambein entspringen:

- Der M. adductor longus, der am inneren Femur inseriert,
- der M. adductor brevis, er setzt knapp proximal des langen Adduktors an,
- der M. adductor magnus, der bis zum medialen Femurkondylus zieht,
- der M. gracilis, er ist ein zweigelenkiger Muskel, der an der Tibia den Pes anserinus mitgestaltet.

Injektionstechnik

Die Stelle der deutlichsten Druckschmerzhaftigkeit wird durch 2 FST abgegrenzt und die Nadel zwischen den Fingern direkt bis zum Knochenkontakt eingeführt.
Kanüle: 0,42 x 42
Menge: 2–3 ml

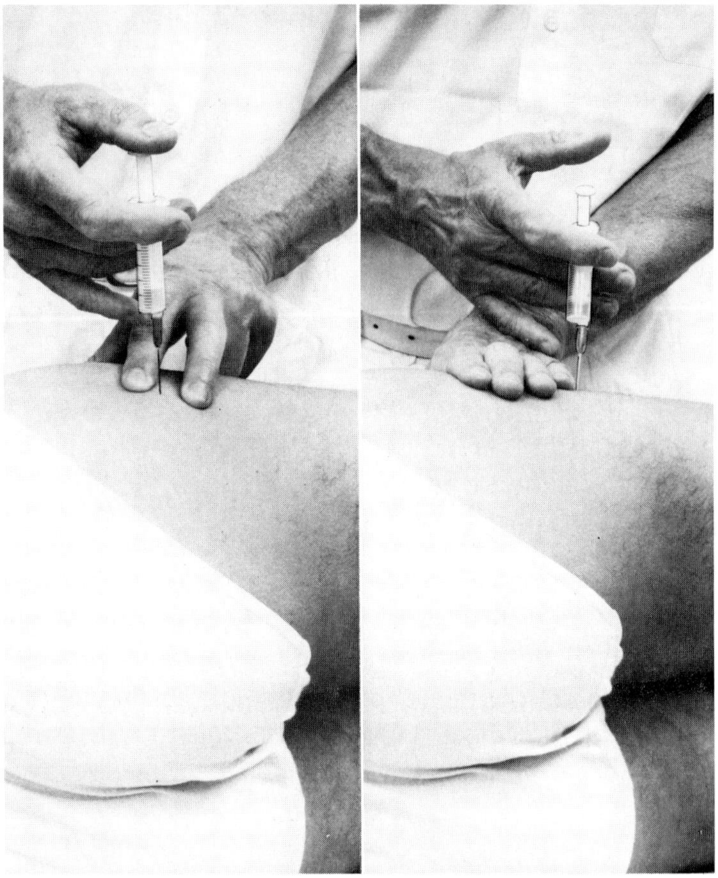

Abb. 69 Infiltration der Trochanter-major-Region (links) und des Liertzer-Punktes, handbreit darunter, dem proximalen Insertionsbereich des M. vastus lateralis (rechts)

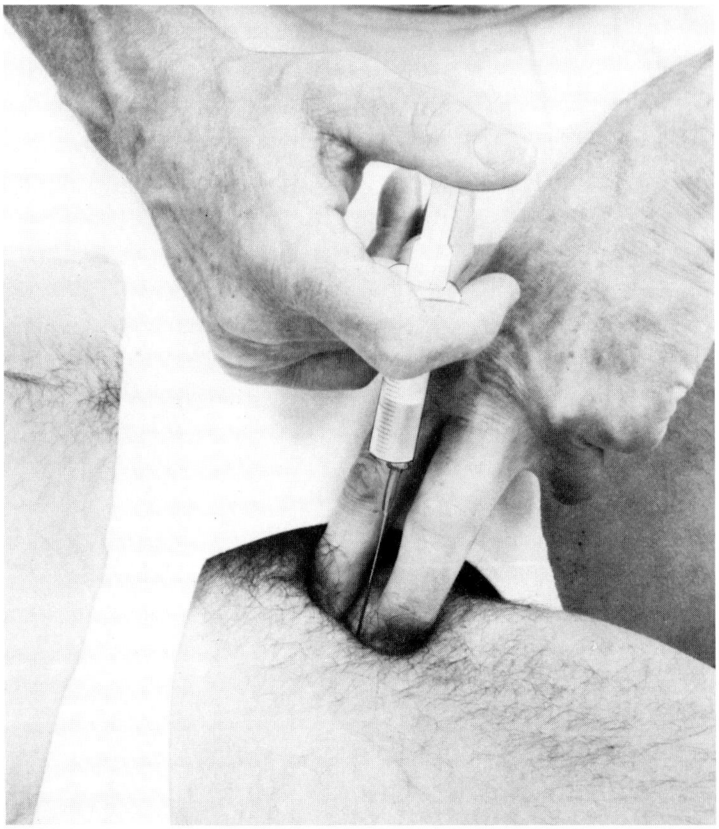

Abb. 70 Injektion an den Trochanter minor (Psoasinsertion) bei leicht im Hüftgelenk gebeugtem und abduziertem Oberschenkel

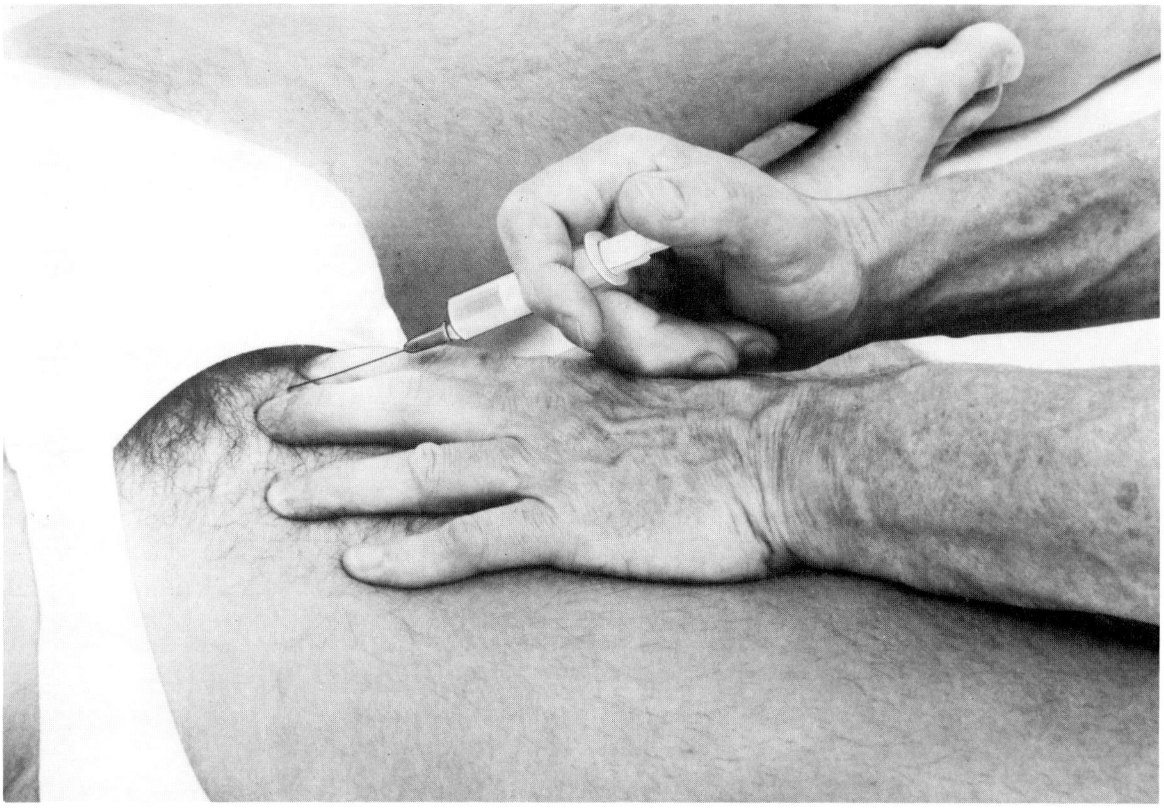

Abb. 71 Infiltration der Adduktoreninsertionen

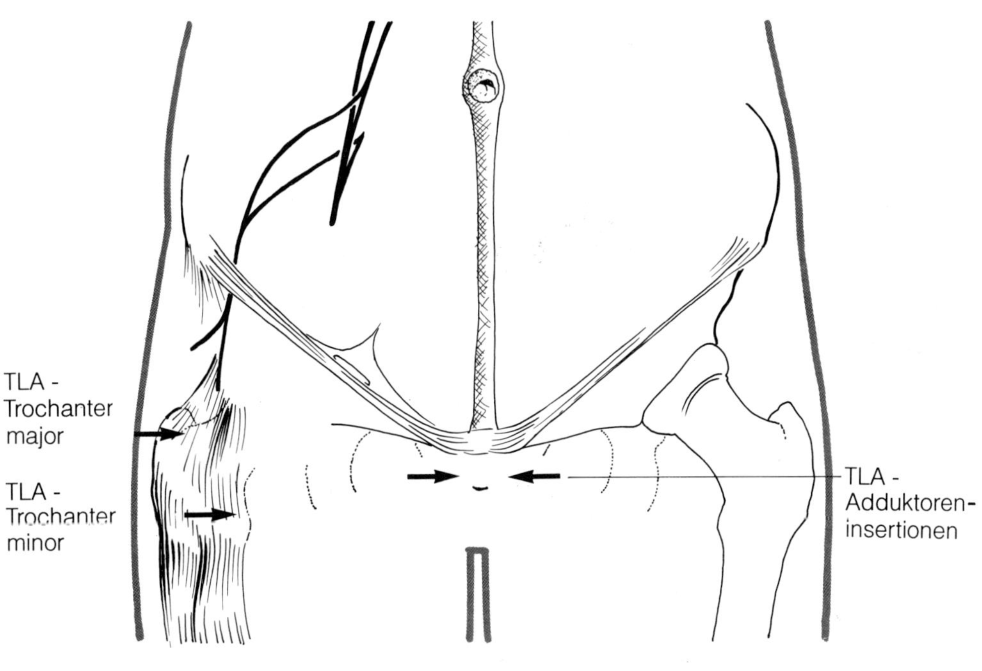

Anatomische Darstellung zu Abb. 69 bis 71

Infiltration des Tuber ossis ischii
(Abb. 72)

Indikation

Schmerzen der Tuberregion, Ausstrahlung in den rückwärtigen Oberschenkel bis zu den dorsalen Kniepartien, Druckempfindlichkeit der Tuberinsertion.
Am Tuber ossis ischii entspringen der lange Kopf des M. biceps femoris, der M. semitendinosus und der M. semimembranosus. Alle drei wirken als Beuger des Unterschenkels bzw. Strecker des Oberschenkels.

Injektionstechnik

In Seitenlage, mit angewinkelten Beinen, wird die Tuberregion der Palpation und Infiltration am besten zugänglich. Nach Feststellung des Maximalpunktes und Fixierung mittels 2 FST erfolgt der direkte Einstich und die Infiltration bis zum Knochenkontakt.
Kanüle: 0,60 x 60
Menge: 2–3 ml

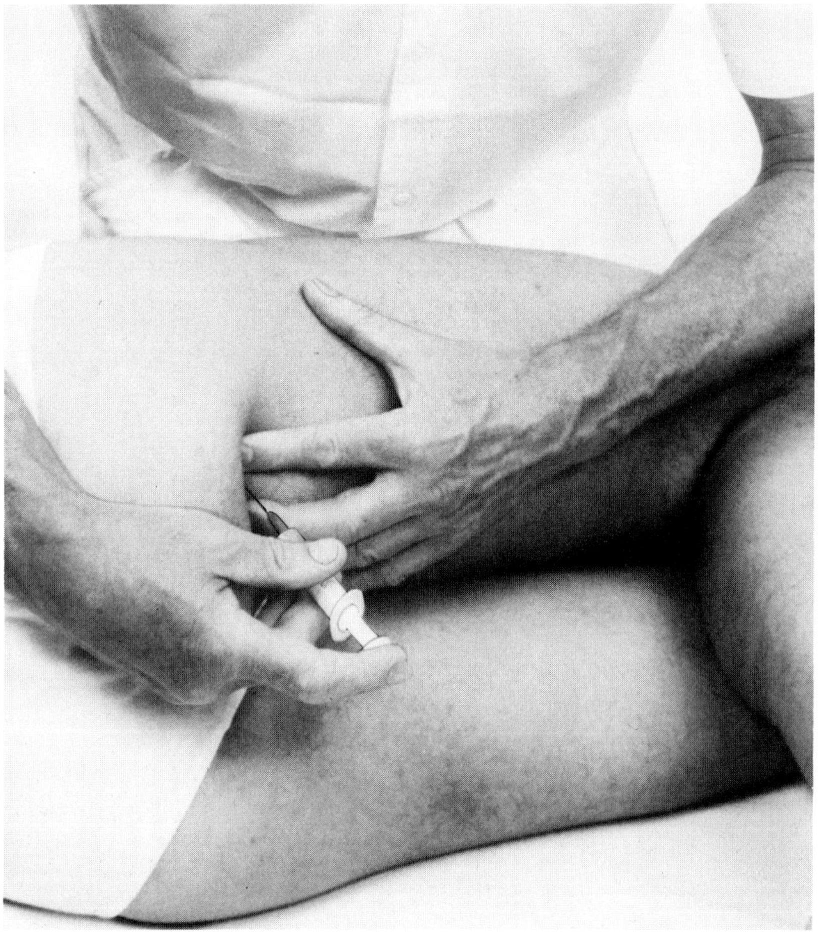

Abb. 72 Infiltration des Tuber ossis ischii (Insertion des M. biceps femoris, M. semitendinosus, M. semimembranosus)

Injektion an die Spina iliaca anterior superior
(Abb. 73)

Indikation

Regionäre Schmerzen mit Ausstrahlungen zum vorderen Oberschenkel. Die Indikation ergibt sich aus der Schmerzpalpation. Vom vorderen oberen Darmbeinstachel entspringen der M. tensor fasciae latae und der M. sartorius.

Injektionstechnik

Der Punkt der maximalen Druckschmerzhaftigkeit wird bis zum Knochenkontakt infiltriert.
Kanüle: 0,42 x 42
Menge: 2 ml

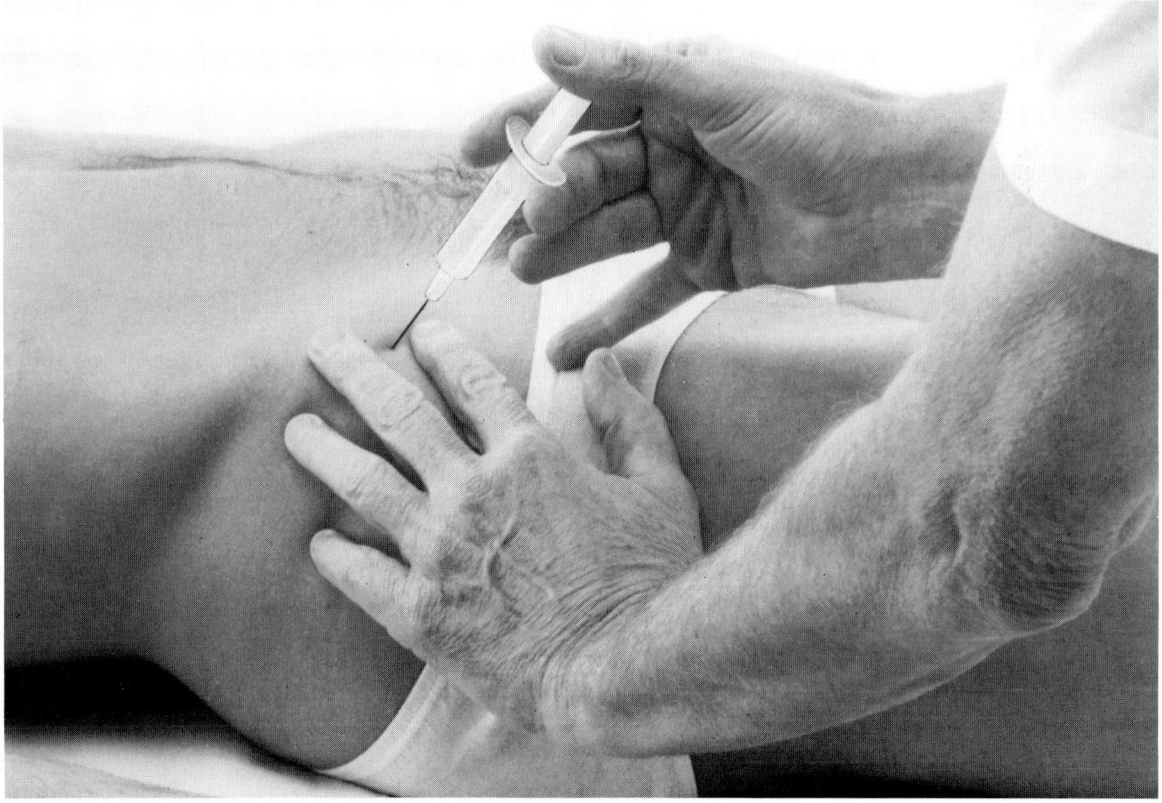

Abb. 73 Injektion an die Spina iliaca anterior superior (Insertion des M. tensor fasciae latae und des M. sartorius)

Infiltration der Crista iliaca
(Abb. 74)

Indikation

Schmerzen im Bereiche des Beckenkammes, Insertionstendinopathie des M. quadratus lumborum, Haltungsverfall beim Osteoporosepatienten mit Becken-Rippen-Kontaktsyndrom.

Injektionstechnik

Seitliche Lagerung des Patienten. Günstig ist es, ein Kissen unter das Becken zu legen und damit den oben liegenden Beckenkamm besser palpabel zu machen.
Die Nadel wird von kranial kommend leicht schräg zum Oberrand der Crista iliaca eingeführt und die Schmerzzone fächerförmig bis zum Knochenkontakt infiltriert.
Kanüle: 0,42 x 42 bis 0,60 x 60
Menge: 2–3 ml

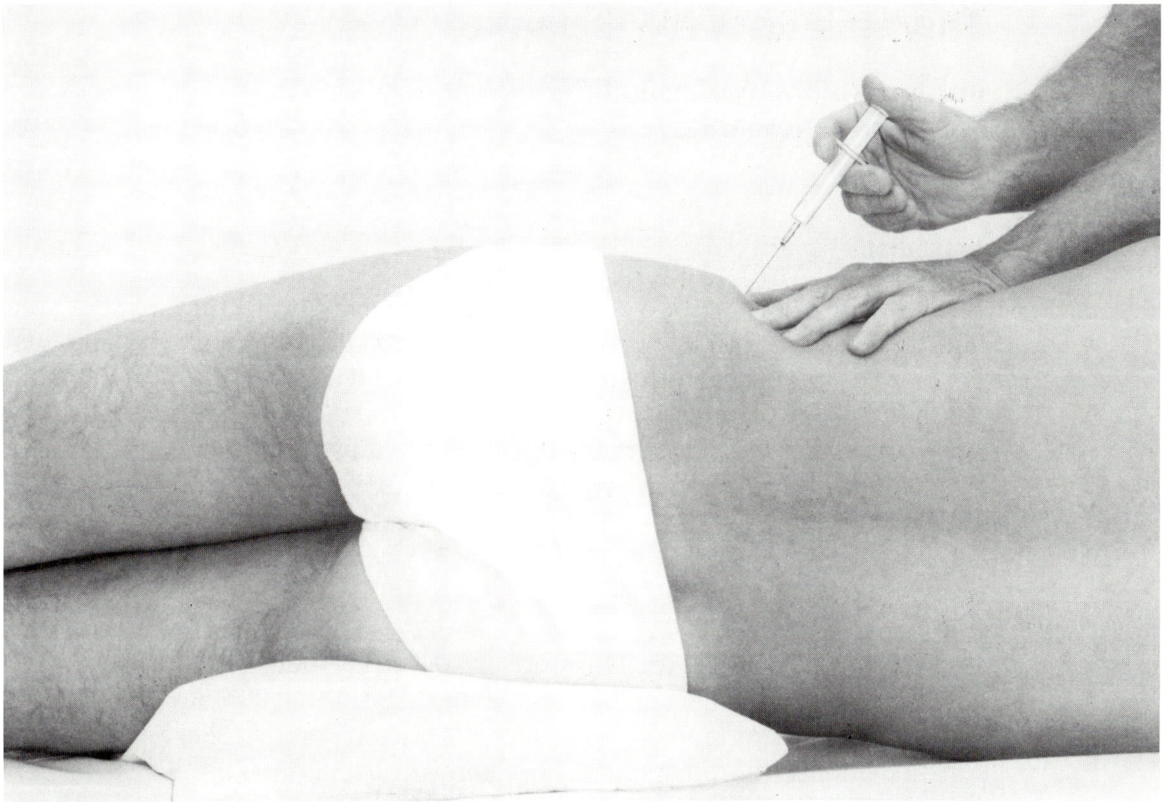

Abb. 74 Infiltration der Crista iliaca

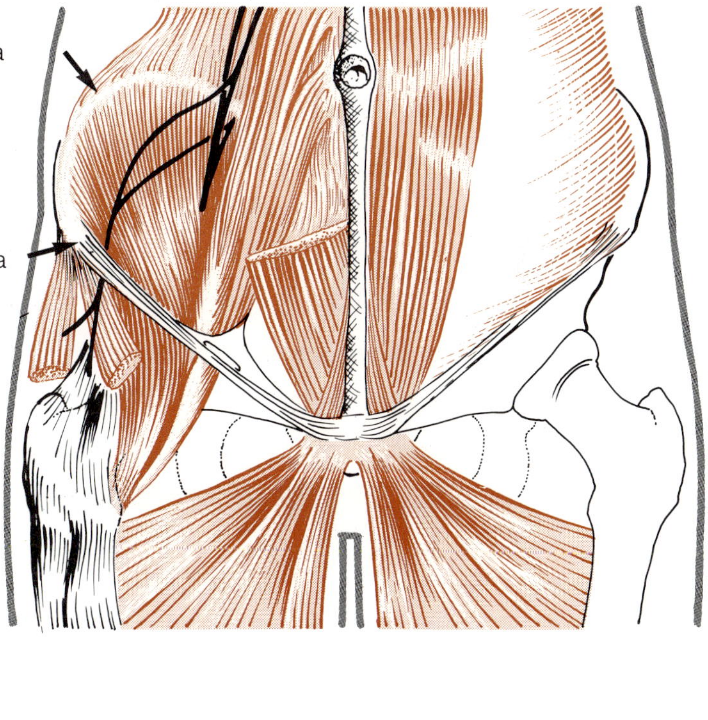

Anatomische Darstellung zu Abb. 73, 74

Therapie über die Gelenke

Intraartikuläre/periartikuläre Injektion in/an die Wirbelbogengelenke

(Abb. 75)

Indikation

Instabilitätssymptomatik des lumbosakralen Übergangs und (seltener) der darüberliegenden lumbalen Wirbelbogengelenke. Was bereits für die kranialen Wirbelsäulenabschnitte festgestellt wurde, gilt auch für die Wirbelbogengelenke dieser Region. Eine tatsächliche intraartikuläre Injektion (ausgenommen ist ein Bildwandlereinsatz) bleibt ein Zufallstreffer. Die periartikuläre Applikation des Lokalanästhetikums bietet aber eine praktisch gleichwertige Effizienz.

Injektionstechnik

Im Lumbalbereich liegt die Dornfortsatzspitze nur mehr 1 Querfinger weiter kaudal als die Gelenke. 2 cm neben der Dornfortsatzreihe (und jeweils 1 Querfinger weiter kranial als die Dornfortsatzspitzen) erfolgen senkrechter Einstich und Einführen der Nadel bis zum Knochenkontakt. Eine eng fächerförmig gesetzte Infiltration erfaßt hier die Gelenkregion.
Kanüle: 0,60 x 60
Menge: 2–3 ml

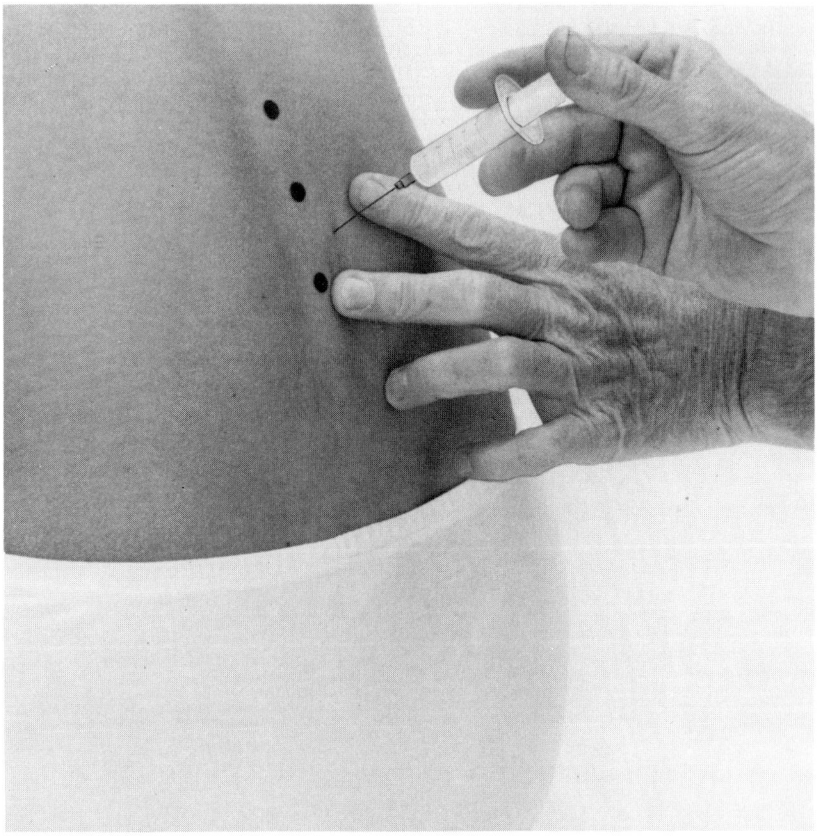

Abb. 75 Infiltration der Wirbelbogengelenke der LWS im Sitzen. Möglich ist auch eine Ausführung in Bauchlage

Intraartikuläre/periartikuläre Injektion in/an das Iliosakralgelenk

(Abb. 76)

Indikation

Schmerzhafter Gelenkreizzustand bei Blockierung oder Instabilität. Schmerzausstrahlung in den rückwärtigen Oberschenkel, Druckempfindlichkeit des Gelenks.
Die Trefferquote, das heißt die Häufigkeit der tatsächlichen intraartikulären Nadellage und Einbringung des Lokalanästhetikums in das Gelenkinnere ist enttäuschend.
Untersuchungen nach Farbstoffinjektionen am Anatomischen Institut der Universität Innsbruck (*Tilscher* u. Mitarb.) bewiesen, daß lediglich die im nachfolgenden vorgestellte Technik eine Trefferquote von ca. 15% ergibt. Bewertet man dazu noch als positives Ergebnis, wenn zumindest der Kapsel-Bandapparat des Gelenks erfaßt wurde, so verbessert sich die Quote auf immer noch bescheidene 55%. Man ersieht daraus, daß es gar nicht so leicht ist, Iliosakralgelenke injektionstechnisch zu behandeln.

Injektionstechnik

Folgendes Vorgehen hat sich noch am besten bewährt: Der Einstichpunkt liegt genau in der Medianlinie, über dem Dorn des 5. Lendenwirbels. Die Nadelführung erfolgt unter einem Winkel von 45 Grad zur Frontalebene nach ventral und ebenfalls 45 Grad zur Transversalebene nach kaudal, bis zum Anschlag am ossären Widerstand. Nach Erreichen dieses Punktes sollte die Nadel, um den Effizienzgrad der Infiltration zu steigern, die engere Region fächerförmig mit dem Lokalanästhetikum beschicken.
Kanüle: 0,80 x 80
Menge: 5 ml

Interspinöse ligamentäre Infiltration
(Abb. 77, Abb. 21)

Indikation

Morbus Baastrup (Kissing spine), Druckschmerzhaftigkeit der interspinösen Strukturen.

Injektionstechnik

Empfehlenswert ist es, schon die Untersuchung auf Druckschmerz bei kyphosierter Einstellung der Lendenwirbelsäule vorzunehmen, da sich dabei die Dornfortsätze besser entfalten und der interspinöse Raum so der Palpation besser zugänglich wird. Der Einstich zur Infiltration wird am unteren Rand des oben liegenden Dornfortsatzes gesetzt und die Nadel schräg kaudalwärts, unter ständigem Infiltrieren, bis zum Kontakt mit dem unteren Dorn vorgeschoben.
Besondere Vorsicht ist im Abschnitt L5/S1 geboten. Hier ist durch die anatomische Situation der Dornfortsätze und die lordosebedingte Duranähe der Zugang zum Duralsack weniger geschützt (cave intrathekale Applikation).
Kanüle: 0,42 x 42
Menge: 1 ml

Infiltration der Steißbeinspitze
(Abb. 78)

Indikation

Kokzygodynie, Lumbalgie und Lumboischialgie mit druckschmerzhafter Steißbeinspitze, Beschwerdeverstärkung beim Sitzen.
Das Steißbein mit seinen Muskelinsertionen (M. glutaeus maximus, M. levator ani, M. coccygeus) bildet eine reichlich mit Rezeptoren bestückte Region. Myotendinopathien sind demzufolge als hauptverantwortlich für den Steißbeinschmerz anzusehen. Des weiteren muß an einen möglichen viszeroreflektorischen Störungsaufbau gedacht werden (Organe des kleinen Beckens).

Injektionstechnik

In Bauchlage, mit außenrotierten Fersen zur Öffnung der Gesäßbacken, läßt sich das Steißbein palpatorisch gut abgrenzen. Knapp über der Spitze, senkrecht bis zum Knochenkontakt eingehend, wird zuerst das Periost infiltriert und anschließend werden, durch fächerförmiges Hin- und Zurückführen der Nadel um die Spitze herum, auch die seitlichen Steißbeinpartien mit ihren muskulären Insertionen erfaßt.
Kanüle: 0,42 x 42
Menge: 5 ml

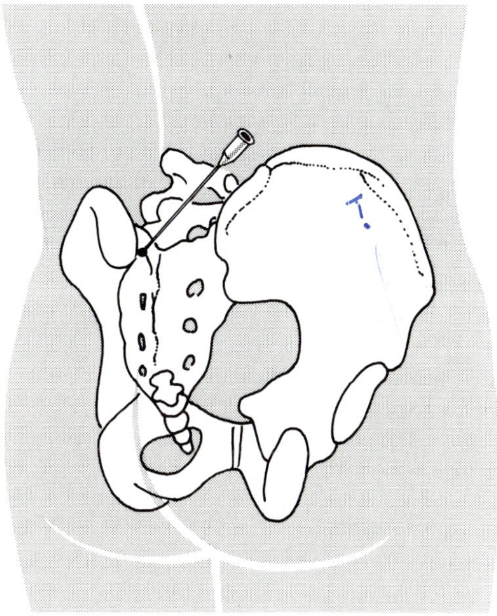

Abb. 76 Infiltration des Iliosakralgelenkes

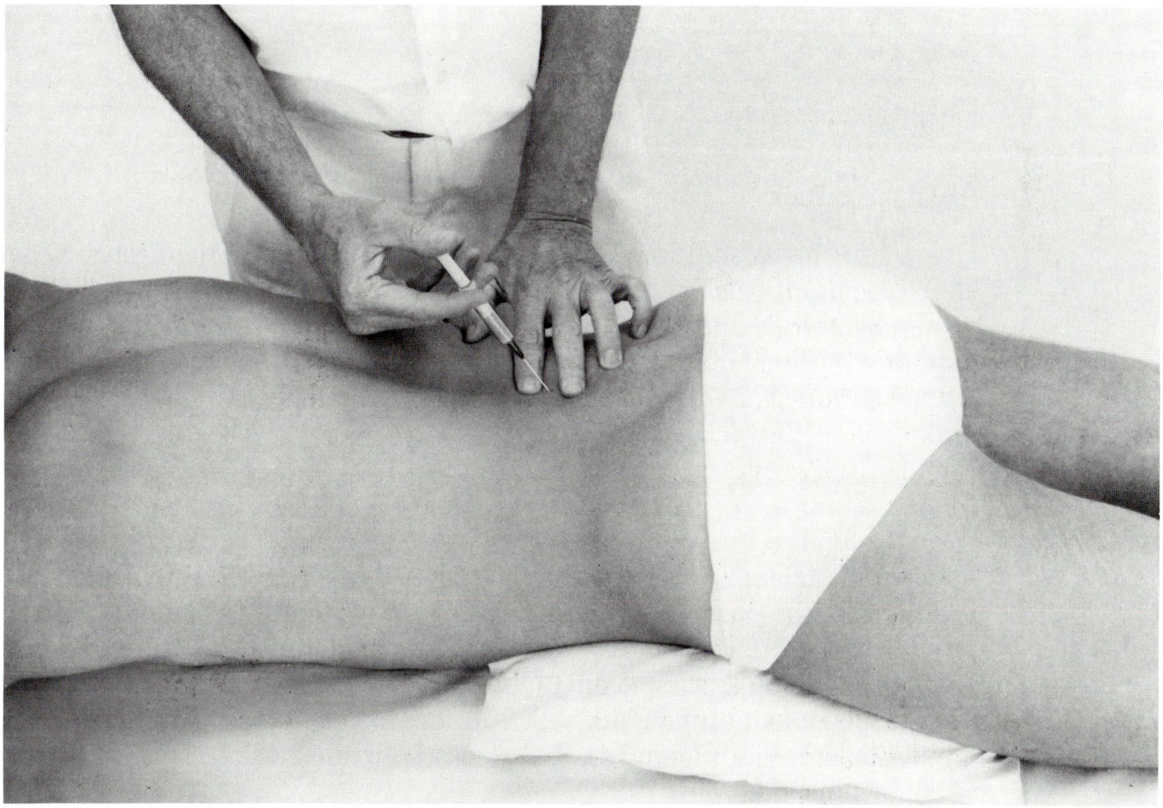

Abb. 77 Die interspinöse ligamentäre Injektion (siehe auch *Abb. 21).* Ein Kissen unter dem Becken vermindert die Lordose und entfaltet die Dornfortsätze

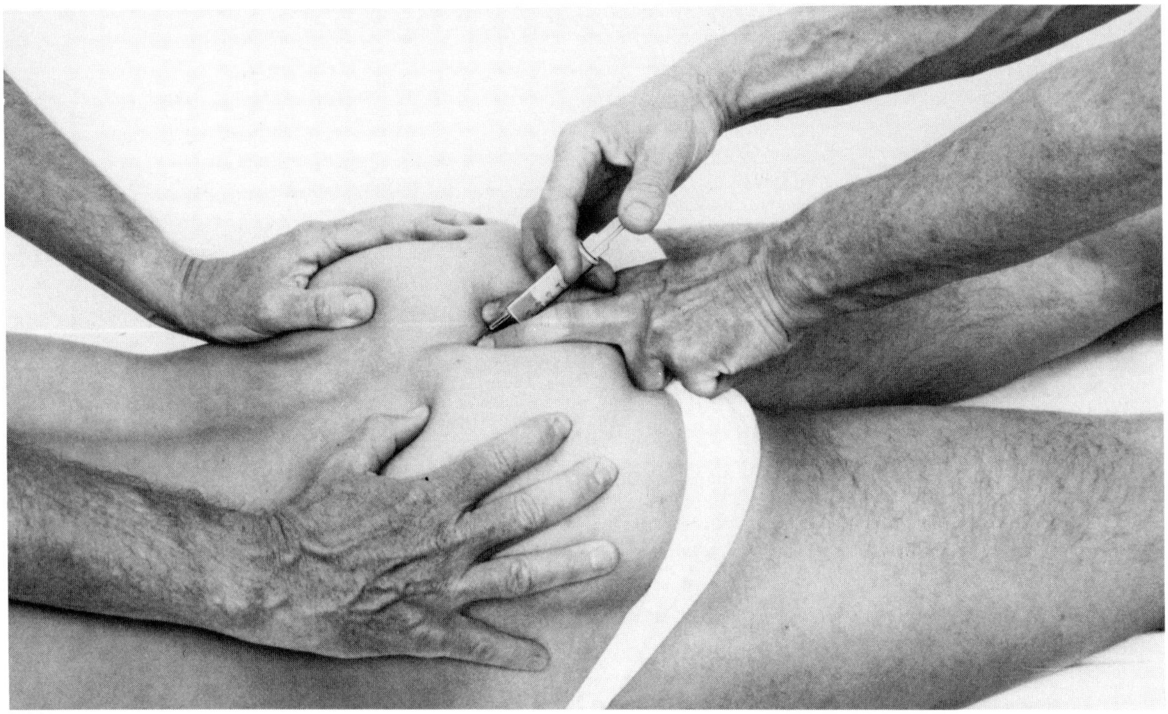

Abb. 78 Infiltration der Steißbeinspitze

Intraartikuläre Injektion in das Hüftgelenk
(Abb. 79)

Indikation

Koxarthrose, schmerzhaftes Reizgelenk.

Injektionstechnik

Die technische Ausführung bietet keine Schwierigkeit. Am häufigsten findet eine Technik in Rückenlage des Patienten Verwendung. Als Bezugspunkte dienen Symphyse und die Spina iliaca anterior superior. In der Mitte der Verbindungslinie beider Punkte tastet man etwas weiter kaudal die Pulsation der Arteria femoralis. 2 Querfinger kaudolateral des Gefäßes trifft die Nadel nach senkrechtem Einstich das Gelenk.
Kanüle: 0,60 x 60
Menge: 2 ml

Variante: In Seitenlage des Patienten ist eine zusätzliche periartikuläre Applikation möglich. Das Vorgehen empfiehlt sich bei stark verspannten, druckschmerzhaften, trochantären und retrotrochantären Muskelinsertionen. Auch diese Technik ist einfach: 3 Querfinger über der Trochanterspitze liegt der Einstichpunkt, senkrechte Nadelführung trifft das Gelenk, welches nach intraartikulärer Einbringung des Lokalanästhetikums noch fächerförmig periartikulär umspritzt wird.
Kanüle: 0,80 x 80
Menge: 5 ml

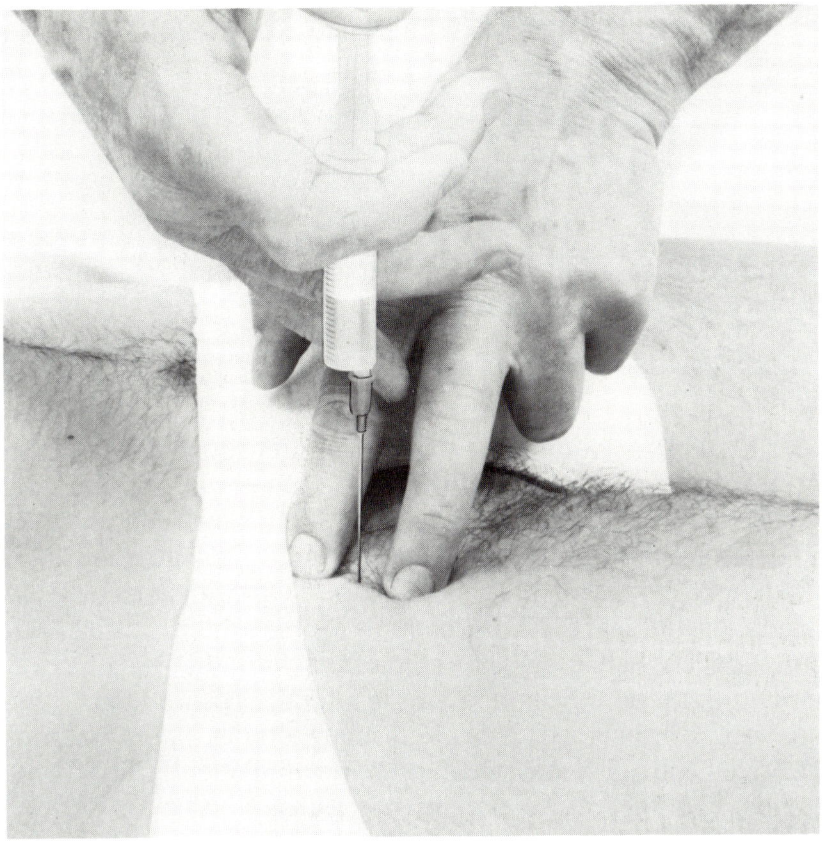

Abb. 79a, b Die intra-artikuläre Injektion in das Hüftgelenk

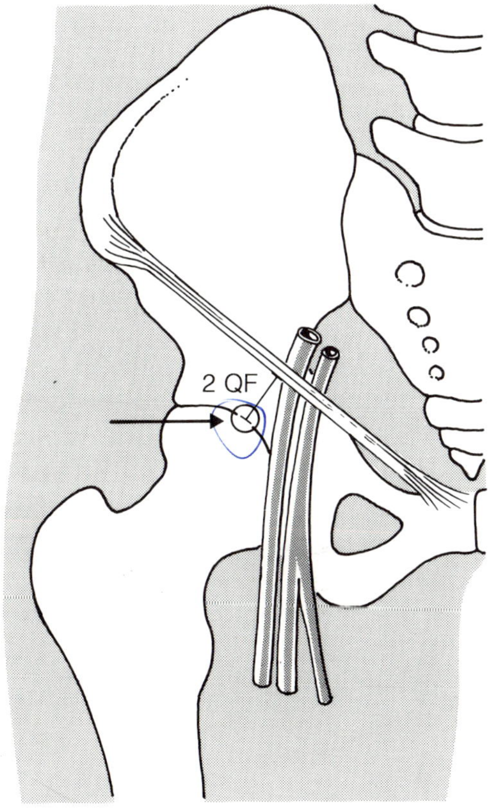

Therapie über periphere Nervenaustrittspunkte

Blockade des N. obturatorius
(Abb. 80)

Indikation

Koxarthrose, schmerzhaftes Reizgelenk, bei ungenügender Effizienz der intra- und/oder periartikulären Applikation.

Injektionstechnik

Der N. obturatorius, der das Hüftgelenk zu 80% sensibel versorgt, tritt durch den oberen Anteil des Foramen obturatum aus. Somit ergibt sich über die Blockade dieses Nervs an der Austrittsstelle die Möglichkeit, einer weitgehenden, zumindest temporären, Schmerzausschaltung. Der Orientierungspunkt für die Injektion ist das Tuberculum pubicum. 1 Querfinger kaudal und 1 Querfinger lateral davon liegt der Einstichpunkt. Senkrechter Einstich trifft zuerst den horizontalen Schambeinast. Daraufhin wird die Nadel etwas zurückgezogen und unter dem Schambeinast in lateraler Richtung ins Foramen obturatum vorgeschoben, wo sie die Verästelungen des N. obturatorius erreicht. Die richtige Lage der Nadel signalisiert ein vom Patienten angegebenes elektrisierendes Gefühl im Versorgungsgebiet des Nervs.
Kanüle: 0,80 x 80 bis 1,00 x 100 (bei adipösen Patienten)
Menge: 5 ml

Infiltration der Austrittsstelle des N. cutaneus femoris lateralis
(Abb. 81)

Indikation

Meralgia paraesthetica, Schmerzen und Parästhesien am seitlich vorderen Oberschenkel, Druckempfindlichkeit an der Nervenaustrittsstelle, Schmerzverstärkung bei Hüftüberstreckung.
Der N. cutaneus femoris lateralis stammt aus L 2 und L 3 und verläßt knapp medial der Spina iliaca anterior superior, unter dem Leistenband durchtretend, das Becken. Eine Irritation an dieser Stelle kann als Operationsfolge (Hüftgelenkoperationen, Appendektomie, Herniotomie) auftreten. Differentialdiagnostisch müssen primär vor allem die wesentlich häufigeren muskulären Irritationen, mit entsprechendem referred pain, ausgeschlossen werden.

Injektionstechnik

Der Punkt der größten Druckempfindlichkeit, 1 Querfinger medial der Spina iliaca anterior superior und 1 Querfinger darunter, wird mit 2 FST fixiert und die Nervenaustrittsstelle infiltriert.
Kanüle: 0,42 x 42
Menge: 2 ml

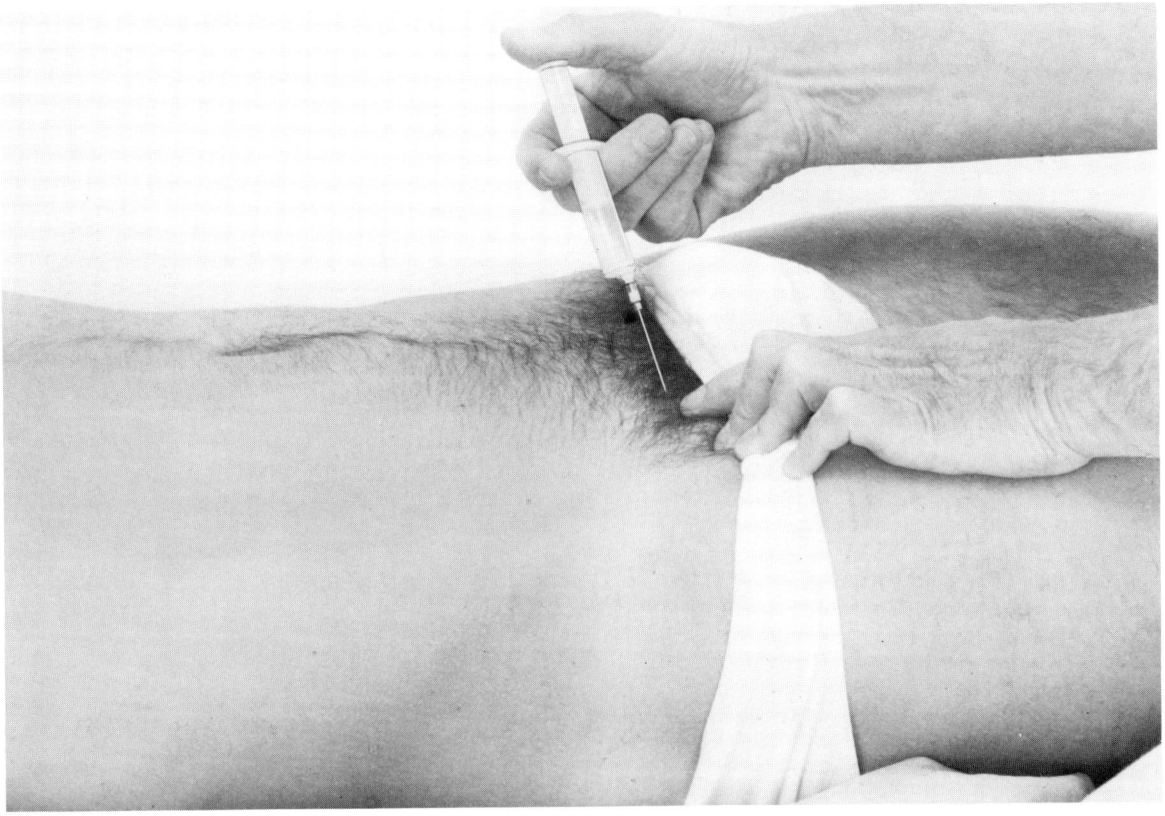

Abb. 80a, b Injektion an den N. obturatorius.
Die Kanüle wird nach lateral-kaudal in das Foramen obturatum eingeführt

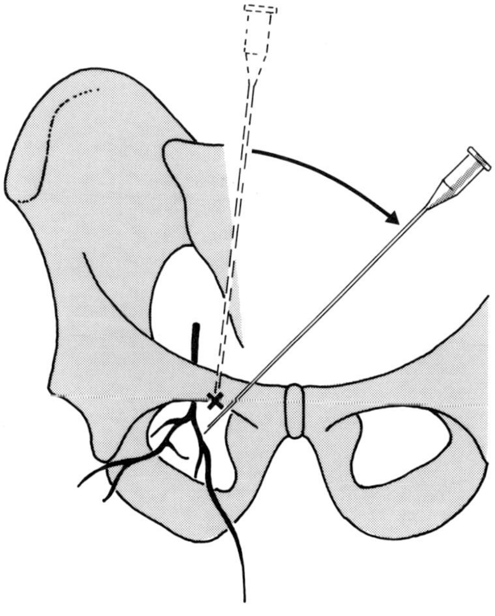

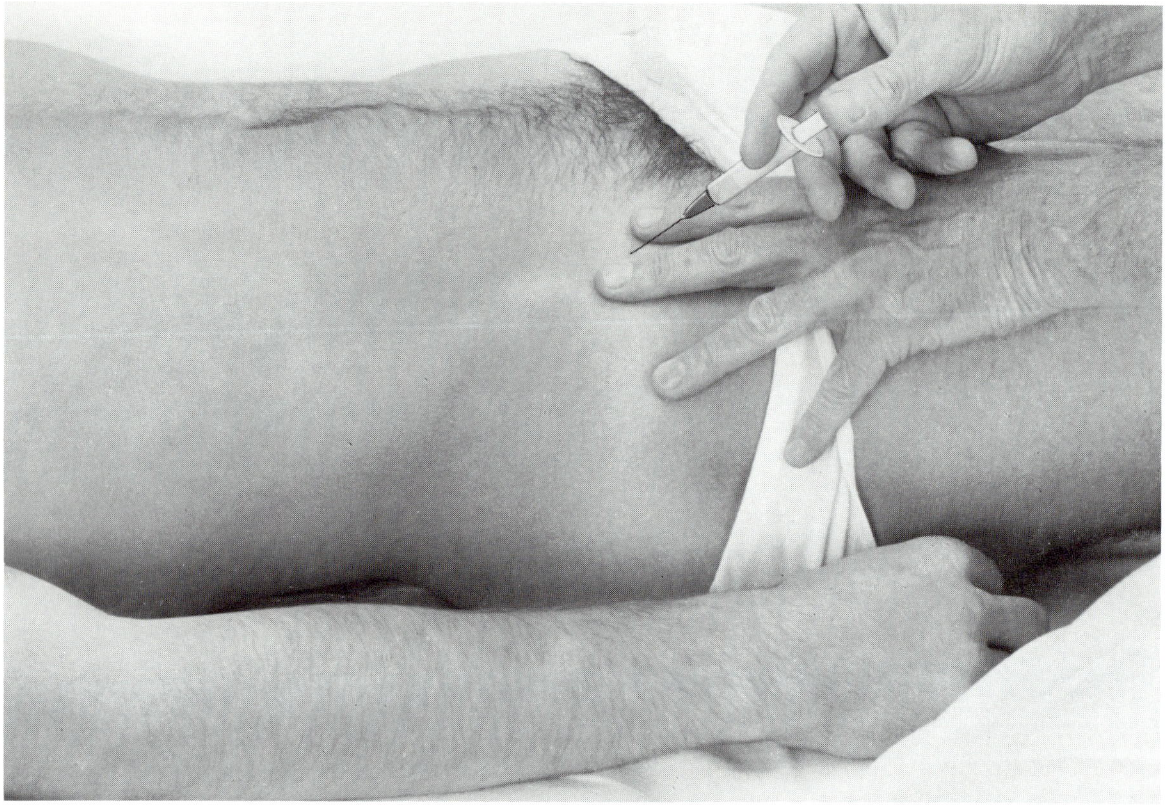

Abb. 81 Infiltration der Austrittsstelle des N. cutaneus femoris lateralis, 1 Querfinger medial und 1 Querfinger kaudal der Spina iliaca anterior superior unter dem Leistenband

TLA -
N. cutaneus
femoris
lateralis

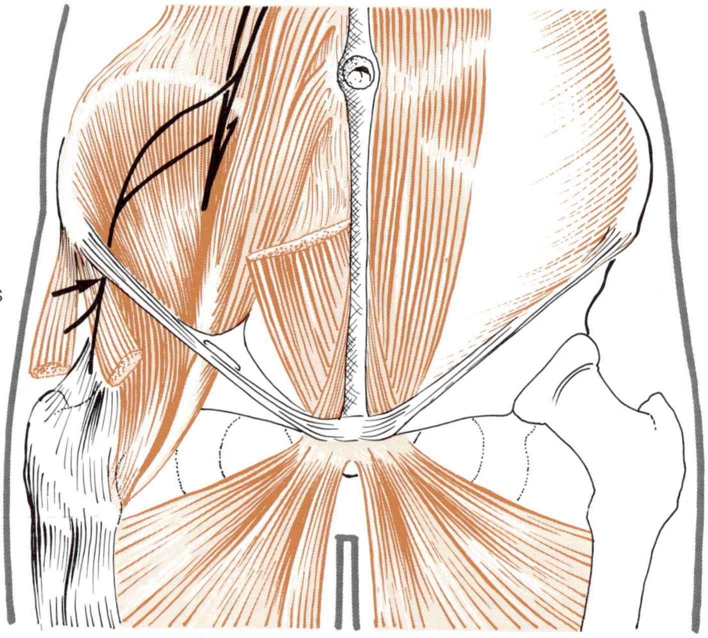

Anatomische Darstellung zu Abb. 81

Die untere Extremität

Therapie über die Haut

Die Quaddelungen im Bereiche der unteren Extremität werden vor allem zur Knie- und Sprunggelenkbehandlung eingesetzt. Sinnvoll sind Quaddelsetzungen darüber hinaus als unterstützende Therapie bei Ausstrahlungsschmerzen, Dysästhesien und Parästhesien.

Quaddelsetzung bei S1-Ausstrahlungen
(Abb. 82)

Quaddelmuster

Die Quaddelreihe entspricht der Schmerzprojektion von S1-Syndromen und den sogenannten Valleix-Punkten:

In der Mitte der Glutealfalte,
kaudal davon in der Mitte des dorsalen Oberschenkels,
in der Mitte der Kniegelenkquerfalte,
auf der Wade im Winkel der Gastroknemiusköpfe,
zwischen Achillessehne und Malleolus lateralis (entspricht dem Akupunkturpunkt B 60, einem wichtigen Schmerzbehandlungspunkt),
zusätzlich eventuell noch eine Quaddel seitlich am Fußrand über dem Kleinzehengrundgelenk.

Quaddelsetzung bei L5-Ausstrahlungen
(Abb. 83)

Quaddelmuster

Die Reihe berücksichtigt:
Die Trochanterspitze,
das Fibulaköpfchen (bzw. Punkt G 34 der Akupunktur),
die seitliche Wade am Übergang vom oberen zum mittleren Drittel,
ein Punkt handbreit oberhalb des Malleolus lateralis,
eine Quaddel unter und vor dem äußeren Knöchel (entspricht dem Akupunkturpunkt G 40),
über dem Großzehengrundgelenk.

Quaddelsetzung für das Kniegelenk

(Abb. 84)

Indikation

Gonarthrose, diffuse Kniegelenkschmerzen mäßiger Intensität.

Quaddelmuster

3 Quaddeln über dem inneren und äußeren Gelenkspaltbereich, wobei die mittlere Quaddel mit dem Ligamentum collaterale korrespondieren soll.
1 Quaddel über der Tuberositas tibiae.
3 Quaddeln dorsal in der Kniegelenkquerfalte.
Bei Patellaschmerzen kann zusätzlich ein Quaddelkreis um die Patella einschließlich einer zentralen Quaddel angelegt werden.

Quaddelsetzung für das Sprunggelenk

(Abb. 85)

Indikation

»Das schmerzhafte Sprunggelenk«, Zustand nach Traumen und Immobilisierung.

Quaddelmuster

Jeweils 1 Quaddel vor und hinter dem lateralen und medialen Malleolus und 1 Quaddel in der Mitte des Fußrückens über dem Gelenkspalt des oberen Sprunggelenks reichen meistens aus.
Kanüle: 0,40 x 20
Menge pro Technik: maximal 2 ml

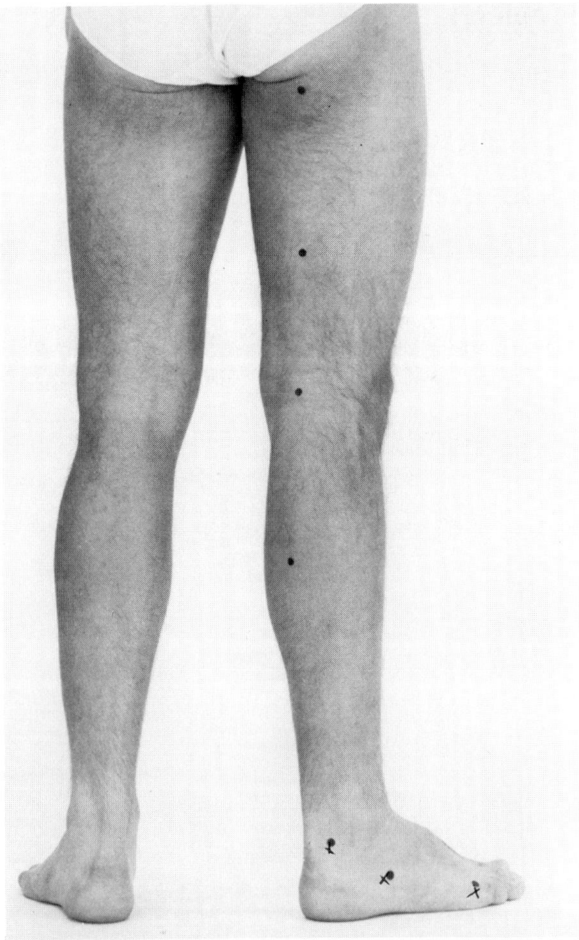

Abb. 82 Quaddelmuster bei S 1-Ausstrahlung

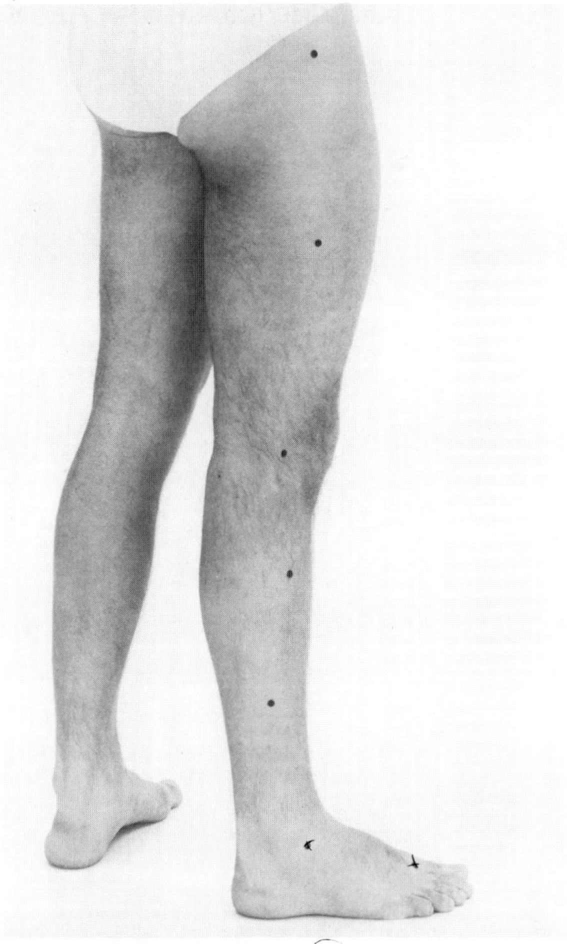

Abb. 83 Quaddelmuster bei L 5-Ausstrahlung

Abb. 84 Quaddelmuster für das Kniegelenk (bei Patellabeteiligung)

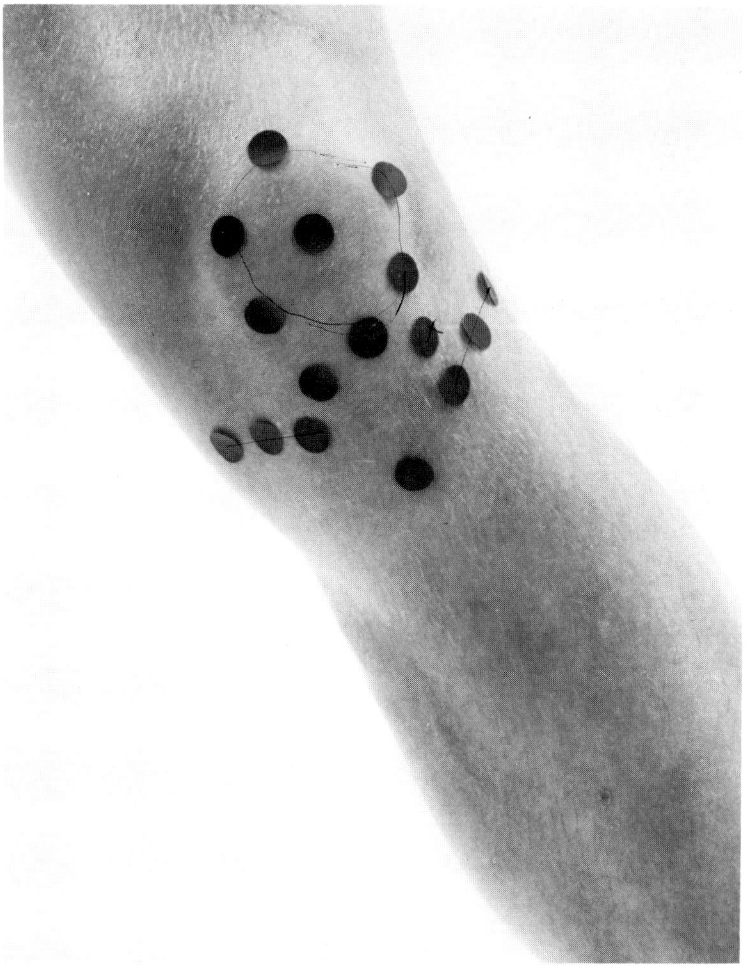

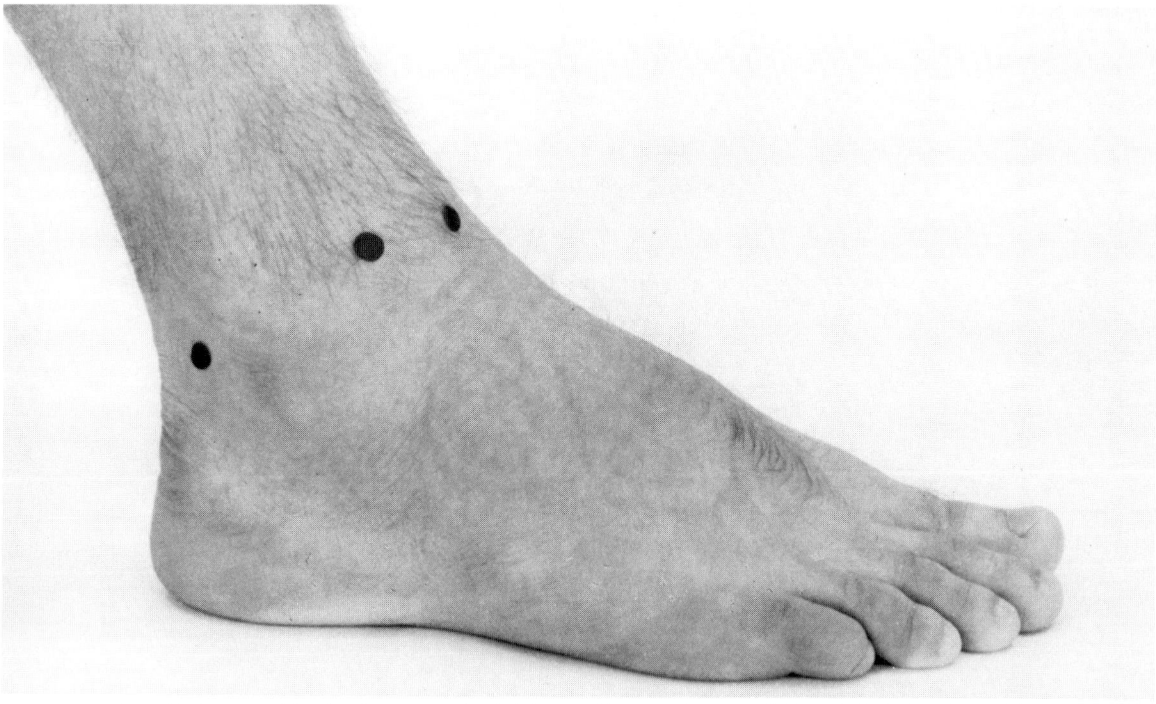

Abb. 85 Quaddelmuster für das Sprunggelenk. Vor und hinter den medialen Knöcheln wird gleichfalls je 1 Quaddel appliziert

Therapie über Muskulatur und Bandapparat

Neben der eben angeführten Quaddeltherapie existiert eine Reihe weiterer, an sich zu wenig bekannter, aber sehr effizienter Infiltrationstechniken für die untere Extremität.
Eine tragende Rolle spielen dabei jene Techniken, die gelenknahe Muskelinsertionen zum Ziel haben.
Für das Kniegelenk sind das:

- M. quadriceps femoris,
- M. sartorius,
- M. semitendinosus,
- M. gracilis,
- M. semimembranosus,
- M. popliteus.

Während Insertionstendinopathien der Ursprünge dieser Muskeln bereits bei der Besprechung der LBH-Region Berücksichtigung fanden, sind für die distalen Insertionen die nachstehend angeführten Behandlungstechniken empfehlenswert.

Infiltration des Pes anserinus

(Abb. 86)

Indikation

Knieinnenschmerz, das schmerzhaft gestörte Kniegelenk bei Hüftgelenkerkrankungen, Druckempfindlichkeit der Region, Provokation: Beugung gegen Widerstand.
Der Pes anserinus wird von den Insertionen des M. sartorius, M. semitendinosus und M. gracilis, medial der Tuberositas tibiae gebildet und ist gut palpabel.

Injektionstechnik

Von distal kommend wird der Pes anserinus mit schräg zur Tibia gerichteter Nadelführung fächerförmig infiltriert.
Kanüle: 0,42 x 42
Menge: 2 ml

Infiltration der M. biceps femoris-Insertion
(Abb. 87)

Indikation

»Das schmerzhafte Fibulaköpfchen«, Schmerzen im lateralen Kniekehlenbereich, Provokation: zunehmende Beugung im Hüftgelenk, bei gestrecktem und innenrotierten Bein, löst regionale Schmerzen aus.
Der M. biceps femoris inseriert mit einer gemeinsamen Endsehne am Capitulum fibulae.

Injektionstechnik

Die Insertionsregion mit 2 FST abdeckend erfolgt der direkte Einstich und die Infiltration bis zum Knochenkontakt.
Kanüle: 0,40 x 20
Menge: 1 ml

Infiltration der M. quadriceps-Insertion
(Abb. 88a, b, c)

Indikation

Kniescheibenschmerz, Patellaspitzensyndrom (jumper's knee), Kniescheibenrandschmerz, schmerzhafte Tuberositas tibiae, entsprechende Befunde der Schmerzpalpation.
Der M. quadriceps femoris bildet eine gemeinsame Endsehne, die die Kniescheibe einbindet und als Ligamentum patellae zur Tuberositas tibiae zieht. Der M. quadriceps verfügt als größter und mächtigster Muskel unseres Körpers über ein beachtliches Kräftepotential. Dementsprechend können muskuläre Verspannungen im Ansatzbereich zu hartnäckigen und therapieresistenten Beschwerden führen, wobei der Fehler vermieden werden sollte, das Störungsprimat intraartikulär an den Gleitflächen der Patella zu vermuten. Auch die Schmerzen bei der sogenannten Chondropathia patellae sind durch diese Insertionsirritation mitbedingt.

Injektionstechnik

Je nach Ergebnis der Palpation sind ein oder mehrere Injektionsansätze erforderlich:
- 1 Querfinger proximal der Patella,
- distal der Patellaspitze,
- an der Tuberositas tibiae.

An allen Punkten kann gerade und direkt in die Schmerzzone eingegangen und diese eng fächerförmig infiltriert werden.
Kanüle: 0,40 x 20
Menge: 2 ml insgesamt

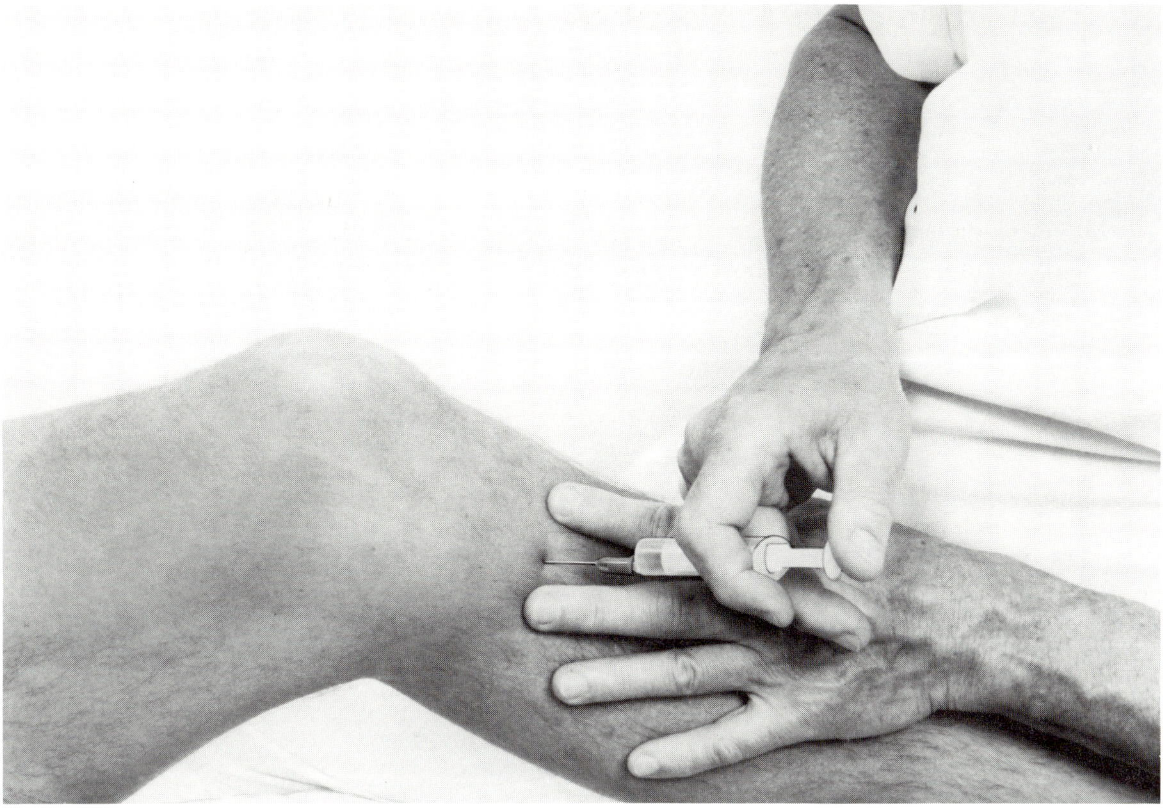

Abb. 86 Infiltration des Pes anserinus

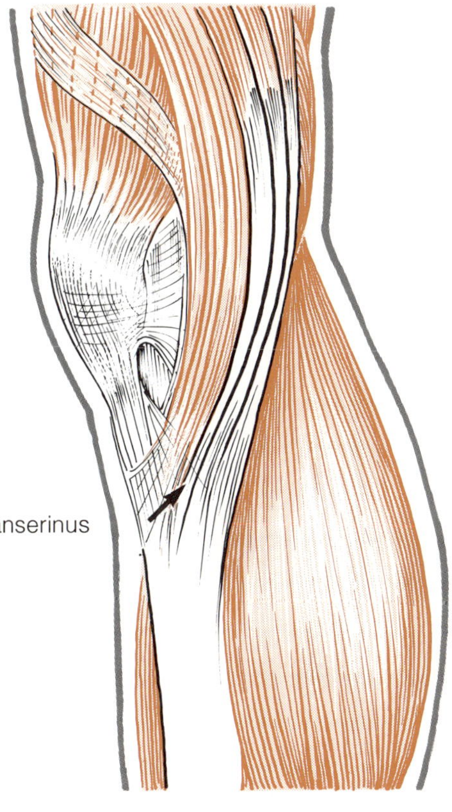

Anatomische Darstellung zu Abb. 86

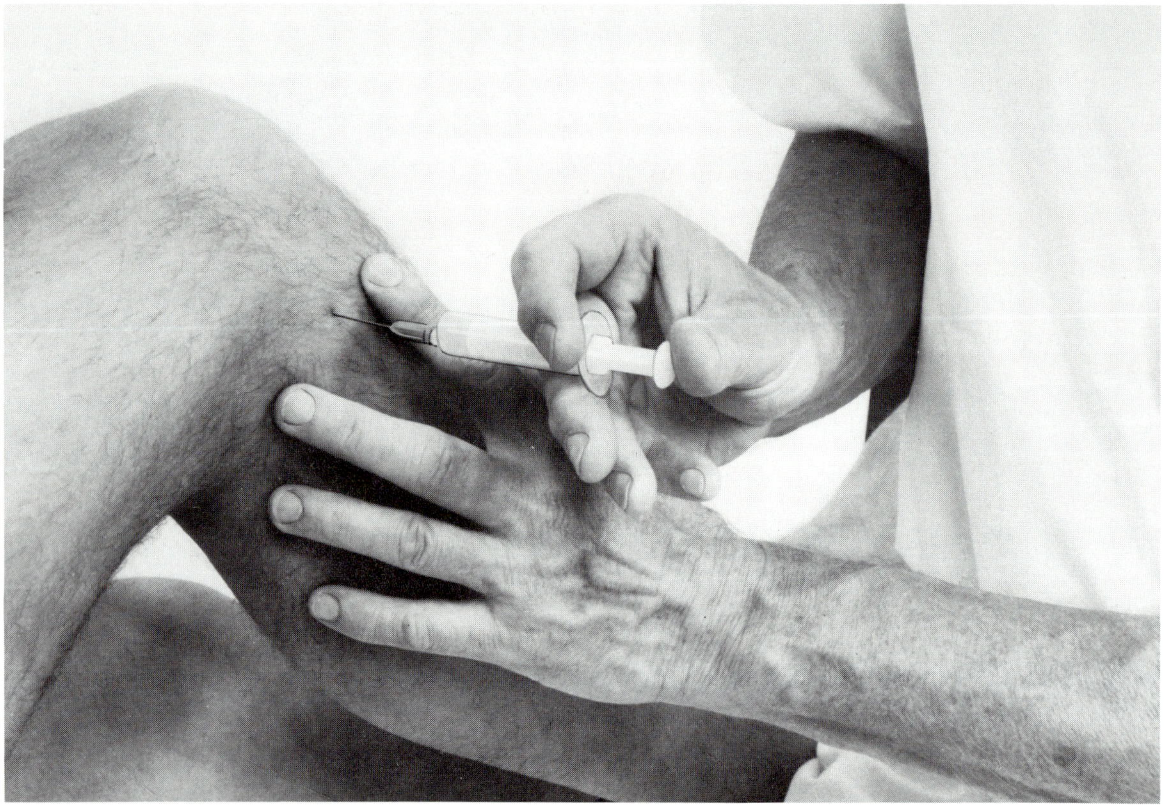

Abb. 87 Infiltration der Insertion des M. biceps femoris am Fibulaköpfchen

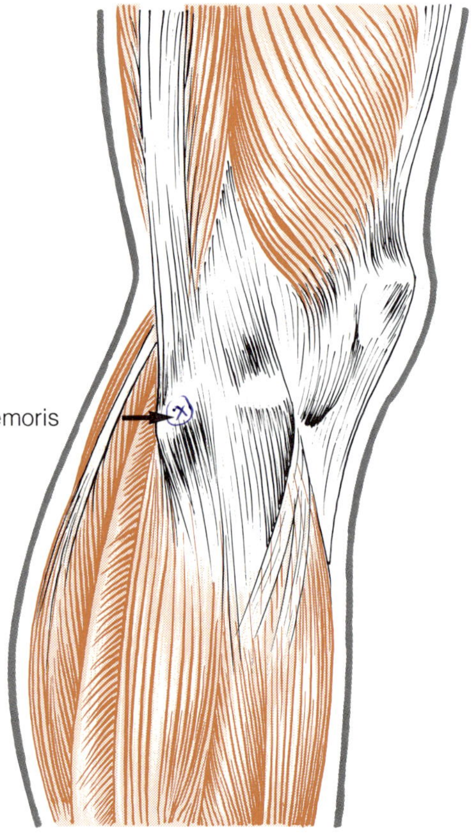

Anatomische Darstellung
zu Abb. 87

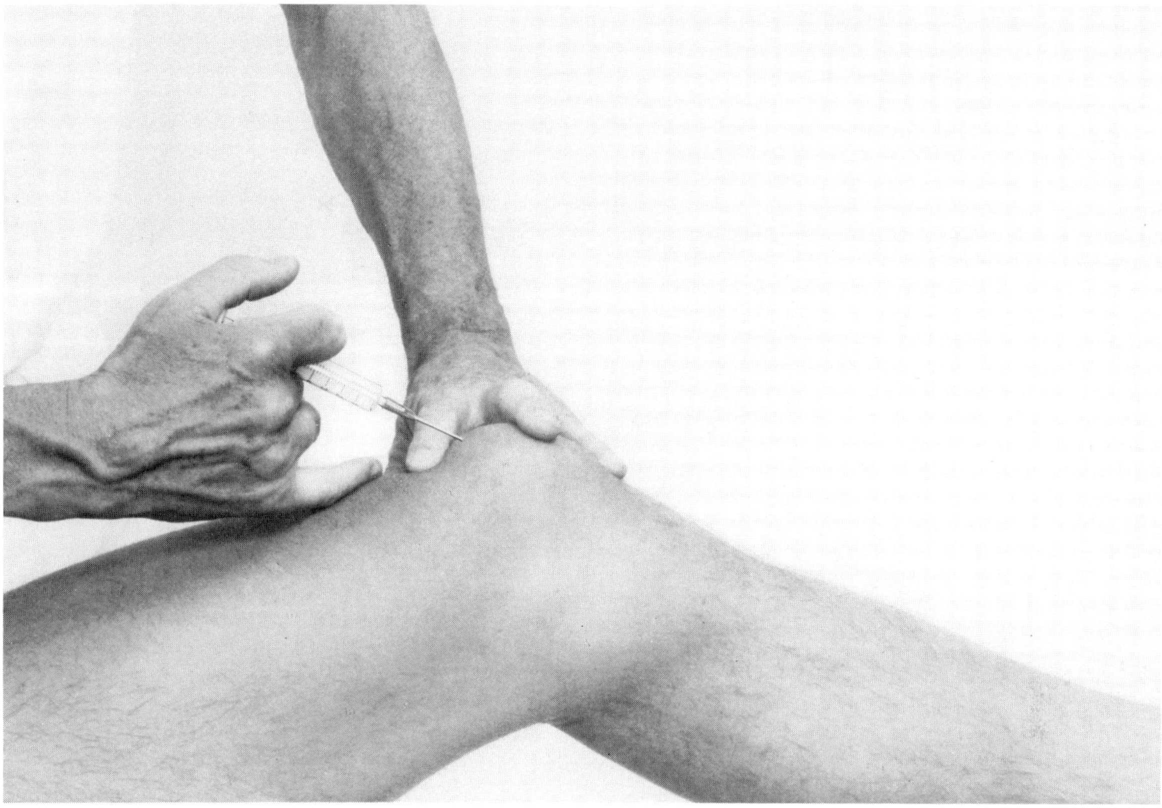

Abb. 88a Infiltration der Quadrizepsinsertion am oberen Patellarand

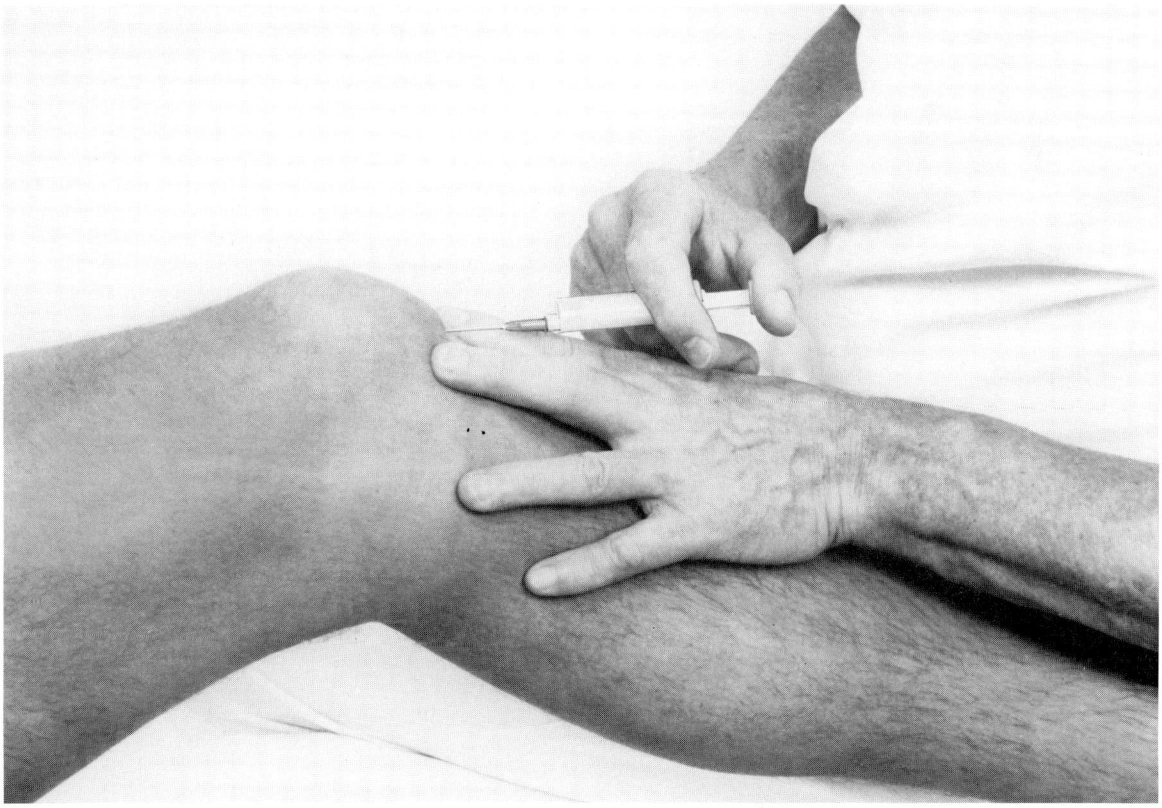

Abb. 88b Infiltration beim Patellaspitzensyndrom

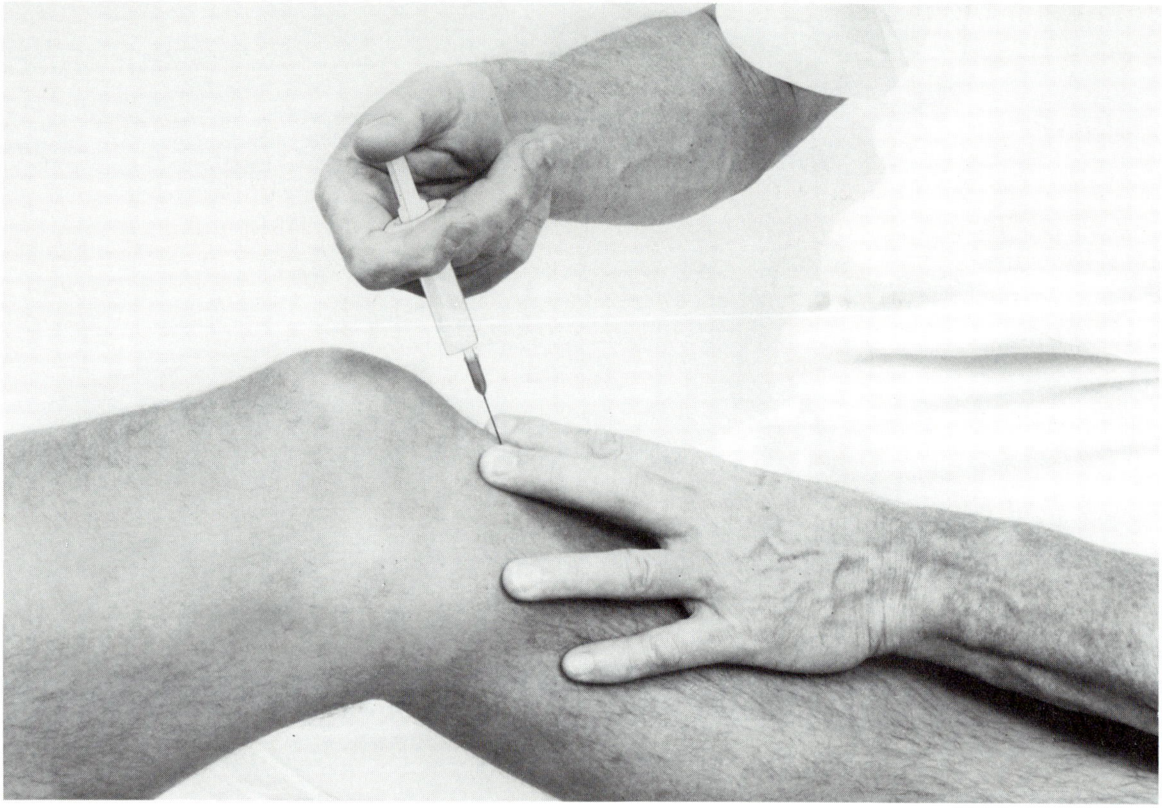

Abb. 88c Infiltration der Insertion an der Tuberositas tibiae

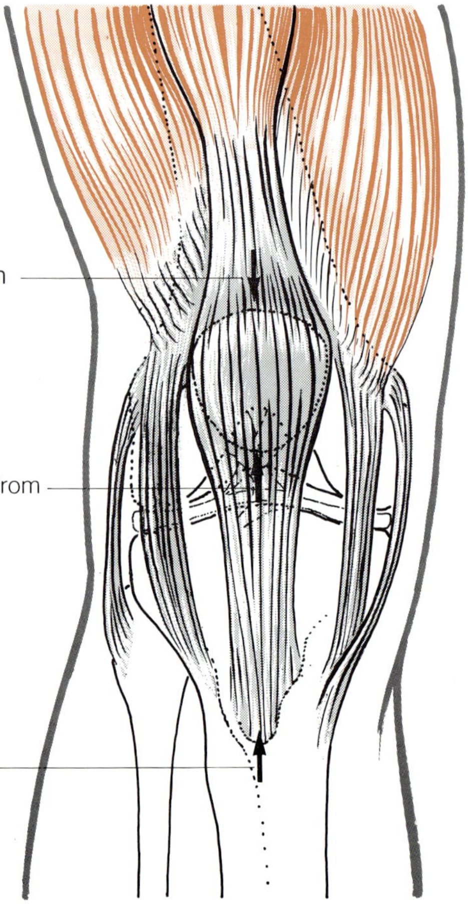

Anatomische Darstellung zu Abb. 88a bis c

Infiltration des M. popliteus
(Abb. 89)

Indikation

Schmerzen in der Kniekehle, Druckempfindlichkeit in der Tiefe der Poplitea. Der M. popliteus liegt in der Tiefe der Kniekehle, entspringt am Condylus lateralis femoris, wobei seine Sehne mit der Gelenkkapsel des Kniegelenks verwachsen ist. Er inseriert, schräg nach medial absteigend, an der Tibia und wirkt innenrotierend und beugend auf das Kniegelenk.

Injektionstechnik

Patient in Bauchlage. Mit 2 FST das Gefäß-Nerven-Bündel abschirmend, sticht man in der Kniekehlenbeugefalte die Nadel senkrecht, etwas lateral gerichtet ein und infiltriert im Bereich des Muskel-Sehnenübergangs. Variante: Patient in Rückenlage, Knie gebeugt, Einstich medial, knapp hinter dem Tibiakopf.
Kanüle: 0,42 x 42
Menge: 2 ml

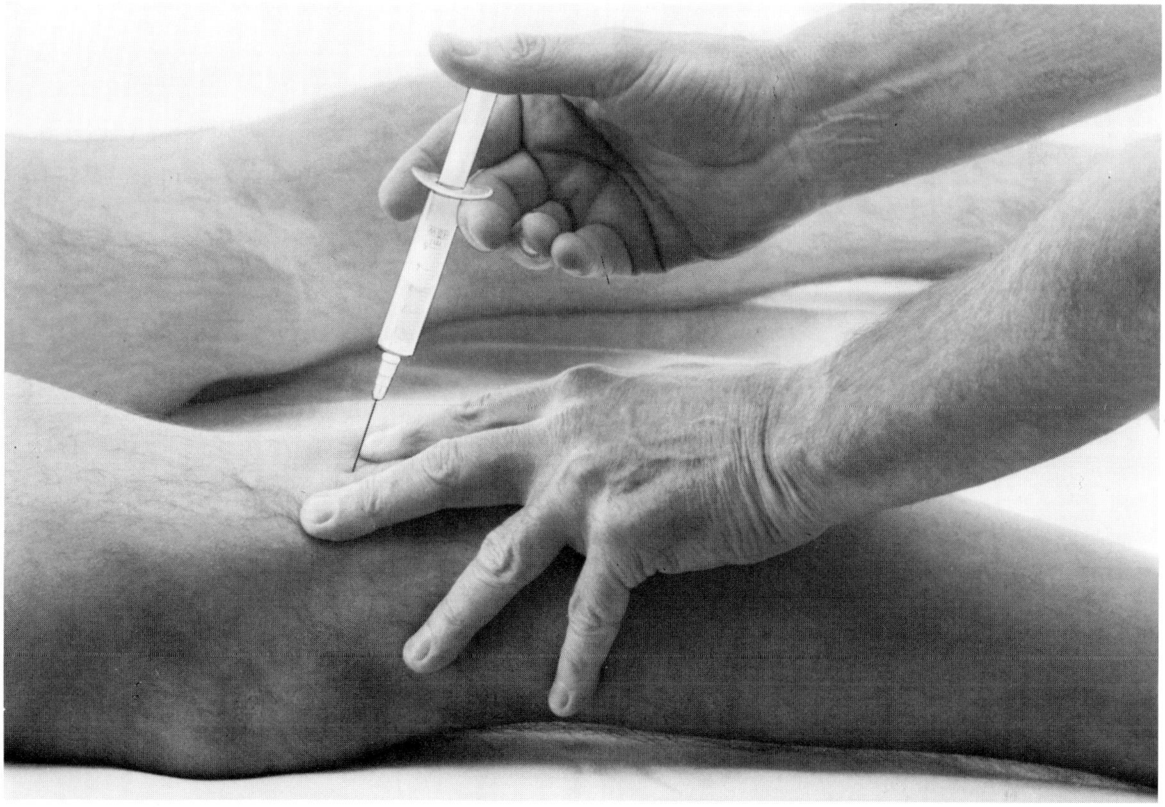

Abb. 89 Infiltration des M. popliteus

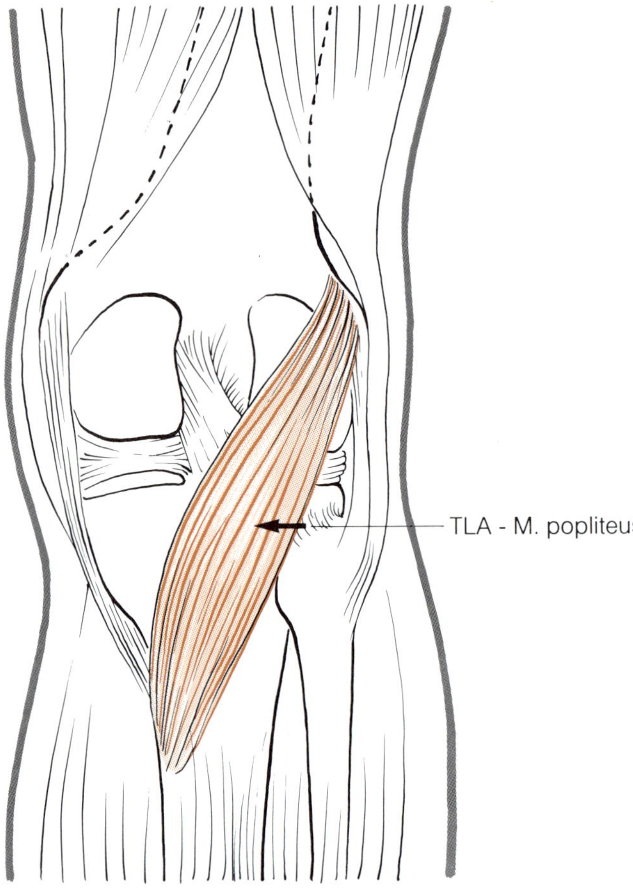

Anatomische Darstellung zu Abb. 89

Außer den muskulären Schmerzzonen und dem Ligamentum patellae müssen weitere ligamentäre Strukturen als Schmerzverursacher mitberücksichtigt und entsprechend behandelt werden. Am Kniegelenk sind es vor allem die Kollateralbänder.

Injektion in das Ligamentum collaterale mediale

(Abb. 90a, b, c)

Indikation

Zustand nach Traumen (Zerrung,), Operationen, Druckempfindlichkeit der Insertionen.
Das innere Kollateralband zieht vom medialen Femurkondylus zur Tibiainsertion, distal des medialen Kondylus und bildet gleichzeitig die innere Kapselwand des Kniegelenks.

Injektionstechnik

Sowohl die proximale als auch die distale Ansatzstelle, aber auch jener Bereich über dem inneren Gelenkspalt, wo das Band die Kapsel gestaltet, können druckschmerzhaft und damit behandlungsbedürftig sein.
Am leicht gebeugten Bein werden die schmerzenden Bandstellen mit geradem Einstich und Infiltration bis zum Knochenkontakt behandelt.
Kanüle: 0,40 x 20
Menge: 2 ml

Injektion in das Ligamentum collaterale laterale

(Abb. 91)

Indikation

Zustand nach Traumen, Operationen, Druckempfindlichkeit der Insertionen.
Das rundliche selbständige Band (keine Kapselbeziehung) entspringt am Epicondylus lateralis femoris und inseriert am Capitulum fibulae. Man tastet das Band am leichtesten bei gebeugtem Kniegelenk in Außenrotation des Beines. Das Kollateralband steht dann in einem Winkel von 80 Grad zur Bizepssehne.

Injektionstechnik

Direkter Einstich in die Insertionsbereiche und Infiltration bis zum Knochenkontakt.
Kanüle: 0,40 x 20
Menge: 1–2 ml

Infiltration der Retinacula patellae
(Abb. 92)

Indikation

Patellarandschmerz, Palpationsbefund. Druckschmerzhaftigkeit der medial und lateral des Ligamentum patellae gelegenen bandartigen Verstärkungen der Gelenkkapsel, die als Haltebänder der Patella anzusehen sind. Die lateralen Faserzüge verbinden sich mit dem Tractus iliotibialis und inserieren mit ihm an der Tibia, die medialen setzen vor dem Ligamentum collaterale mediale an.

Injektionstechnik

Direkter Einstich in den Schmerzmaximalpunkt am Patellarand unter Fixierung der Kniescheibe
Kanüle: 0,40 x 20
Menge: 1 ml

Injektion an den sogenannten medialen Tibiakopfpunkt
(Abb. 93)

Indikation

Wie schon der Name besagt, liegt dieser häufig druckschmerzhafte Punkt medial im Tibiakopfbereich, ungefähr in der Mitte zwischen Tuberositas tibiae und Pes anserinus. Wie eigene Untersuchungen (anatomische Präparationen) ergeben haben, zeichnet sich dieser Punkt lediglich durch die deutlich vermehrte Vaskularisierung aus.
Der therapeutische Effekt der Infiltration dürfte auf die Reduzierung der schmerzverbundenen Sympathikusaktivität (Wirkung über die Adventitia der Gefäße) zurückzuführen sein.

Injektionstechnik

Die Infiltration geschieht mit direktem Stich bis zum Knochenkontakt.
Kanüle: 0,40 x 20
Menge: 1 ml

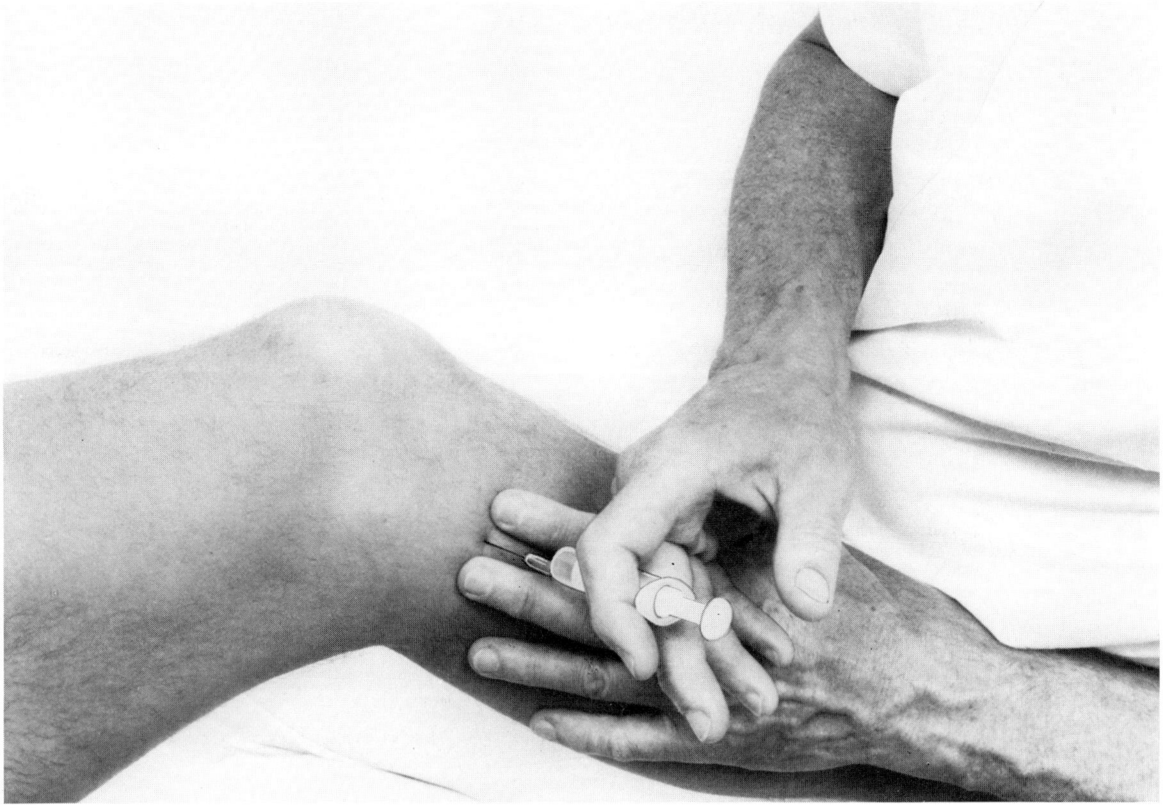

Abb. 90a Infiltration des Lig. collaterale mediale – distaler Ansatz

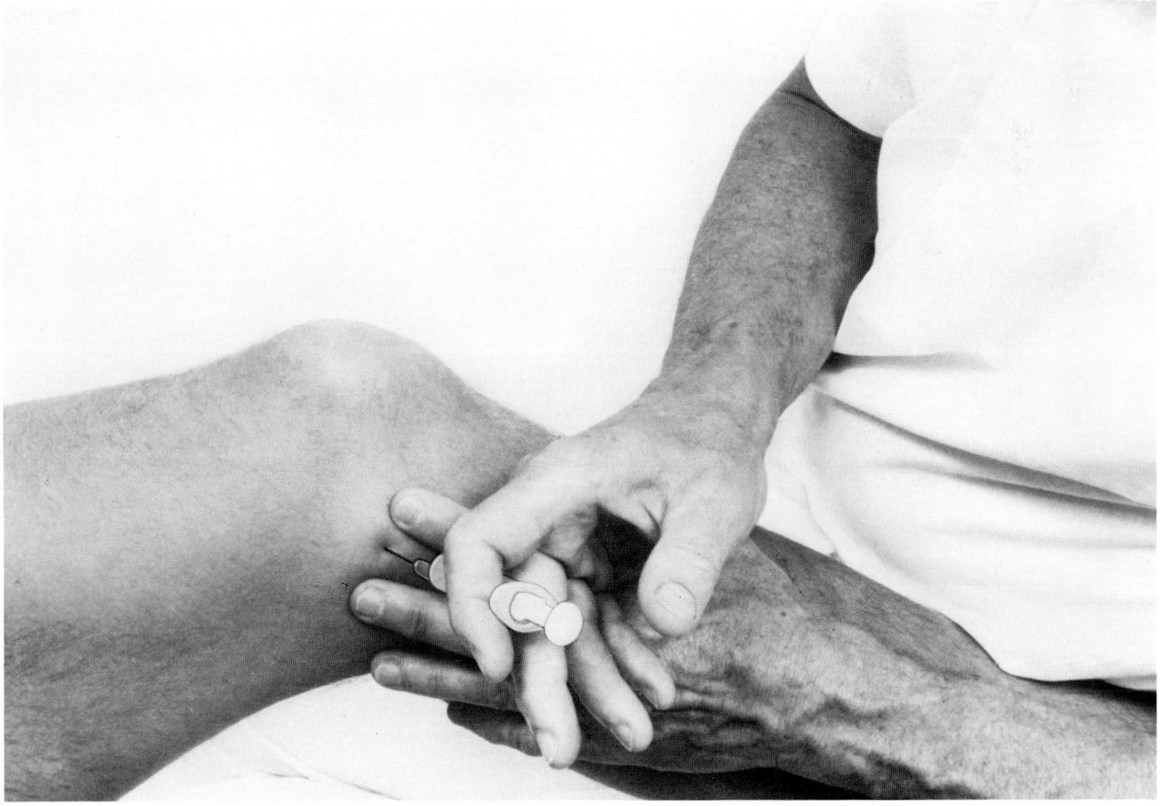

Abb. 90b Infiltration des Lig. collaterale mediale – mittlerer Bereich (Kapsel!)

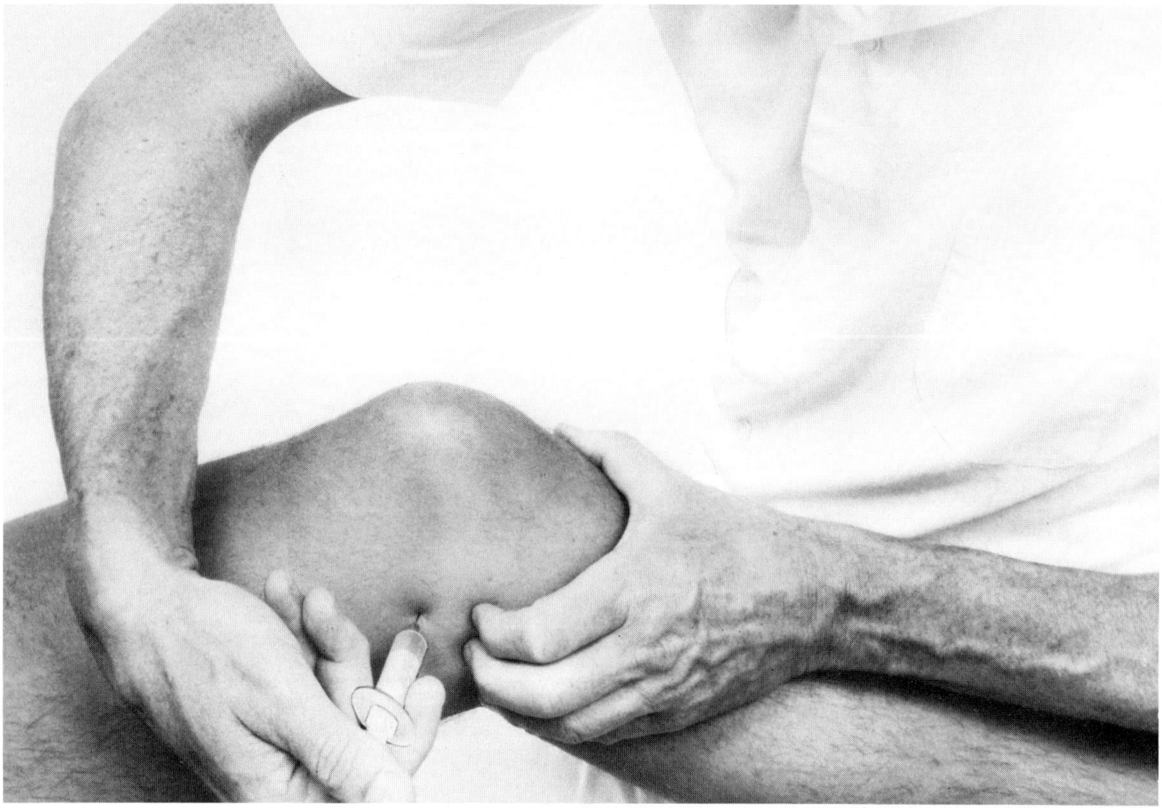

Abb. 90c Infiltration des Lig. collaterale mediale – kranialer Ansatz

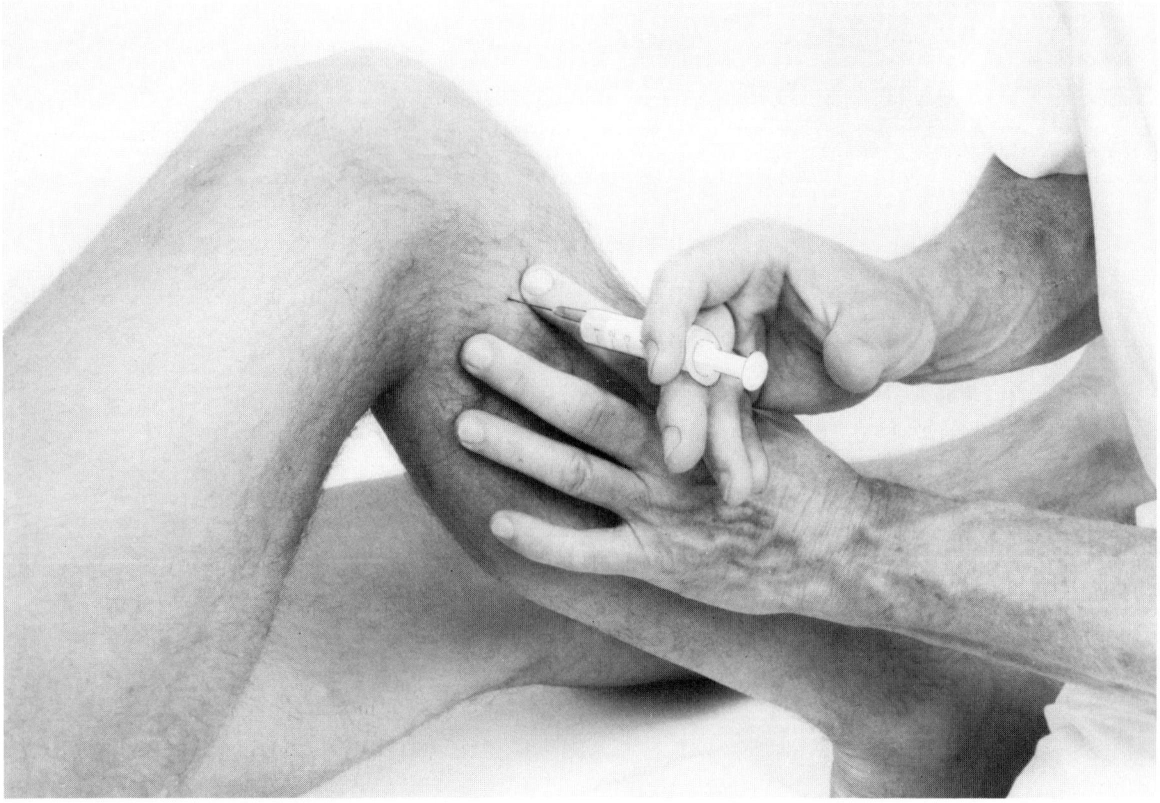

Abb. 91 Infiltration des Lig. collaterale laterale – distaler Ansatz

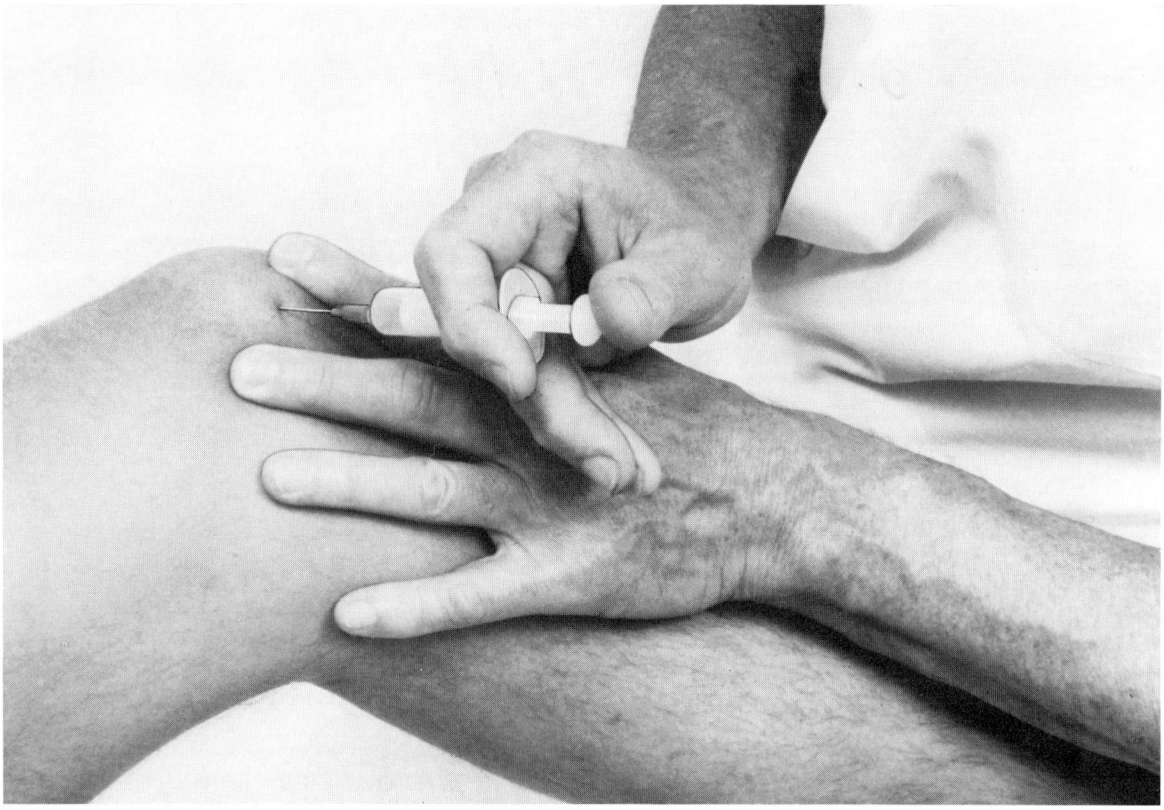

Abb. 92 Infiltration beim Patellarandschmerz (Retinacula patellae)

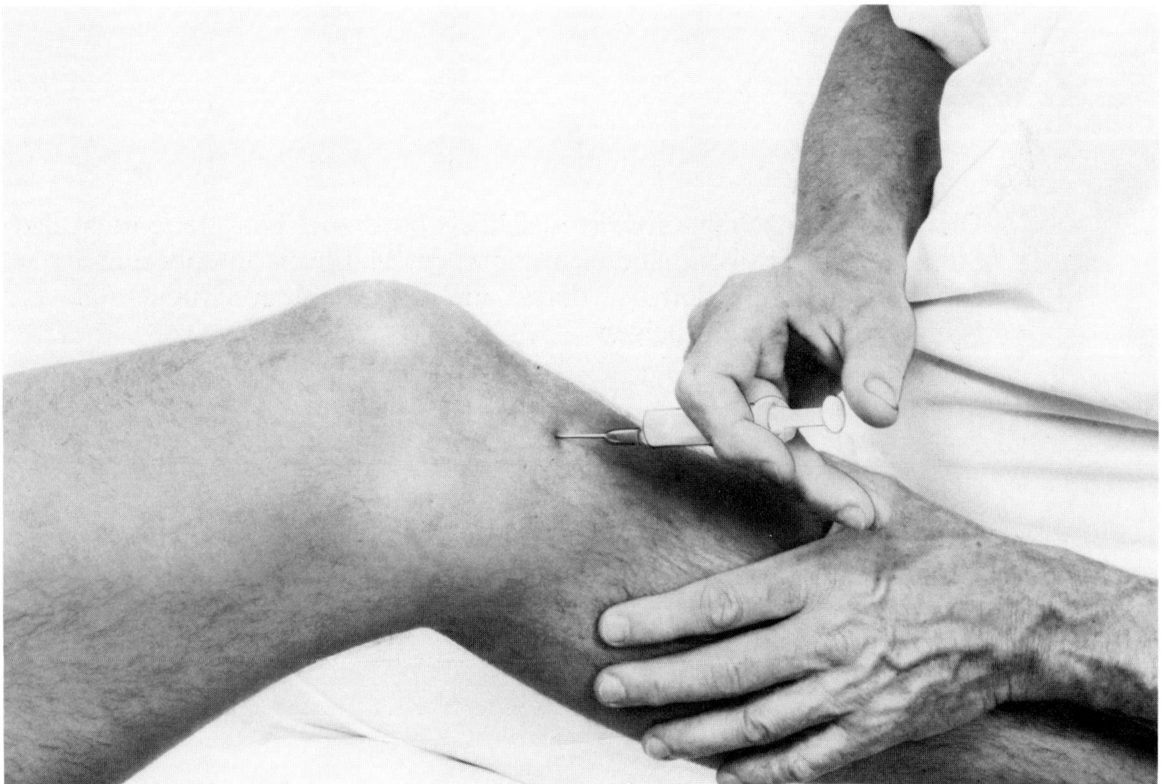

Abb. 93 Infiltration des sogenannten medialen Tibiakopfpunktes

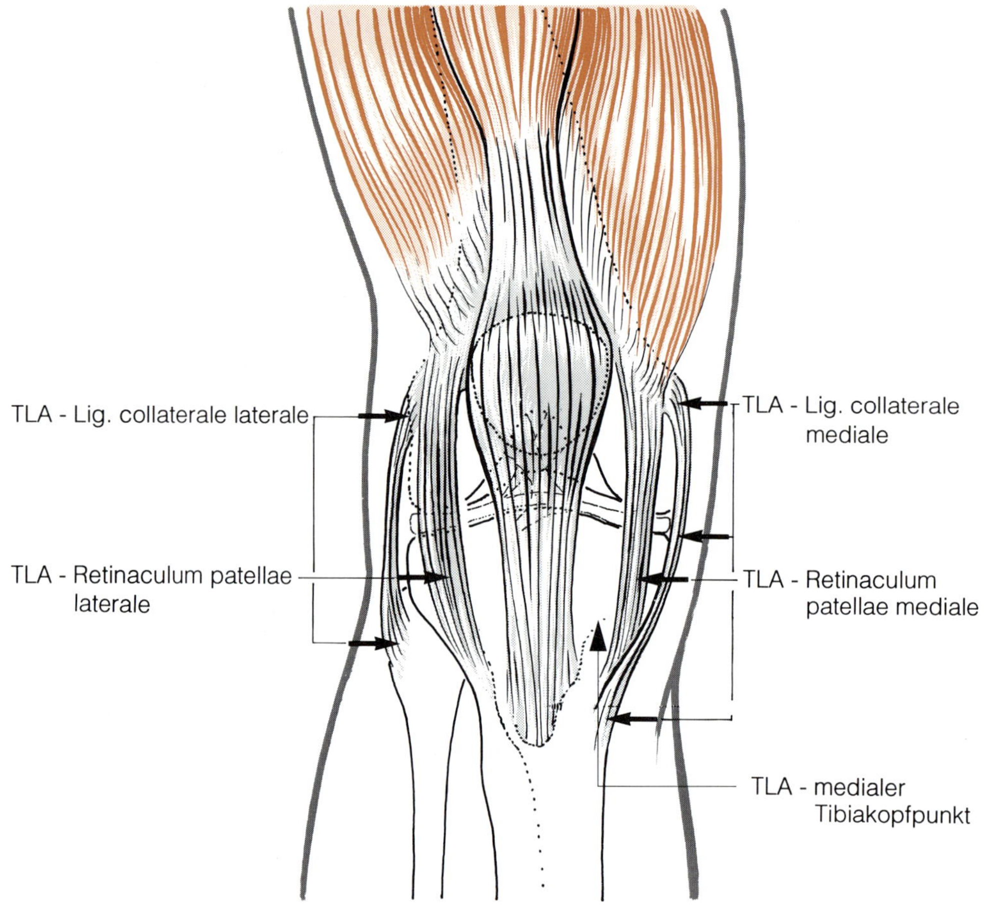

Anatomische Situation Abb. 90–93

Die Unterschenkelregion weist gleichfalls bevorzugt betroffene muskuläre Störzonen auf. Im Ventralbereich sind es der M. tibialis anterior und der M. extensor digitorum longus, dorsal die Triceps surae-Gruppe, die zur Schmerzmanifestation neigen.

Infiltration der Triggerpunkte des M. tibialis anterior
(Abb. 94)

Indikation

Schmerzen im vorderen und lateralen Unterschenkel, Druckempfindlichkeit im Ursprungsbereich und oberen Drittel des Muskelbauches.
Der M. tibialis anterior entspringt von den oberen zwei Dritteln der lateralen Tibiafläche und der Membrana interossea cruris und inseriert an der plantaren Fläche des Os cuneiforme mediale sowie am Metatarsale I. Der Muskel wirkt im Sinne von Dorsalflexion, Adduktion und Supination des Fußes.

Injektionstechnik

Am häufigsten findet sich ein Maximalpunkt medial des Fibulaköpfchens im Insertionsgebiet am Tibiakondylus. Nach Abgrenzung mit 2 FST wird der Triggerpunkt mit direkter Nadelführung infiltriert.
Kanüle: 0,42 x 42
Menge: 1 ml

Infiltration der Triggerpunkte des M. extensor digitorum longus
(Abb. 94b)

Indikation

Die Schmerzcharakteristik entspricht der des M. tibialis anterior, der Maximalpunkt liegt aber gut handbreit distaler ungefähr 2 Querfinger lateral der Tibiakante.
Dieser Muskel entspringt am lateralen Tibiakondylus, aber ebenso etwas lateraler an der Fibulavorderfläche. Er inseriert an der Dorsalaponeurose der 2. bis 5. Zehe und bewirkt Dorsalflexion des Fußes, Zehenstreckung und leichte Pronation. Bei der Palpation kann es hilfreich sein, eine aktive Zehenstrekkung ausführen zu lassen, um eine Abgrenzung zum M. tibialis anterior zu ermöglichen.

Injektionstechnik

Fixierung des Triggerpunktes mit 2 FST, senkrechter Einstich.
Kanüle: 0,42 x 42
Menge: 1 ml

Infiltration der Triggerpunkte des M. tibialis posterior

Indikation

Tibiarandschmerz, Unterschenkelbeschwerden, Knick-Senkfuß
Der M. tibialis posterior bewirkt Plantarflexion sowie Supination des Fußes und verspannt Längs- und Querwölbung.

Injektionstechnik

Injektion in die TP medial der Tibia.
Kanüle: 0,42 x 42
Menge: 1 ml

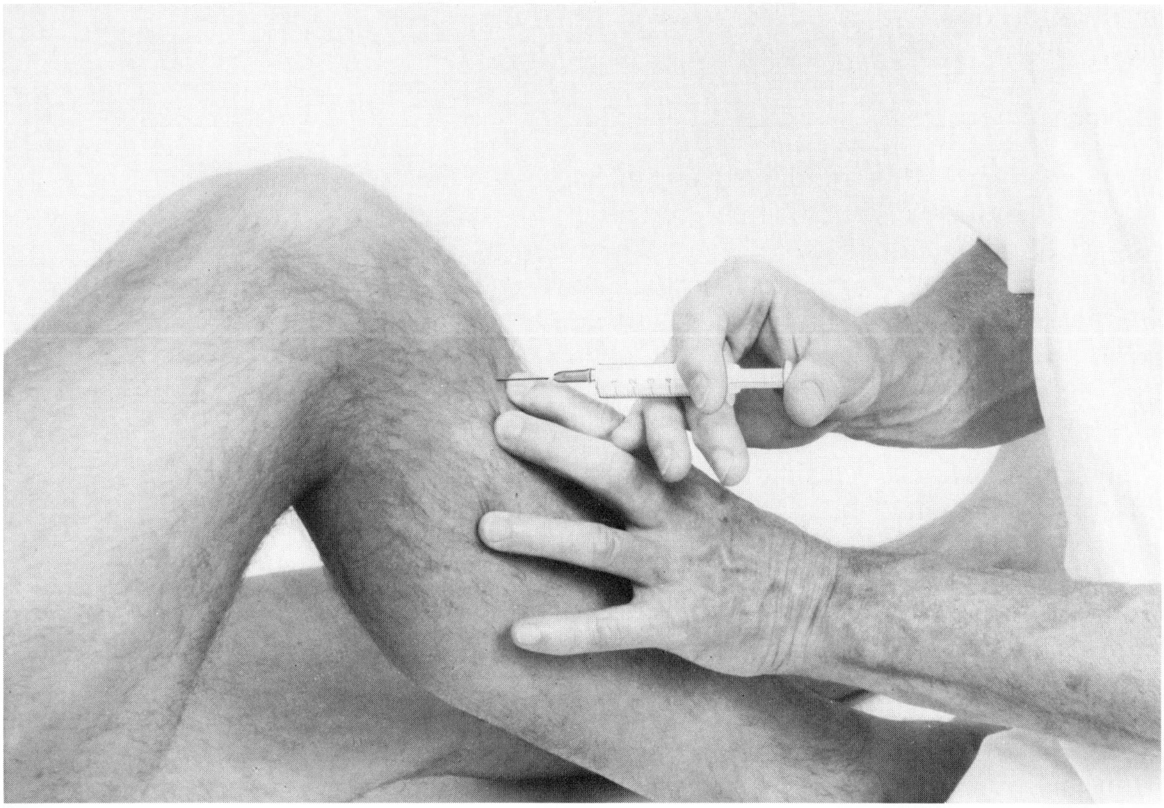

Abb. 94a, b Infiltration der TP des M. tibialis anterior und des M. extensor digitorum longus (unten).

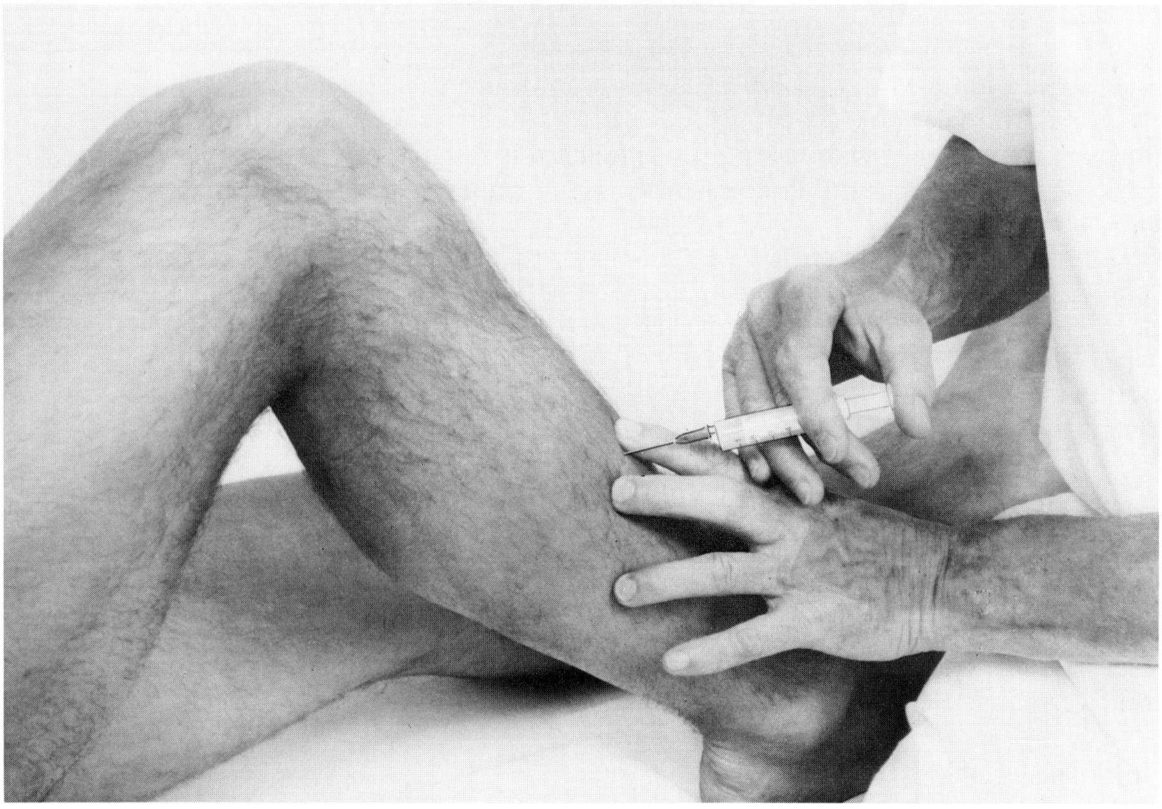

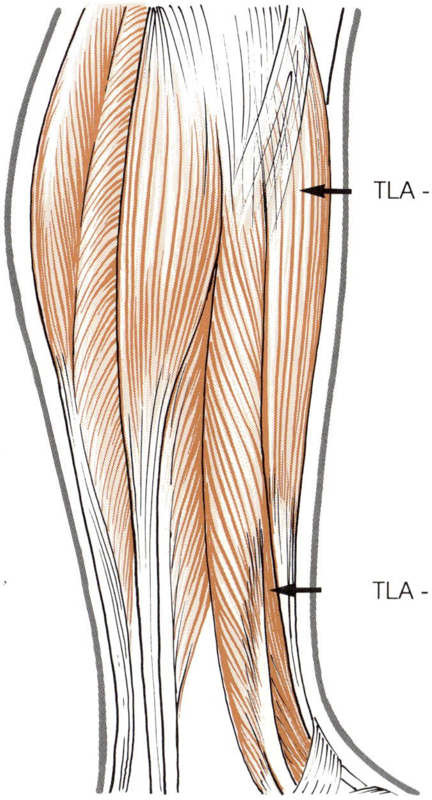

Anatomische Darstellung zu Abb. 94

Infiltration des M. triceps surae
(Abb. 95 a,b)

Indikation

Wadenschmerz (besonders beim Treppensteigen), Ausstrahlung zur Kniekehle (M. gastrocnemius) und Fersengegend (M. soleus). Der M. triceps surae gliedert sich in den M. gastrocnemius und den M. soleus. Die beiden Gastroknemiusköpfe entspringen am medialen und lateralen Femurkondylus, der M. soleus etwas weiter distal an der dorsalen Tibiafläche und am Fibulaköpfchen. Die Muskeln inserieren mit einer gemeinsamen Endsehne, der Achillessehne, an der Tuberositas calcanea. Der M. soleus überragt, hauptsächlich medial in der Tiefe, die Gastroknemiusköpfe. Seine Muskelmasse reicht auch etwas weiter nach distal.
Funktionell steht die Plantarflexion im Vordergrund (Zehengang). Der M. soleus zieht darüber hinaus den Unterschenkel nach dorsal und stabilisiert das Bein beim Stehen.

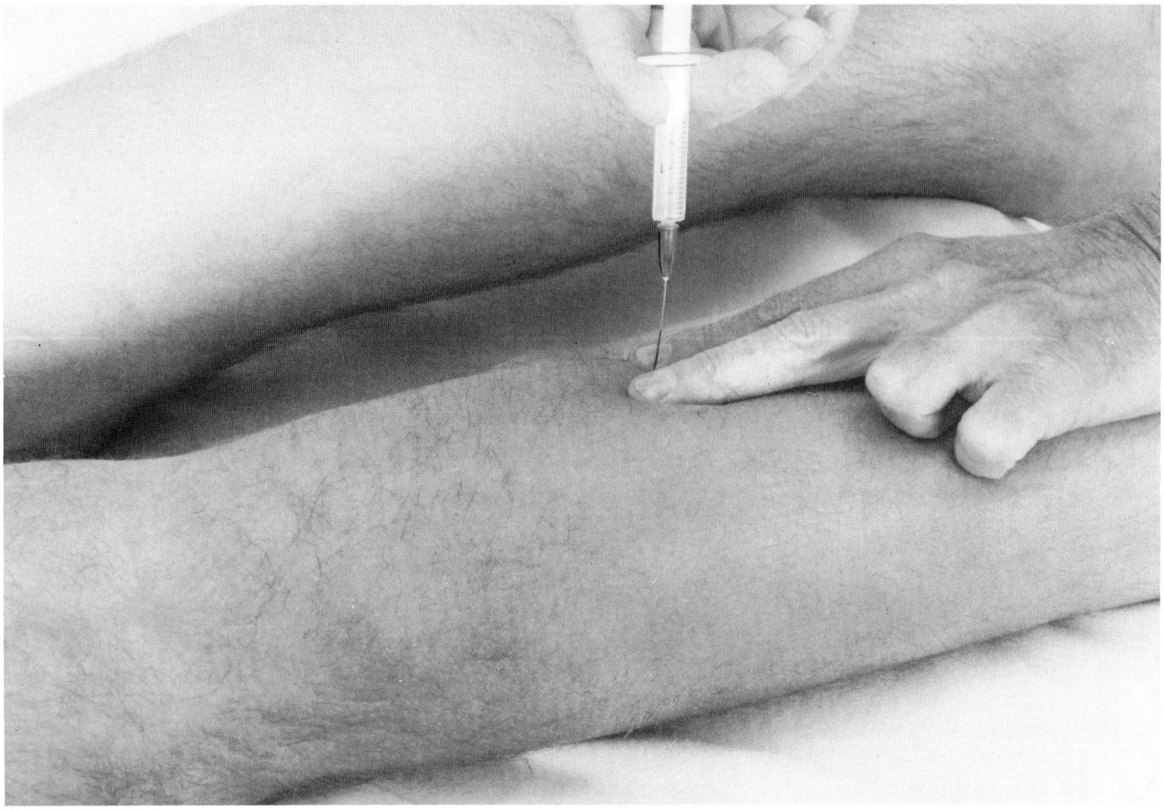

Abb. 95a Infiltration der TP (M. triceps surae) im medialen Bauch des M. gastrocnemius

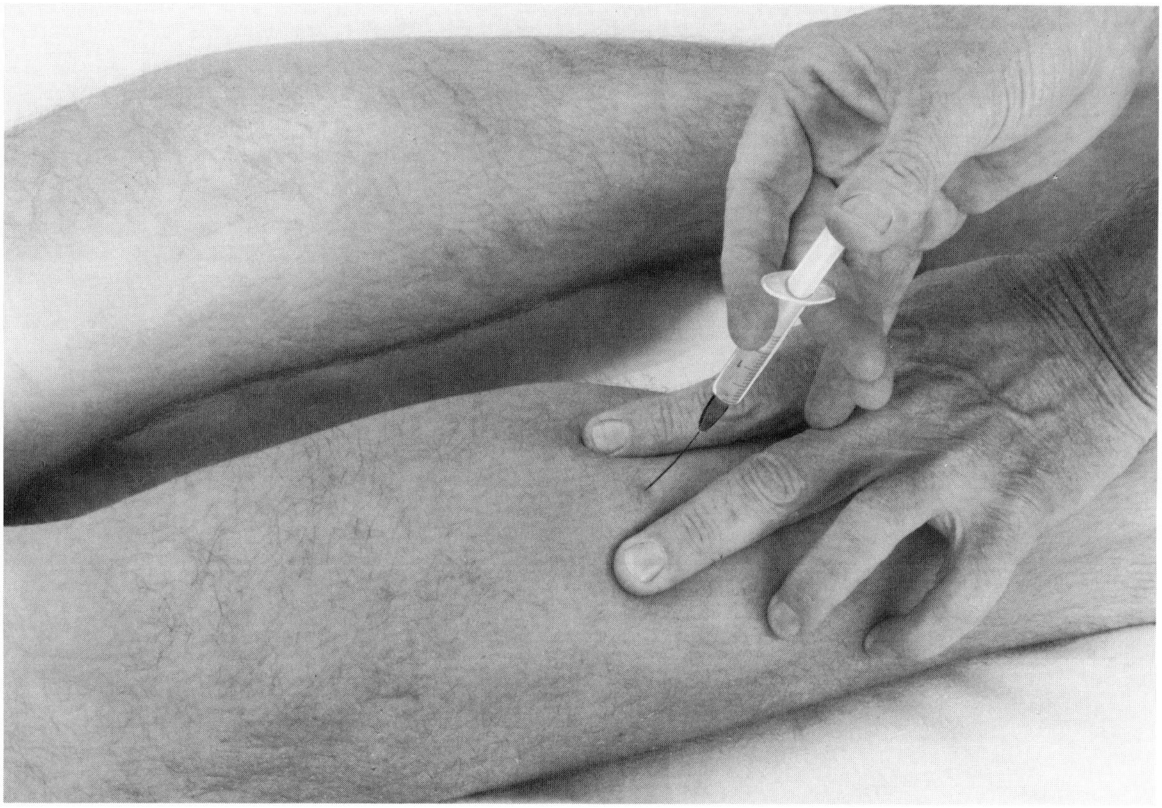

Abb. 95b Infiltration der TP im M. soleus

Injektionstechnik

Meistens liegt der Maximalpunkt des M. gastrocnemius im medialen Muskelbauch, ungefähr in der Mitte des Unterschenkels, jener des M. soleus etwas tiefer und weiter lateral. Die Punkte werden jeweils mittels 2 FST abgegrenzt und durch direkte Punktion erreicht.
Kanüle: 0,42 x 42
Menge: 1 ml pro Punkt

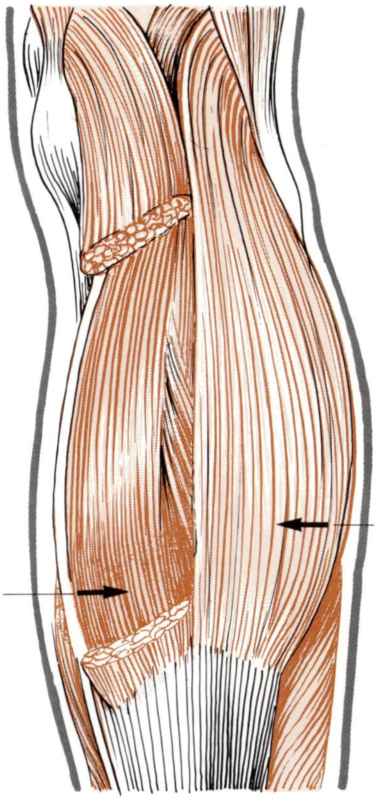

Anatomische Darstellung zu Abb. 95a, b

Infiltration der Achillessehneninsertion

(Abb. 96)

Indikation

Achillodynie, bei Belastung (Stehen, Gehen) auftretende Fersenschmerzen, Insertionstendinopathien, Haglund-Ferse (oberer Kalkaneussporn), Achillobursitiden, posttraumatische Schmerzzustände.

Injektionstechnik

Erst die subtile Tast- und Schmerzpalpation offenbart den Ansatzpunkt zur therapeutischen Lokalanästhesie, der sowohl an den distalen Partien des Tuber calcanei im Sehnenverankerungsbereich als auch weiteres im Winkel zwischen Achillessehnenvorderseite und oberer dorsaler Fersenbeinkante aber auch im Sehnenverlauf selbst gelegen sein kann.
Die gefundene Schmerzregion wird, wie gewohnt, mittels 2 FST abgegrenzt und das Insertionsgebiet am Tuber calcanei fächerförmig bis zum Knochenkontakt infiltriert.
Um die Schmerzregion zwischen Achillessehnenvorderseite und Kalkaneuskante (Bursa) zu erreichen, wählt man einen seitlichen Einstich im Scheitelpunkt dieses Winkels. Je nach Schmerzpalpation, von medial oder lateral eingehend, führt man die Nadeln transversal unter ständigem Infiltrieren bis zum kontralateralen Sehnenende an der Vorderfläche der Sehne entlang. Ein Eindringen der Nadel in die sehnigen Strukturen sollte wie die Verwendung von Steroiden vermieden werden.
Kanüle: 0,40 x 20
Menge: 1-2 ml

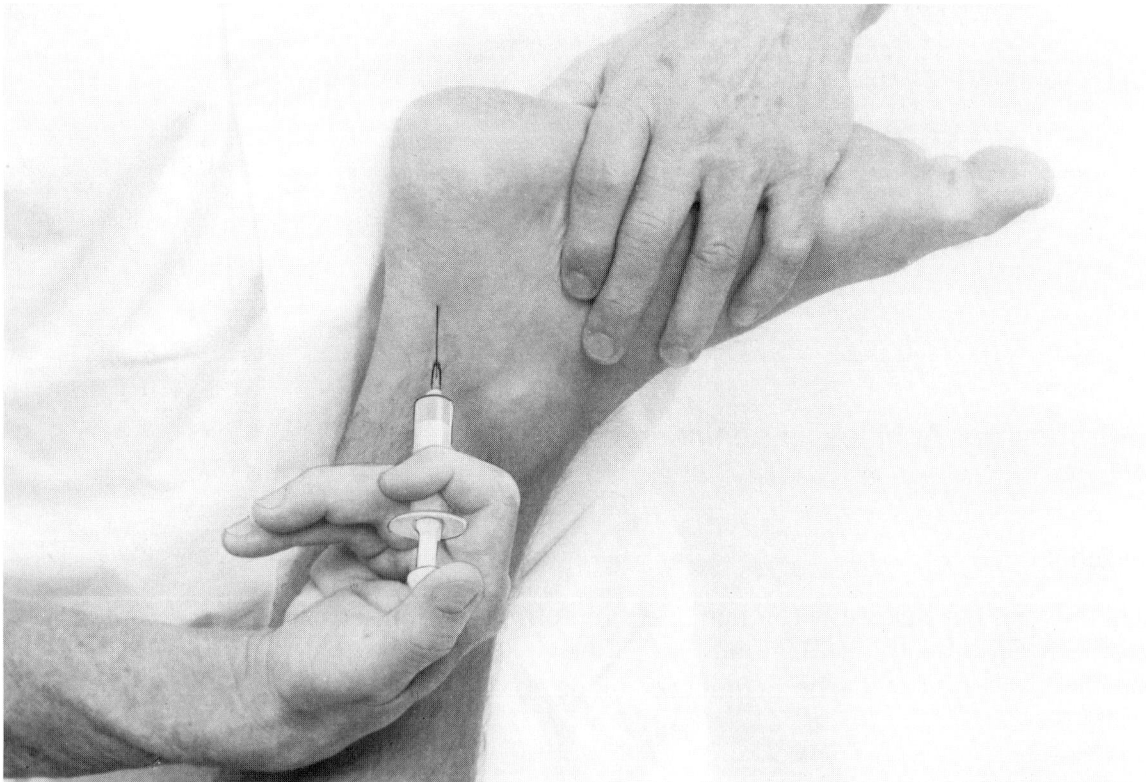

Abb. 96a Infiltration der Achillessehneninsertion im Winkel zwischen Sehnenvorderseite und dorsaler Fersenbeinkante und im Sehnenverlauf

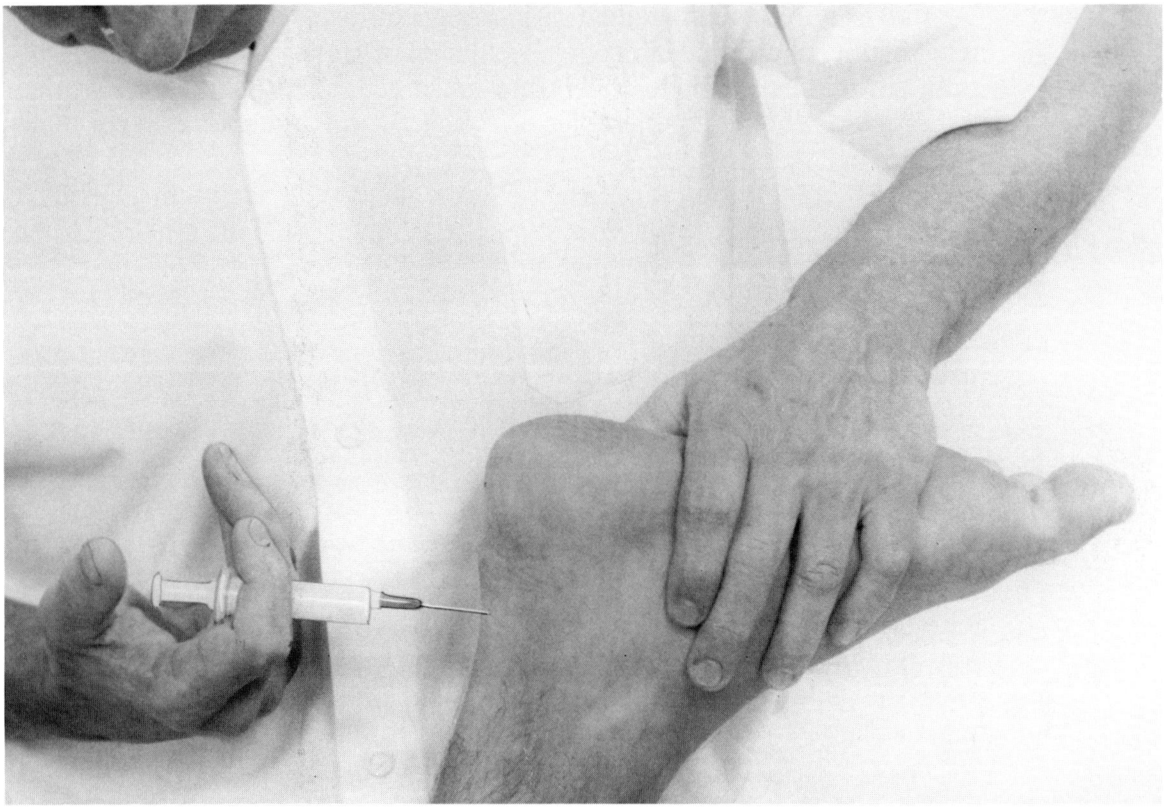

Abb. 96b Infiltration der Achillessehneninsertion im Verankerungsbereich am Tuber calcanei

Der Fuß ist durch mannigfaltige Zivilisationseinflüsse (harte Böden, ungeeignete Schuhe, überhöhtes Körpergewicht etc.) in seinen verschiedenen Strukturen chronischen Schädigungen und entsprechenden Schmerzsyndromen unterworfen. Er bietet demzufolge eine Reihe von Ansatzpunkten zur therapeutischen Lokalanästhesie.
Muskulär bedingte Schmerzen gehen vor allem von der mehrschichtigen plantaren Muskulatur bzw. von deren Insertionen am Fersenbein aus (M. abductor hallucis, M. flexor digitorum brevis, M. quadratus plantae).

Infiltration plantarer Insertionen am Fersenbein

(Abb. 97)

Indikation

Fersensporn, unterer Kalkaneussporn (Kalkaneodynie). Die im Röntgenbild häufig sichtbare plantare Kalkaneusexostose ist nicht der eigentliche Schmerzverursacher und demzufolge bieten auch dahin ausgerichtete Operationsmethoden selten befriedigende Ergebnisse. Es empfiehlt sich stets, zuerst die pathogenetisch führende Insertionstendinopathie der hier inserierenden plantaren Muskeln mittels gezielter Infiltration zu behandeln.

Injektionstechnik

Der palpatorisch gefundene Maximalpunkt im Fersenbeinbereich der Fußsohle wird mittels direktem Einstich bis zum Knochenkontakt infiltriert.
Kanüle: 0,42 x 42
Menge: 2 ml

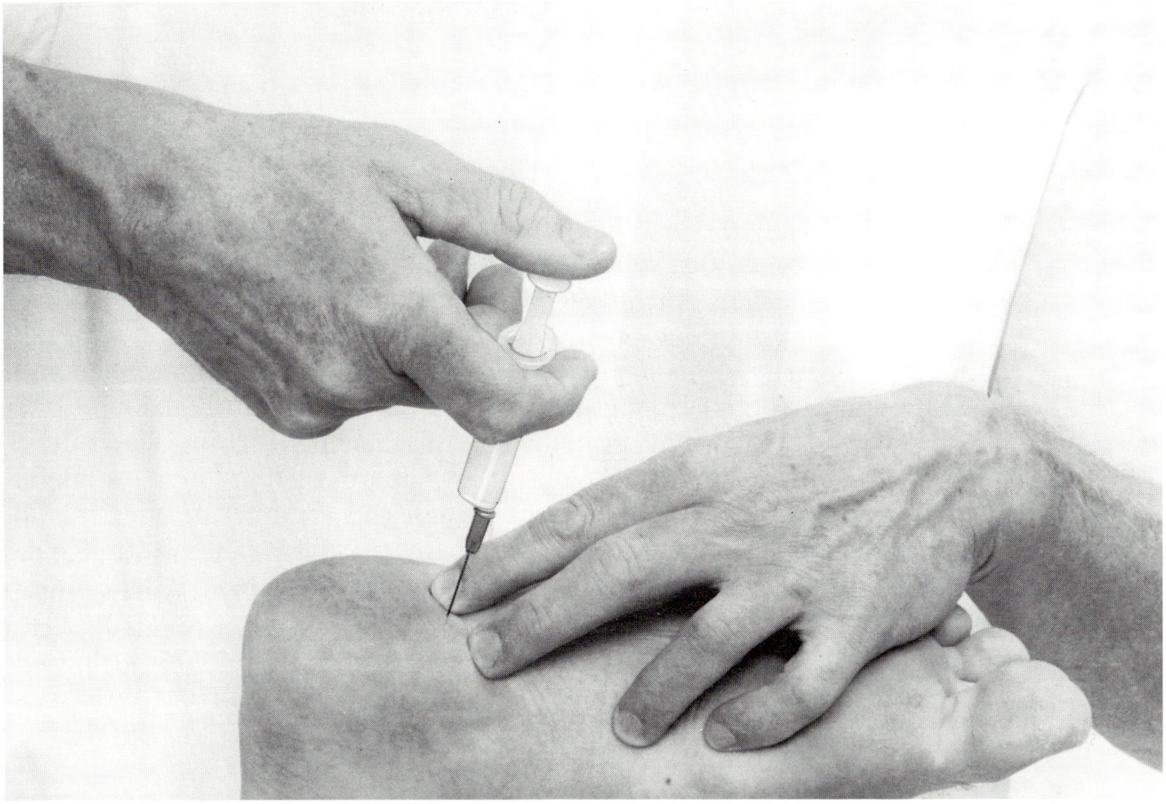

Abb. 97 Infiltration plantarer Insertionen am Fersenbein

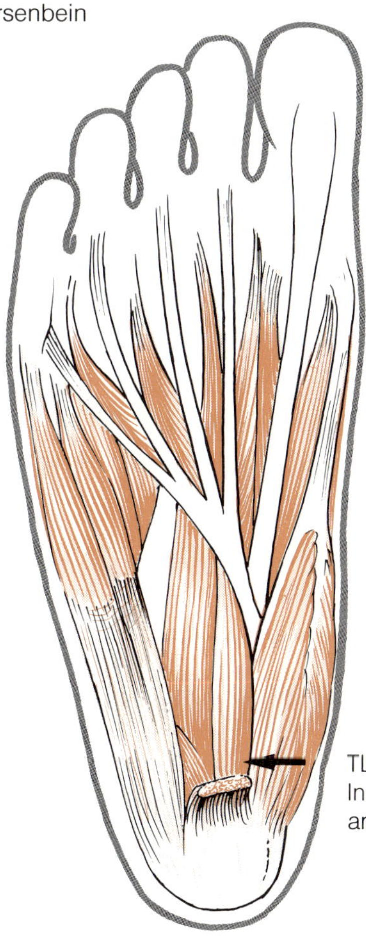

Anatomische Darstellung zu Abb. 97

Infiltration ligamentärer Schmerzzonen des Fußes
(Abb. 98a, b, c)

Indikation

Posttraumatische Schmerzzustände, ligamentäre Irritationen bei Fußdeformitäten (Senkfuß, Spreizfuß etc.). Im Bereiche der Sprunggelenke sind medial das Ligamentum deltoideum mit seinen Insertionen an Talus, Navikulare und Kalkaneus und lateral das Ligamentum calcaneofibulare häufiger Ort von Distorsionen und posttraumatischen Schmerzresiduen. Nach Frakturen im lateralen Malleolusbereich findet man des weiteren oft einen vom Ligamentum talofibulare anterius et posterius, beim Dorsalflexionstrauma einen vom Ligamentum tibiofibulare ausgehenden hartnäckigen Restschmerz. Der Bandapparat der Fußsohle wiederum zeigt seltener Traumafolgen, umso mehr aber Irritationen durch statische Veränderungen (Senkfuß, Spreizfuß etc.). Betroffen werden hier neben der Plantaraponeurose auch die tiefen Bandlagen, wie das Ligamentum plantare longum und die Bandverbindungen der einzelnen Gelenke (z.B. Ligamentum calcaneonaviculare plantare).

Injektionstechnik

Tast- und Schmerzpalpation lassen die jeweiligen Maximalpunkte erkennen, die nach Abgrenzung mittels 2 FST durch direkten Einstich bis zum Knochenkontakt behandelt werden.
Für Infiltrationen des Ligamentum talofibulare anterius tastet man über dem lateralen Winkel der Malleolengabel ein kleines Grübchen als Ansatzpunkt der Nadel.
Mit schräg nach medial und leicht proximal ausgerichteter Kanülenführung erreicht man in ca. 2 cm Tiefe die tibiofibularen Bandzüge.
Kanüle: 0,40 x 20
Menge: 1 ml pro Stelle

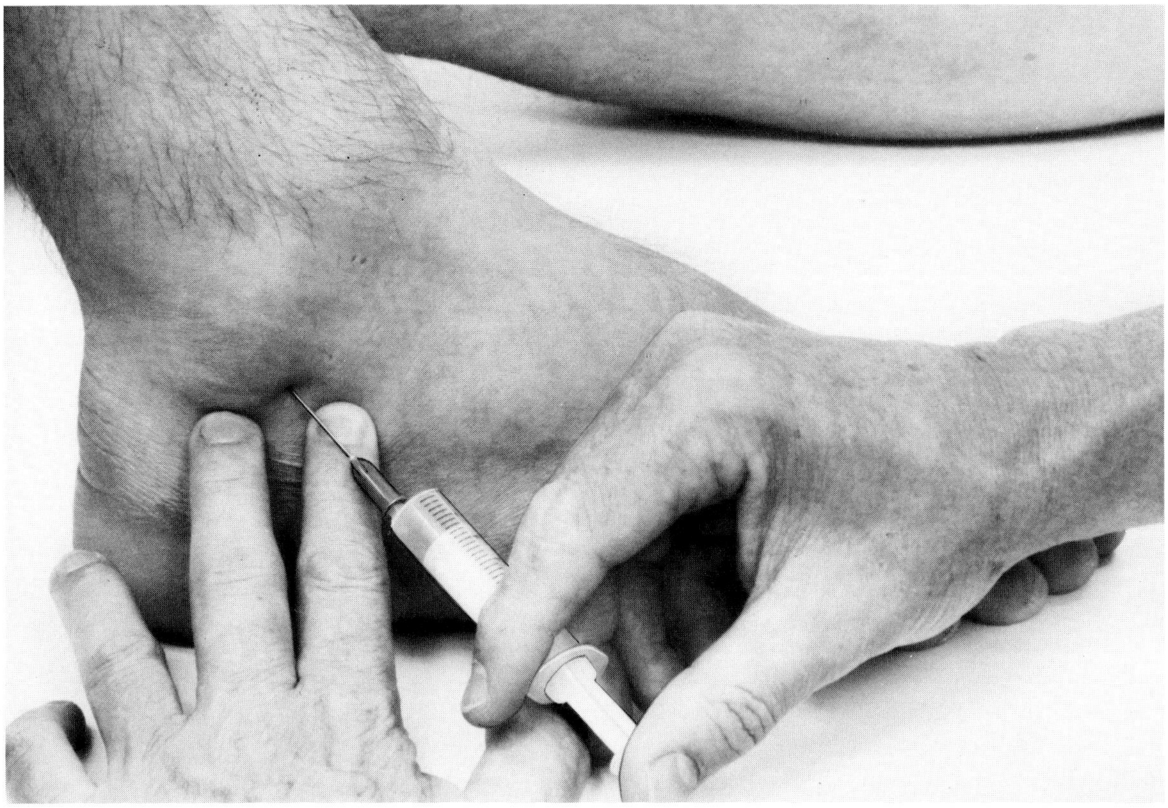

Abb. 98a Infiltration des Lig. calcaneofibulare

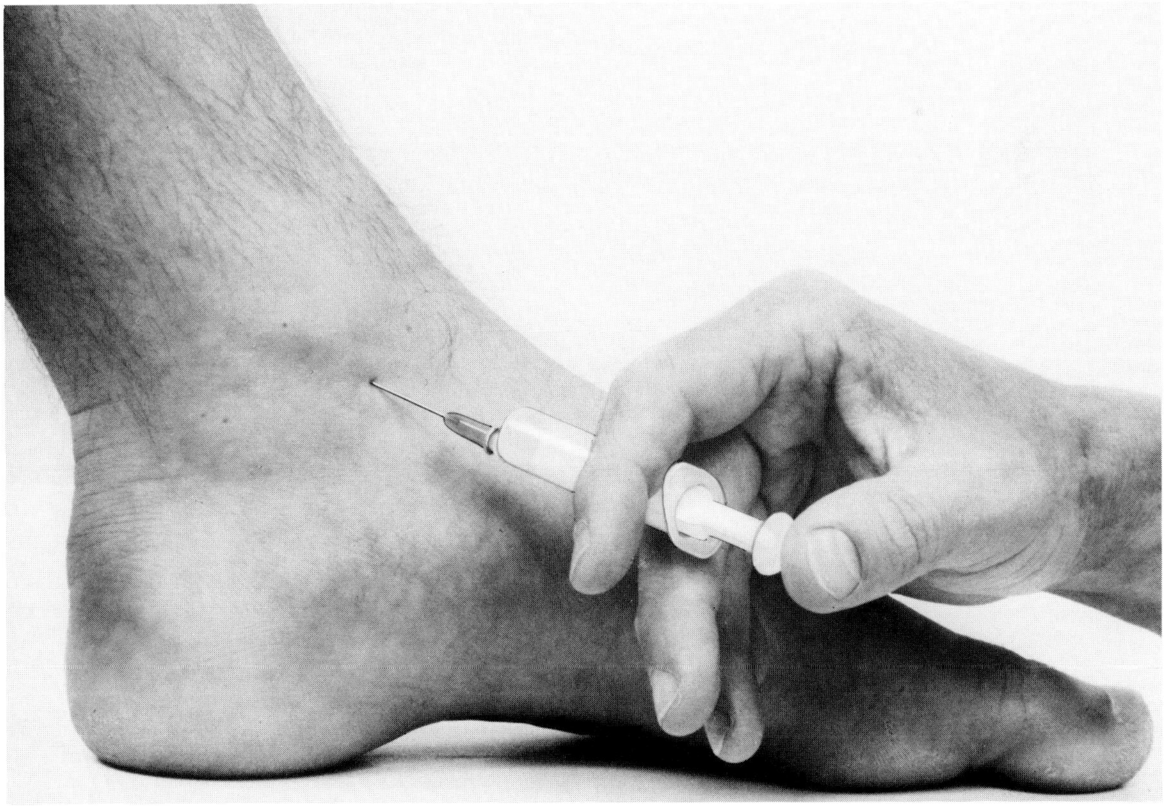

Abb. 98b Infiltration des Lig. deltoideum

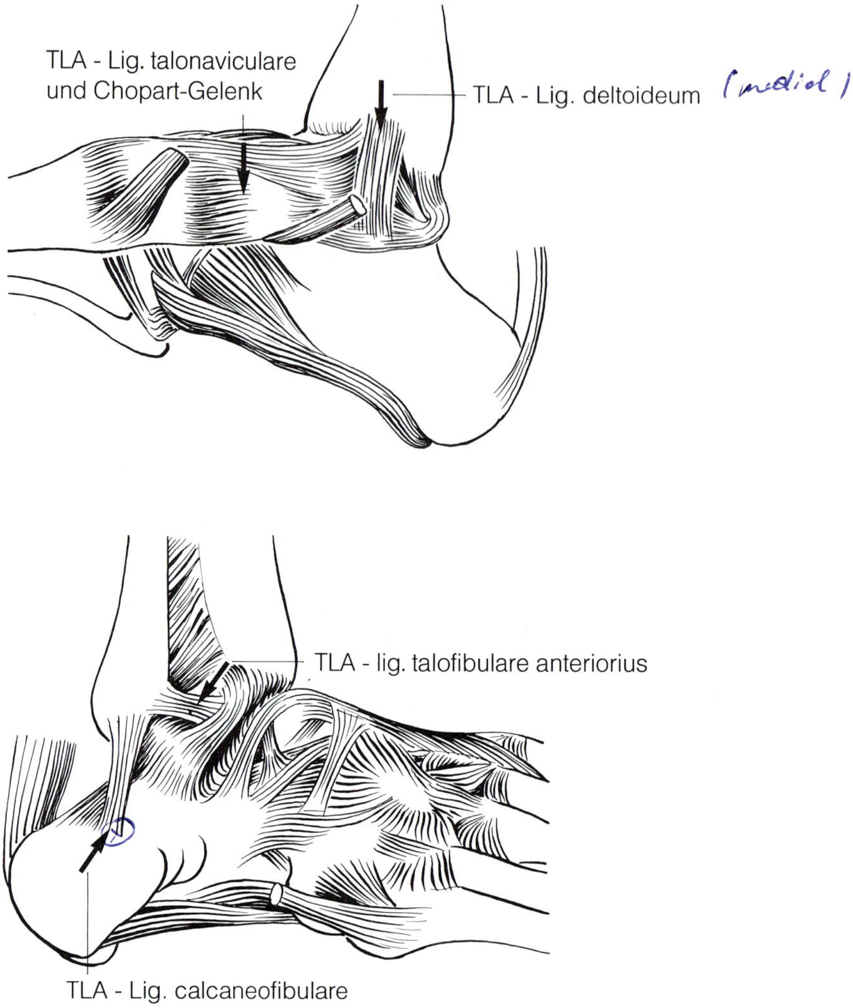

Anatomische Darstellung zu Abb. 98a, b

Infiltrationsbehandlung der Metatarsalgie

(Abb. 99)

Indikation

Meist einseitige Schmerzen im distalen Mittelfußbereich, die bis zu den Zehen (2. bis 4. Zehe) ausstrahlen und durch Kompression des Zwischen-Mittelfußköpfchen-Raumes ausgelöst werden (Morton-Syndrom).
Das Schmerzbild der Metatarsalgie ist fast stets mit einer deutlichen Senkspreizfußbildung verknüpft und entsteht durch die damit einhergehende Reizung der plantaren Anteile der Gelenkkapseln und regionären Bänder. Das Syndrom zeigt sich sowohl in akuter anfallsartiger als auch chronischer Verlaufsform.

Injektionstechnik

Vom Fußrücken kommend erfolgt der Einstich interdigital in Höhe der Metatarsophalangealgelenke. Senkrecht, unter ständigem Infiltrieren bis zu einer Tiefe von ca. 2 cm vordringend, erfaßt man damit alle wesentlichen interdigitalen Strukturen, einschließlich der Zehengrundgelenke (Gelenk, Bandapparat, Insertionen der Mm. interossei) bis zur plantaren Ebene.
Kanüle: 0,40 x 20
Menge: 1 ml pro Stelle

Infiltration des Tarsaltunnels

(Abb. 100)

Indikation

Tarsaltunnelsyndrom, Schmerzen und Parästhesien im medialen Vorfußbereich, einschließlich 1. bis 3. Zehe, Druckschmerz hinter dem medialen Malleolus.
Ähnlich wie beim Karpaltunnelsyndrom kann auch der durch das Retinaculum musculorum flexorum überdachte N. tibialis beim Anschwellen begleitender Sehnenscheiden im retromalleolären Bereich irritiert werden und letztlich eine Druckschädigung erleiden. Nur in seltenen Fällen wird eine operative Druckentlastung notwendig (Spaltung des Retinakulum). Die Therapie der Wahl ist einmal mehr die Infiltrationsbehandlung.

Injektionstechnik

Knapp hinter und unter dem medialen Knöchel läßt sich das schräg nach dorsal und leicht distal ziehende Retinaculum musculorum flexorum palpieren. Knapp über dem Fersenbeinansatz sticht man von dorsal in einem Winkel von ungefähr 30 Grad zur Achillessehne mit leicht schräg nach medial gerichteter Kanüle ein und infiltriert, unter das Retinakulum vordringend, die Tarsaltunnelstrukturen.
Kanüle: 0,42 x 42
Menge: 2 ml

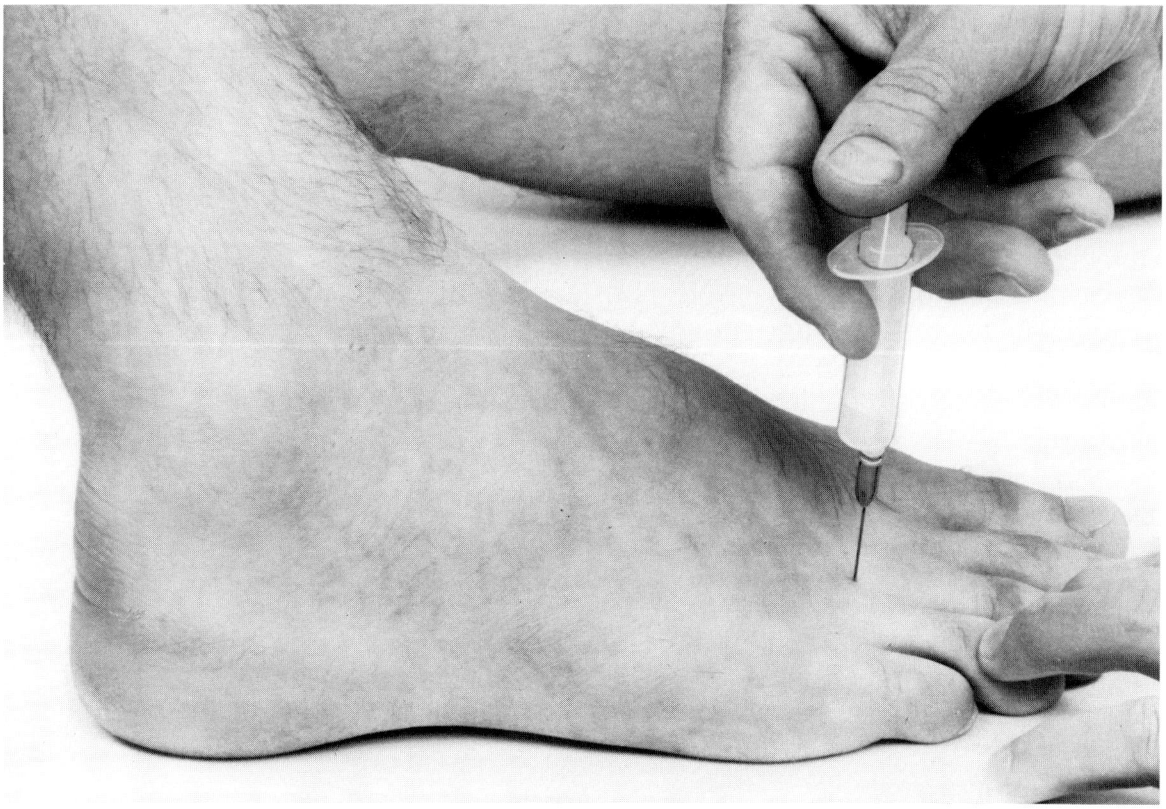

Abb. 99 Infiltrationsbehandlung bei Metatarsalgie (Morton-Syndrom)

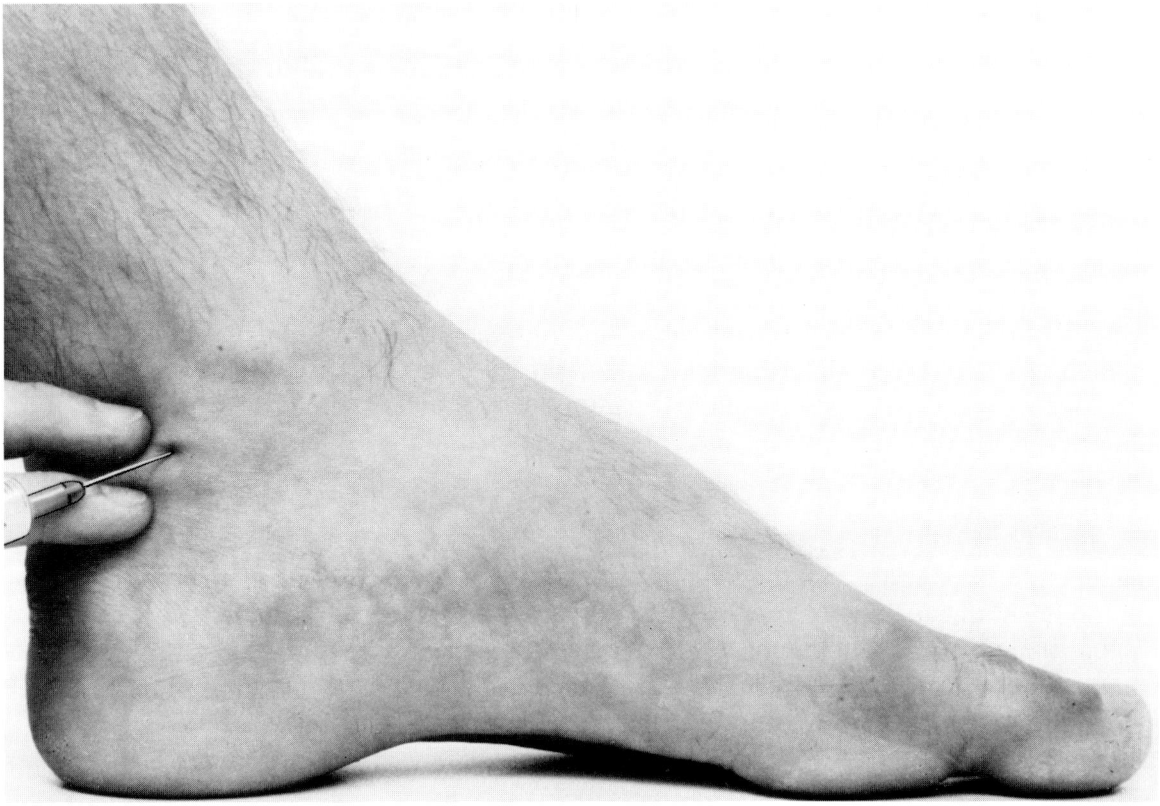

Abb. 100 Infiltrationsbehandlung beim Tarsaltunnelsyndrom

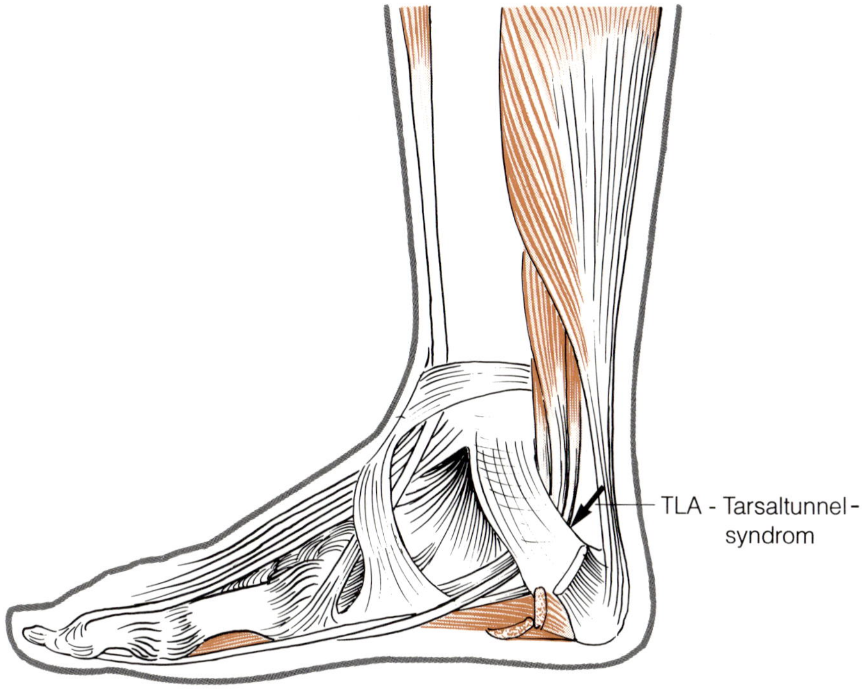

Anatomische Darstellung zu Abb. 100

Therapie über die Gelenke

Intraartikuläre Injektion in das Kniegelenk

(Abb. 101)

Indikation

Synovitis des Kniegelenkes.

Injektionstechnik

Es existieren mehrere Technikvarianten der intraartikulären Kniegelenkinjektion. Die im Anschluß empfohlene wird von den Patienten als angenehmste Art angegeben und im Sitzen mit frei herabhängendem Unterschenkel, oder in Rückenlage in Beugestellung des Gelenkes (entspannte Ausgangslage), ausgeführt.
Der Einstichpunkt liegt medial des Ligamentum patellae in einem Grübchen zwischen diesem und dem medialen Femurkondylus (im Sprachgebrauch der Akupunktur das »mediale Knieauge«).
Die rechtwinkelig angesetzte Kanüle gleitet hier direkt, ohne ossäre Strukturen zu berühren, in den Gelenkraum.
Ist dieser Zugang z.B. in Folge von Varizenkonvoluten beeinträchtigt, kann die Injektion auch lateral des Ligamentum patellae (äußeres Knieauge) in analoger Weise ausgeführt werden.
Kanüle: 0,42 x 42
Menge: 2 ml

Intraartikuläre Injektion in das obere Sprunggelenk

(Abb. 102)

Indikation

Synovitis mit Ruhe- und Bewegungsschmerz des Sprunggelenks, Schmerzauslösung bei passiver Gelenkbewegung, Zustand nach Traumen und Immobilisation bei Unauffälligkeit der periartikulären Strukturen.

Injektionstechnik

Zwei Zugänge sind möglich: ein medialer und ein lateraler. Beide liegen im jeweiligen Winkel der Malleolengabel und zeigen bei Plantarflexion des Fußes ein palpables Grübchen als Einstichpunkt.
Kanüle: 0,40 x 20
Menge: 2 ml

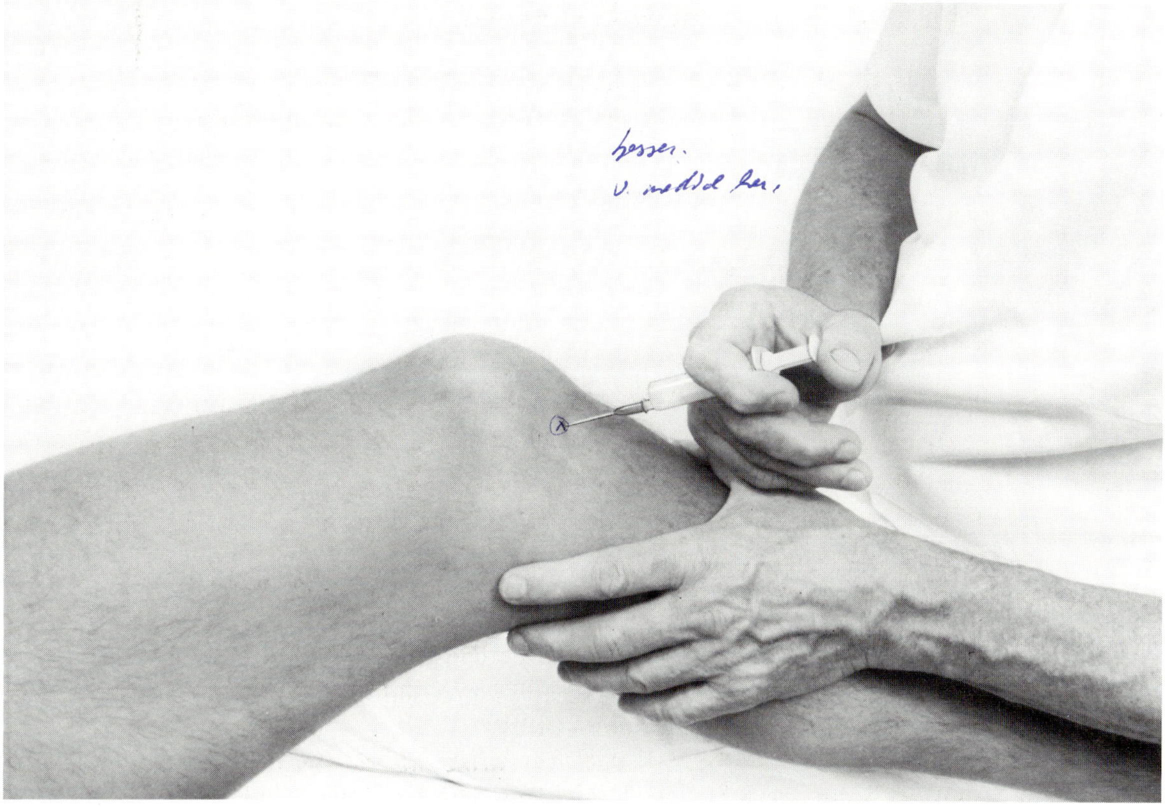

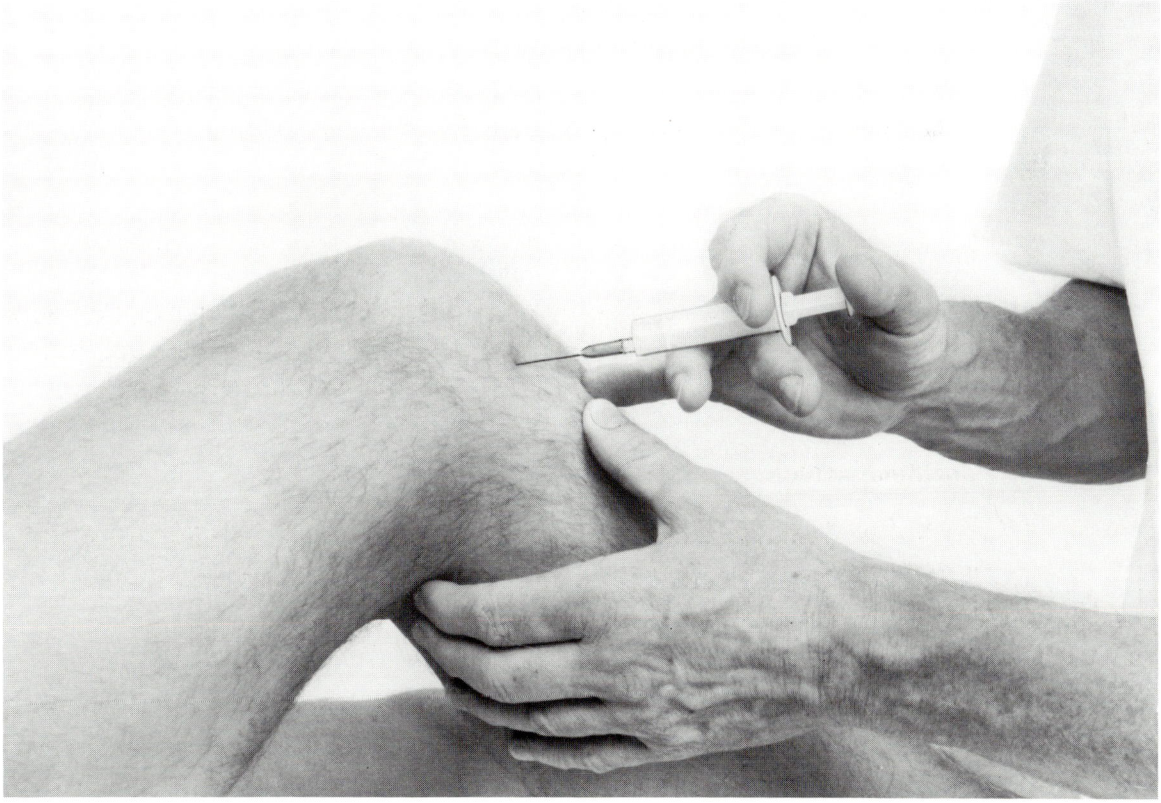

Abb. 101a, b Die intraartikuläre Injektion in das Kniegelenk, medial der Patella (oben) und lateral der Patella (unten)

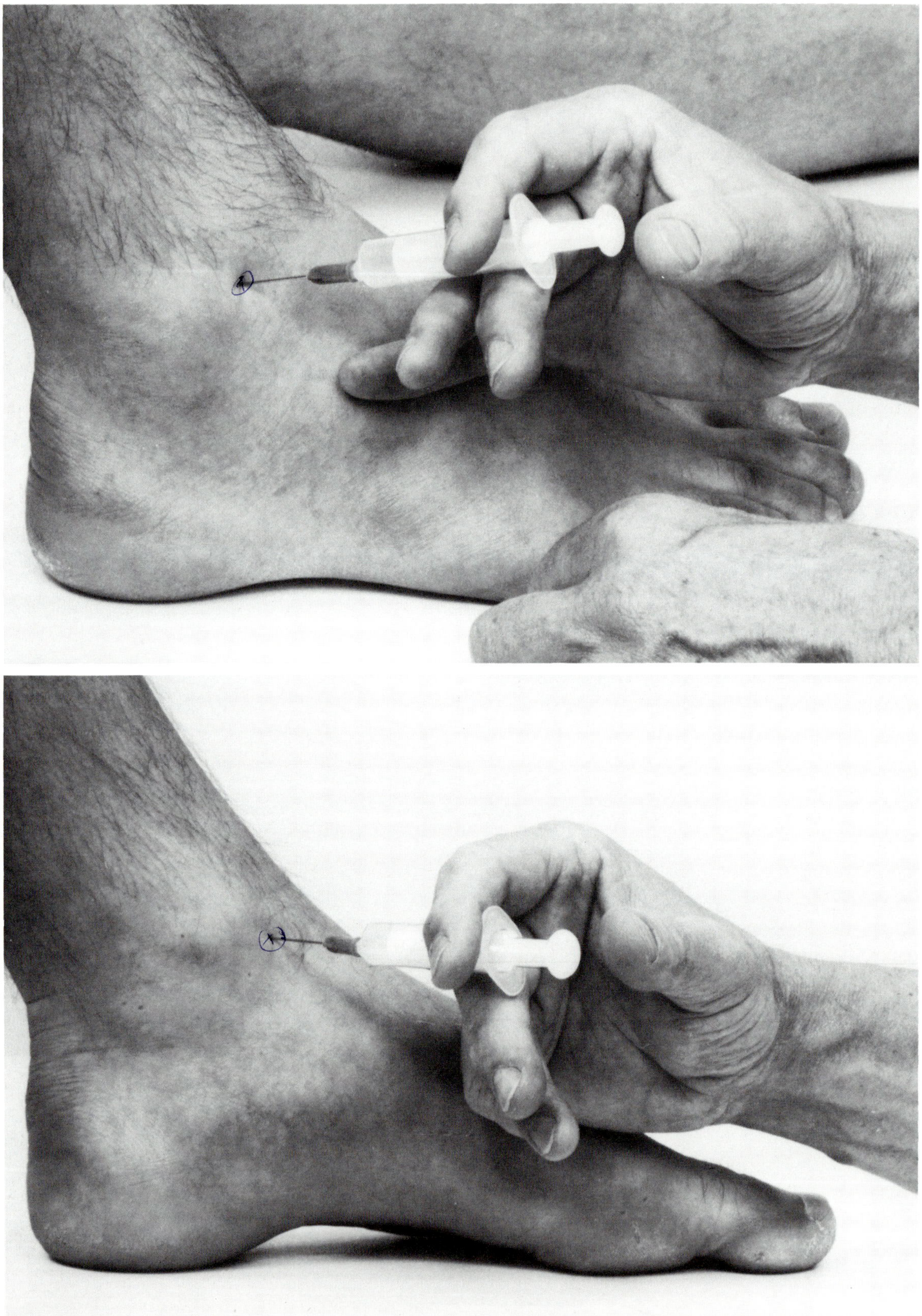

Abb. 102a, b Die intraartikuläre Injektion in das obere Sprunggelenk

Intraartikuläre Injektion in das Großzehengrundgelenk
(Abb. 103)

Indikation

Hallux rigidus, Schmerzen im Großzehengrundgelenk.
Im Verlauf einer deformierenden Arthrose des Großzehengrundgelenkes kommt es zu einer schmerzhaften Versteifung der Großzehe.

Injektionstechnik

Am leichtesten läßt sich der Gelenkspalt an den medialdorsalen Partien zwischen dem Köpfchen des Metatarsale I und der Basis der Grundphalanx der Großzehe palpieren.
Der Tastbefund verdeutlicht sich beim Bewegen der Großzehe. Mit direktem Einstich in den Gelenkspalt wird das Gelenk erreicht und infiltriert.
Kanüle: 0,40 x 20
Menge: 0,5 ml

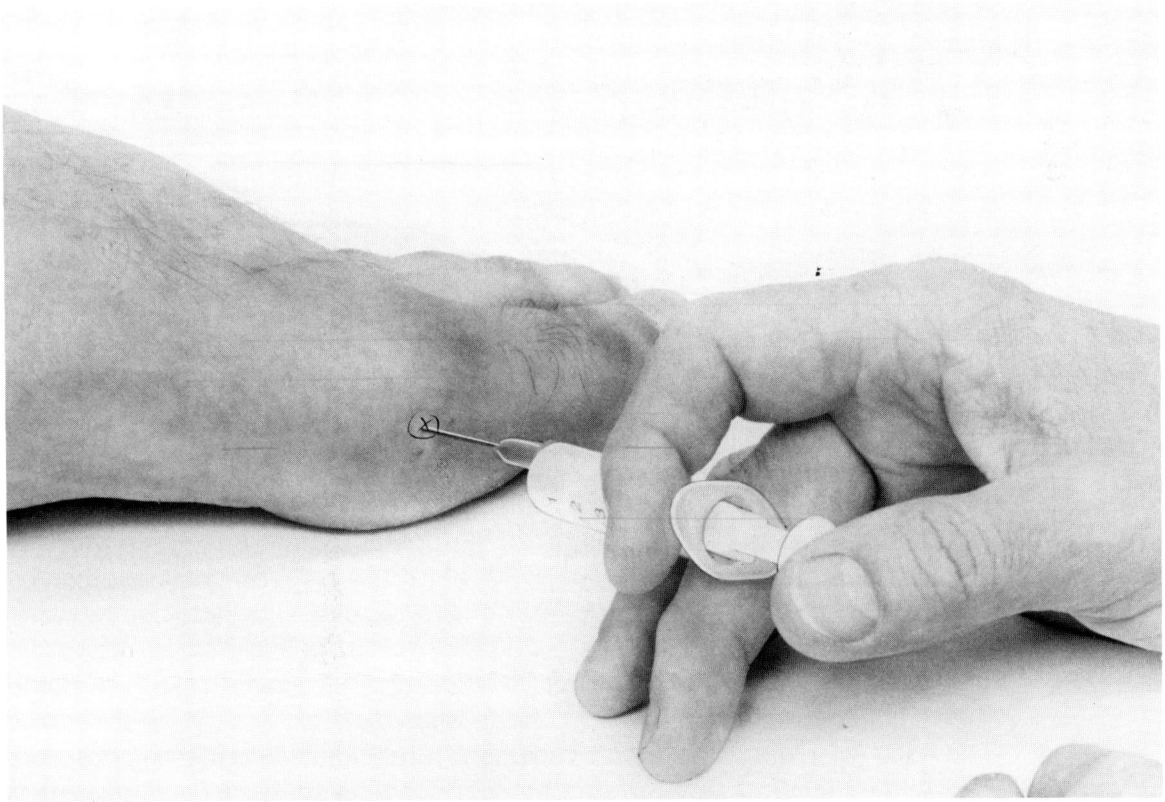

Abb. 103 Die intraartikuläre Injektion in das Großzehengrundgelenk

Blockadetechniken

In einem gesonderten Kapitel werden nun jene Methoden der therapeutischen Lokalanästhesie vorgestellt, die über zentrumnahe Angriffspunkte ganze Innervationsbezirke bzw. Körperquadranten erfassen. So gelingt mittels tiefer paravertebraler Injektionen die gezielte Umspritzung von Nervenwurzeln, und damit die therapeutische Beeinflussung radikulärer Syndrome, oder durch die Applikation des Lokalanästhetikums an den Sympathikus die Ausschaltung einer übersteigerten Sympathikusaktivität ganzer Körperviertel (Quadrantensyndrom).
Am häufigsten werden Blockadetechniken zur Behandlung radikulärer Schmerzzustände beim Bandscheibenprolaps eingesetzt.

Lumbale Nervenwurzelblockade

(Abb. 104)

Indikation

Diskogene radikuläre Schmerzen, Herpes zoster.

Injektionstechnik

In Frage kommt fast ausschließlich die Behandlung der Wurzeln L 5 und S 1, wobei erstere bei Bandscheibenschäden des vorletzten Diskus und die Wurzel S 1 bei Läsionen der untersten Bandscheibe betroffen sind.
Voraussetzung für einen erfolgreichen Einsatz der Blockade sind die exakte Segmentdiagnostik und das genaue Anspritzen der betroffenen Wurzel. Die Blockade läßt sich am leichtesten beim sitzenden Patienten ausführen.
Wenn ein Röntgenbild vorhanden ist, kann die a.p.-Aufnahme der LBH-Region eine Vororientierung über die Lage der Querfortsätze von L 5 geben, die als Leitpunkte der Nadelführung gelten. Ansonsten dient eine gedankliche Linie, die beide Beckenkämme verbindet, als Orientierungshilfe: 1 Querfinger unter der Beckenkammlinie und 3 Querfinger neben der Medianlinie liegt der Einstichpunkt. Die Kanüle, die leicht medialwärts zielt, erreicht in 6–8 cm Tiefe den Querfortsatz von L 5. Sie wird dann etwas zurückgezogen und für die Wurzel L 5 über, bzw. für die Wurzel S 1 unter dem Processus transversus vorgeschoben, bis ein segmententsprechendes Ausstrahlungsgefühl »wie ein elektrischer Strom« auftritt. Die Nadel wird etwas zurückgezogen, um eine intraneurale Injektion zu vermeiden. Entgegen den ursprünglichen Empfehlungen von *Reischauer,* 30–40 ml 1%iges Procain zu instillieren, hat es sich gezeigt, daß auch kleine Mengen für eine Blockade der Nervenwurzeln durchaus ausreichen.
Die Wurzeln L 3 und L 4 sind mit gleicher Technik behandelbar, nur dient hier der Querfortsatz von L 4 als Leitpunkt.
Die nach Wurzelblockaden der untersten lumbalen Wurzeln manchmal zu beobachtende temporäre motorische Schwäche des Beines ist völlig harmlos und klingt nach 20 bis 30 Minuten ab. Es ist nur erforderlich, den Patienten

darauf hinzuweisen, um Stürze beim Gehen zu verhindern. Diese lassen sich auch vermeiden, wenn das Bein beim Aufstehen und Gehen unmittelbar nach der Blockade im Knie durchgestreckt gehalten wird. Bei weit ausladenden Wurzeltaschen kann es in seltenen Fällen geschehen, daß bei unterlassenem Aspirationsversuch eine endodurale Applikation erfolgt. Die resultierende Lumbalanästhesie führt für eine Dauer von 1 bis 2 Stunden zur absoluten Gehunfähigkeit. Vermieden werden sollte auch ein direktes Anstechen der Wurzel, da sonst längere Reizerscheinungen auftreten können. Erreichbar ist das dadurch, daß schon beim Vorschieben der Nadel unter den Querfortsatz laufend infiltriert wird und so die Injektionslösung vor der Nadelspitze das Wurzelgebiet erreicht und die signalisierende Ausstrahlung auslöst.
Kanüle: 0,80 x 80 bis 1,00 x 100
Menge: 5 ml

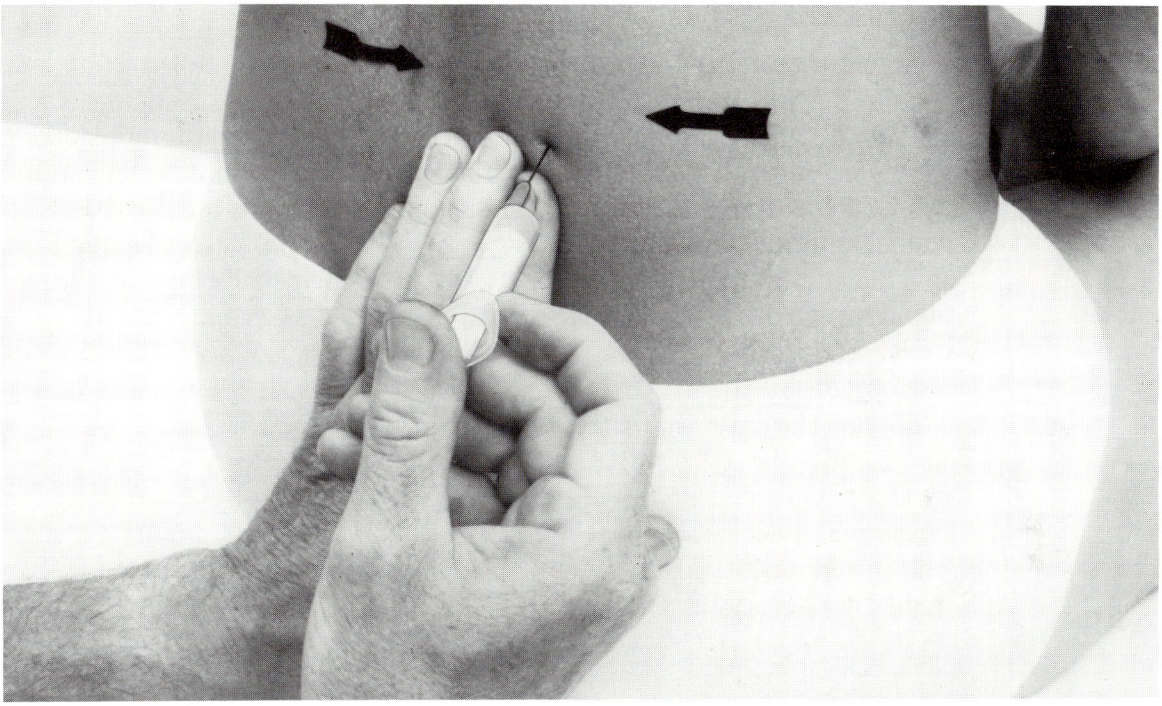

Abb. 104 a, b Die lumbale Nervenwurzelblockade. Die Pfeile markieren den Beckenkamm und die Höhe der Bandscheibe L 4/5. 1 Querfinger darunter und 3 Querfinger paramedian liegt der Einstichpunkt

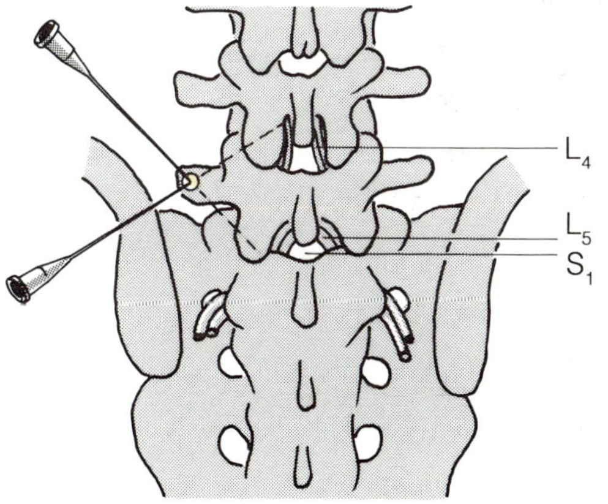

Epidurale Blockade

(Abb. 105)

Indikation

Lumbago, diskogene radikuläre Schmerzen mit wenig seitendifferentem Schmerzbild, Lumbalgie bei Irritation des hinteren lumbalen Längsbandes.

Injektionstechnik

Lumbale Nervenwurzeln lassen sich gleichfalls durch eine epidurale Applikation des Lokalanästhetikums in den Spinalkanal blockieren. Die Injektion erfolgt in Bauchlage des Patienten. Als Orientierungspunkte für die Einstichhöhe dienen die Cornua sacralia, die beiderseits des obersten Abschnittes der Rima ani zu finden sind. Die meist gut durchfühlbaren Knochenhöckerchen lassen sich noch leichter palpatorisch erfassen, wenn der Patient seine Beine nach innen rotiert, das heißt die Fersen in Bauchlage nach außen fallen läßt. Genau in der Mitte zwischen den Cornua sacralia wird die Nadel in einem Winkel von 45 Grad zur Horizontalen durch Haut und darunterliegenden Bandapparat durchgestochen, nach Knochenkontakt mit der vorderen Wand des Sakralkanals kurz zurückgezogen, ungefähr parallel zur Richtung der dorsalen Sakralfläche abgesenkt und ca. 5 cm tief in den Sakralkanal eingeführt. Auch bei dieser Methode genügt es, nach vorsichtshalber ausgeführtem Aspirationsversuch, eine geringe Injektionsmenge zu instillieren.
Kanüle: 0,60 x 60
Menge: 5–10 ml

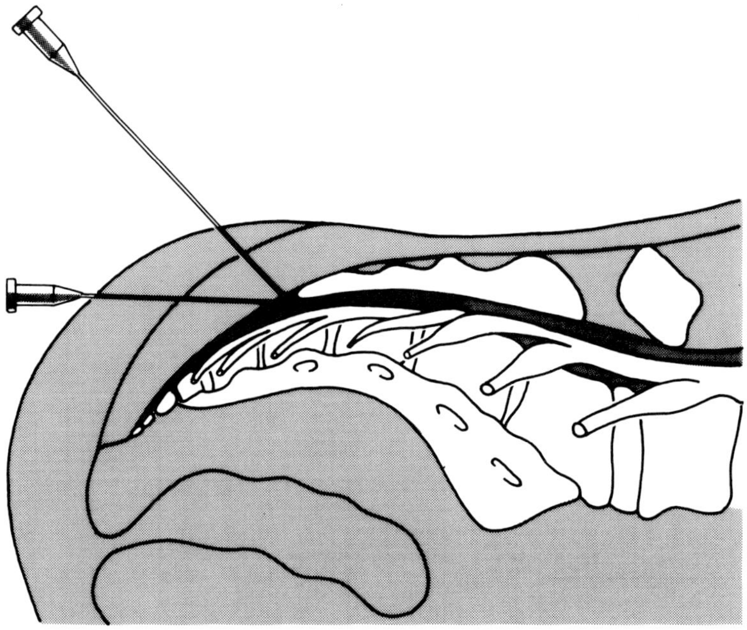

Abb. 105 Die epidurale Blockade

Lumbale Sympathikusblockade

(Abb. 106)

Indikation

Claudicatio intermittens, postischialgische Durchblutungsstörungen.

Injektionstechnik

Die Blockade läßt sich sowohl am sitzenden als auch am auf dem Bauch liegenden Patienten vornehmen. 8 cm lateral von der Medianlinie in Höhe von L 3 liegt der Einstichpunkt. Die Kanülenführung geschieht in einem Winkel von 30 Grad zur Senkrechten bis zum Kontakt mit dem Querfortsatz. Nach leichtem Zurückziehen wird die Nadel über diesen hinweg in Richtung Wirbelkörper weiter eingeführt. Nach neuerlichem Knochenkontakt, nochmaligem Zurücknehmen der Nadel und flacherem Weiterführen, liegt diese dann direkt vor und neben dem Wirbelkörper, in unmittelbarem Bereich des Grenzstranges, der mit dem Lokalanästhetikum umspült wird. Das nachfolgende Wärmegefühl im homolateralen Bein signalisiert die erfolgreiche Blockade.

Kanüle: 1,00 x 100 =10 cm

Menge: 5 ml

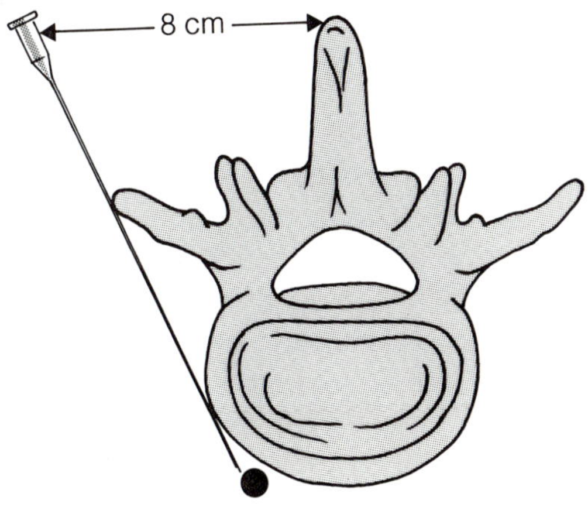

Abb. 106 Die lumbale Sympathikusblockade

Injektion an das Ganglion stellare (Stellatumblockade)

Indikation

Quadrantensyndrom, chronische Schmerzen mit brennendem Charakter, Ménière-Erkrankung, Hörsturz, Durchblutungsstörungen und Ödeme im Bereich von Arm und Kopf, Reflexdystrophie.

Injektionstechnik

Entgegen der verbreiteten Ansicht, daß Stellatumblockaden mit einem überdurchschnittlichen Risiko behaftet seien, soll hier festgehalten werden, daß mit der im folgenden vorgestellten Technik dieses Risiko weitgehend entschärft wurde. Diverse Technikvarianten wurden zur Blockade des Ganglion stellare vorgestellt. Die im nachstehenden empfohlene geht auf *Leriche, Fontaine* und *Dosch* zurück und wird am sitzenden Patienten ausgeführt.
Der Kopf wird in Retroflexion und Rotation zur Gegenseite der Blockade gehalten und abgestützt. Zeige- und Mittelfinger der linken Hand liegen über dem Sternoklavikulargelenk, drängen den M. sternocleidomastoideus nach vorne weg und palpieren, vorsichtig tiefer tastend, den Querfortsatz von C 6 (2 FST). Mit kurzer Nadel wird knapp über dem oberen Tastfinger eingestochen und die Kanüle bis zum Knochenkontakt mit dem Querfortsatz vorgeschoben, der bei diesem Vorgehen fast subkutan zu erreichen ist. Nach minimalem Zurückziehen der Nadel und Aspirationsversuch, werden zuerst 1 bis 2 Teilstriche der Injektionslösung eingespritzt, und bei reaktionsloser Verträglichkeit wird die Restmenge des Lokalanästhetikums nachappliziert. Die Methode hat mehrere Vorteile. Verletzungen der Pleura oder größerer Gefäße können durch das Wegdrücken mit den palpierenden Fingern vermieden werden, der Kontakt mit dem Querfortsatz bewahrt vor einer endoduralen Injektion, und die Verwendung nur geringer Mengen des Lokalanästhetikums schließt unerwünschte Nebenwirkungen aus; Das Ausbleiben des sogenannten Horner-Symptomenkomplexes (Ptosis, Myosis, Endophthalmus), das bei Instillation nur kleiner Mengen des Lokalanästhetikums öfter zur Kenntnis genommen werden muß, ist kein Zeichen der Wirkungslosigkeit. Bei erfolgreichen Blockaden entwickelt sich hingegen immer ein quadrantenorientiertes Wärmegefühl und manchmal der Eindruck der Schwere, oder ein Schmerzgefühl im Schulterbereich.
Kanüle: 0,40 x 20 bis 0,42 x 42
Menge: 2 ml

Variante

Sollte aus zwingenden Gründen die geschilderte Methode nicht in Frage kommen, besteht die Möglichkeit, das Ganglion stellare von dorsal zu erreichen. *Reischauer* gab dazu ein Vorgehen an, das im Sitzen bei leicht anteflektiertem Kopf erfolgt. 3 cm lateral und knapp oberhalb der Spitze des Processus spinosus von C 7 wird mit der Nadel senkrecht zur Hautoberfläche gerade

eingestochen. Nach ungefähr 3–4 cm trifft die Kanülenspitze die seitlichen Anteile der Wirbelbögen, die sich in dieser Region etwas überdecken. Mit der Nadel ertastet man sich anschließend den Außenrand des Bogens zwischen dem 6. und 7. Halswirbel und schiebt sie dann noch ca. 1 cm unter gleichzeitigem Infiltrieren sagittal vor. Das Auftreten der erwähnten Stellatumsignale bestätigt die richtige Technik.
Kanüle: 0,60 x 60
Menge: 2–3 ml

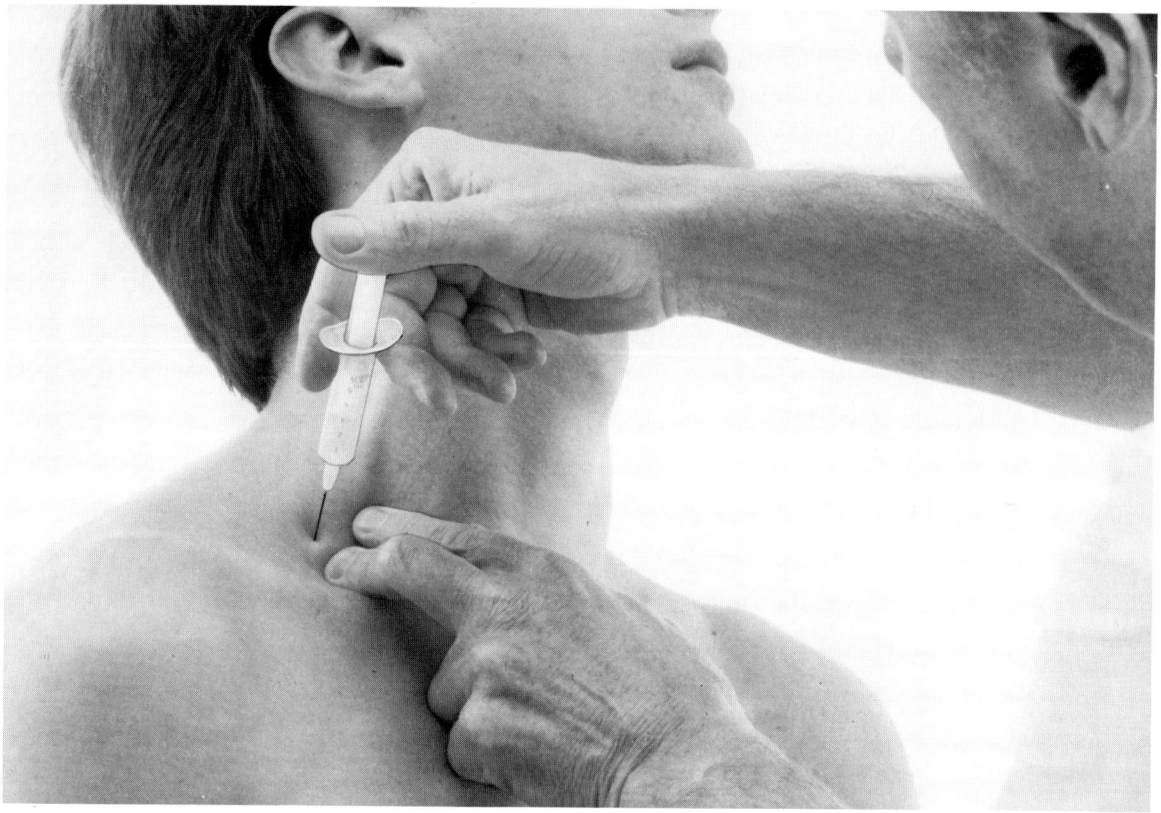

Abb. 107a, b Die Injektion in das Ganglion stellare (Stellatumblockade) nach *Leriche, Fontaine, Dosch*

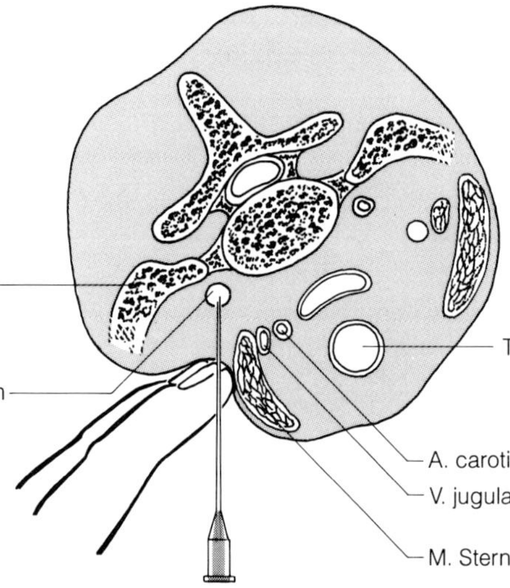

Herddiagnostik

Eingangs wurde bereits erwähnt, daß Lokalanästhetika auch die Möglichkeit zur Verifizierung eines Herdverdachtes bieten und über die Auslösung des sogenannten Sekundenphänomens die topische Bestimmung der aktuellen Störzone gelingen kann. Des weiteren darf noch wiederholt werden, daß sich im Zuge eines epidemiologischen Wandels Sekundenphänomene viel seltener als früher auslösen lassen, ihre Realität aber unbestreitbar gegeben ist und somit eine Besprechung des Gesamtproblems gerechtfertigt erscheint. Um anscheinend verankerte Fehlmeinungen zum Herdgeschehen zu beseitigen und nicht mehr aktuelle bzw. widerlegte diesbezügliche Ansichten zu korrigieren, sollen im folgenden grundsätzliche Ausführungen zum Störfeld-Fernstörungskomplex, den herddiagnostischen Techniken vorausgeschickt werden.

Einleitung

Um initiale Fehldeutungen zu verhindern, muß an dieser Stelle der Herd definiert werden. Die Vorstellung bakterieller Streuung oder Toxinausschüttung ist unhaltbar geworden und man versteht heute unter einem Fokus eine Störungsstelle an einem beliebigen Körperort, die über unphysiologische Gewebsveränderungen und Fehlreaktionen das komplexe Regelkreisgeschehen der Gesamtregulation durch Reizüberflutung überlastet und an vorbelasteten Strukturen Fernstörungen auslöst.
Die normale Antwort des Organismus auf strukturelle Schädigungen wird als unspezifische Mesenchymreaktion bezeichnet und läuft in typischer Weise ab. Eine primäre Fermentreaktion setzt sich mit einer granulohistiozytären Phase, dem Abbau und Abtransport zerstörten Gewebes, fort, beinhaltet eine temporäre Steuerung von Reparationsvorgängen durch saure Mukopolysaccharide und mündet in der Bildung eines zellreichen Granulationsgewebes, in dem zahlreiche kollagene Fasern eingebaut werden. In längstens sechs Wochen sollen diese Stadien durchlaufen und die Heilungsvorgänge abgeschlossen sein. Wird nun dieser Normalablauf durch entzündliche, traumatische, stoffwechselbedingte oder iatrogene Noxen belastet und fehlgeleitet und bleibt nicht abgebautes oder nicht abbaubares Material liegen, so beginnt eine Kette von Fehlregulationen, die in einer terminalen Dysregulation endet.
Perivaskuläre Rundzelleninfiltrate, die Permanenz der sauren Mukopolysaccharide und eine Dekompensation neurovaskulärer Regelvorgänge zeichnen die pathologische Mesenchymreaktion, die zugleich Ausgangspunkt des Herdgeschehens ist, aus. Pathophysiologisch gesehen stört die Desaggregation der Grundsubstanz mit ihrer verstärkten Kolloidquellung das kontinuierliche Druckgefälle vom arteriellen zum venösen Kapillarteil und bewirkt neurovaskuläre Regulationsimpulse. Die permanente Erregung arteriovenöser Anostomosen zum Druckausgleich überspielt den lokalisierten pathologischen Bezirk und löst in Gewebsbereichen, die den erhöhten Kapillardruck nicht mehr benötigen, Rückregelungen aus, die ihrerseits wieder im entzünd-

lichen Vorfeld der Störstelle das Kapillargefälle negativ beeinflussen. Mit Zunahme des gesamten Reizgeschehens werden Regelsysteme höherer Ordnung angesprochen und schließlich eine neurovaskuläre Dystonie ausgelöst. Letztlich führt die Desaggregation der Grundsubstanz zum Einbau von sauren Mukopolysacchariden in die Gefäßwand mit Verlust der Gefäßmotilität und läßt somit eine primär funktionelle Störung in eine fixierte pathologische Organveränderung ausarten.
Erwähnt werden muß an dieser Stelle die Bedeutung grenzflächenaktiver Stoffe, die im Körper eine überragende Rolle spielen. Als Lösungsvermittler für aufgeschlossene Nahrung, als Aktivatoren des Bindegewebes, als magnesium- und kalziumbindende Substanz können sie den inneren Oberflächen grundsätzlich neue Eigenschaften verleihen, Polarisations- und Depolarisationsvorgänge steuern und damit auch die Sensibilität der Rückkoppelungssysteme beeinflussen.
Diese vorgestellten Pathomechanismen bilden die Basis der Entwicklung zur klinischen Manifestation der Herdbelastung, die mit Störstelle und Ausbildung eines entzündlichen Vorfelds startet.

Störstellen

Der Ausgangspunkt der Störstellenpathogenese bzw. die topographische Lokalisierung zeigt eine Präferenz für den Kopfbereich. Pathologische Veränderungen von Zähnen- und Zahnhalteapparat, Tonsillen und Nasennebenhöhlen stellen die eindeutige Mehrheit herdwirksamer Störstellen. Organe des kleinen Beckens (Adnexe, Prostata) sind im Falle chronischer Entzündungen aber auch nicht selten als Auslöser von Fernstörungen anzusehen. Dasselbe gilt für Narben, die einen gestörten Heilungsverlauf aufweisen und darüber hinaus bestätigen, daß Störstellen ubiquitären Charakter besitzen. Eine weitere Klarstellung in diesem Zusammenhang erfordert die Frage, welche Veränderungen der angesprochenen Störstellen erfahrungsgemäß Herdaktivität inkorporieren. Die Beantwortung macht eine Zweiteilung erforderlich, die einmal die klinischen und zum anderen die histopathologischen Aspekte darstellen muß.
Im Tonsillenbereich ist es die chronische Tonsillitis, die entweder im Anschluß an wiederholte akute Schübe persistiert oder a priori chronisch und klinisch fast stumm ablaufen kann. Die Größe der Tonsillen ist dabei kein verwertbares Kriterium, im Gegenteil, kleine unscheinbare matsche Mandeln weisen eher in diese Richtung, vor allem wenn sie und die Gaumenbögen livid verfärbt erscheinen. Bedeutsam ist ferner die Herdwirksamkeit bestimmter Tonsillektomienarben. Das Persistieren kleiner Tonsillarreste und ein gestörter Heilungsverlauf charakterisieren sie. Für die Erfolglosigkeit der Tonsillektomie in Sanierungshinsicht sind solche Zustände häufig mitverantwortlich.
Im Zahn-Kieferbereich finden wir eine Vielfalt von Störstellenvoraussetzungen, deren Erfassung einen kompletten röntgenologischen Zahnstatus unter Einbeziehung der Leerkieferstellen und einen Vitalitätstest der Zähne erfordert. Folgende pathologische Veränderungen müssen diesbezüglich Beachtung finden:

- devitale Zähne,
- Restostitiden,
- Wurzelreste,
- versprengtes Wurzelfüllmaterial und Amalgamreste
- Granulome und Wurzelzysten,
- tiefe parodontotische Taschen und
- verlagerte und retinierte Zähne.

Auf den ersten Blick erkennt man schon, daß das immer wieder herausgestellte Granulom in dieser Reihung keinen Spitzenplatz einnimmt und der von der Zahnmedizin in Herdhinsicht kaum gewürdigte devitale und wurzelgefüllte Zahn die Spitzenposition beansprucht. Es würde den Rahmen dieser Aussagen sprengen, wollte man auf die Fragwürdigkeit der Zahndevitalisierung im Detail eingehen. Es gibt ernste wissenschaftlich erarbeitete und fundierte Bedenken dagegen und der Leser dieser Zeilen sollte nur in Erinnerung behalten, daß die von vielen Zahnärzten postulierte Unbedenklichkeit der Devitalisierung in Bezug auf das Herdgeschehen unhaltbar geworden ist und eine noch so exakte Wurzelbehandlung in keinem Falle eine zweckdienliche »Herdbehandlung« darstellen kann.

Im direkten Zusammenhang mit dem eben Ausgeführten steht eine weitere Störstellenlokalisation im Kopfbereich, die herdwirksame chronische Sinusitis. 90% dieser Sinusitiserkrankungen weisen eine odontogene Entstehung über die Durchwanderung des Antrumbodens auf. Eine infiltrierende, vom Zahnbereich ausgehende chronische Ostitis gelangt nach Überwindung des Knochenperiost- und der Submukosaepithelgrenze zum Antrum und entwickelt dort eine von vornherein chronisch verlaufende Sinusitis, meist polypösen Charakters. Die gesamte Entwicklung spielt sich gerne im subklinischen Bereich ab und ist deshalb erschwert explorierbar. In einer eigenen Untersuchungsreihe wurden 688 Patienten mit degenerativ rheumatischen Erkrankungen in dieser Hinsicht untersucht und dabei 8,4% herdwirksame dentogene Sinusitiden erfaßt. Das heißt mit anderen Worten: Jeder 12. Patient, der an Beschwerden des Bewegungsapparates leidet, ist durch eine chronische Kieferhöhlenentzündung mitbelastet. Die gehäufte subklinische Verlaufsform dokumentiert sich im Zahlenmaterial durch eine Röntgennegativität in 35% der Fälle und eine Leeranamnese von 56%. Eine sichere Diagnose ist daher nur durch eine Endoskopie der Kieferhöhlen, der sogenannten Antroskopie, zu erreichen. In Verbindung mit dem vorhandenen Zahnstatus weisen basal gelegene Zysten und Polypen auf die odontogene Durchwanderung hin und gestatten die Festlegung sinnvoller sanierungstherapeutischer Maßnahmen.

Chronische Entzündungen der Adnexen und der Prostata gewinnen eine zunehmende herdbezügliche Würdigung, seit man weiß, daß vor allem rezidivierende Kreuzschmerzen ligamentären und muskulären Charakters dadurch auslösbar werden. Diskutiert wird auch ein Zusammenhang zwischen chronischer Prostatitis und M. Bechterew bzw. Reiter-Krankheit *(Stork)*.

Die Wertigkeit der Narben als aktive Störstellen sollte nicht überschätzt werden. Ihre Bedeutung im Hinblick auf die Häufigkeit der Herdaktivität in Relation zur generellen Narbenhäufigkeit ist gering. Sie ist nur dann zu erwarten, wenn ein gestörter Wundheilungsvorgang zu verzeichnen war, eine segment-

oder quadrantenentsprechende Beziehung zum Beschwerdebild besteht und/oder Akupunkturmeridiane gravierend betroffen werden. Diese Behauptungen klingen hypothetisch, sind aber elektrobiologisch abgesichert und überprüfbar.
Der Umstand, daß herdbedingte Impulse mit besonderer Vorliebe Strukturen des Bewegungsapparates belasten, und dabei die Wirbelsäule als zentrales steuerndes Achsenorgan eine Führungsrolle innehat *(Abb. 108),* mag darin begründet sein, daß dieses System, durch Zivilisationsnoxen auf breitester Basis vorgeschädigt, ein prädisponiertes Substrat für Herdwirkungen liefert. Jede weitere Reizeinwirkung genügt in dieser Situation, die Dekompensation einzuleiten. In der Praxis ist ein Bagatellereignis wie Unterkühlung, Trauma, Infekt oder ähnliches daher in der Lage, als Auslöser des bis dahin subklinisch verlaufenden Herdgeschehens zu wirken und Fokalimpulse mit der Prämorbidität zu koppeln. Phänomene ähnlicher Art wurden bereits von *Speransky* beschrieben und von ihm als Zweitschlag bezeichnet. Solche Ereignisse verleiten dann auch dazu, Auslöser als ursächlich zu deuten und am Kern des Problems vorbeizutherapieren.

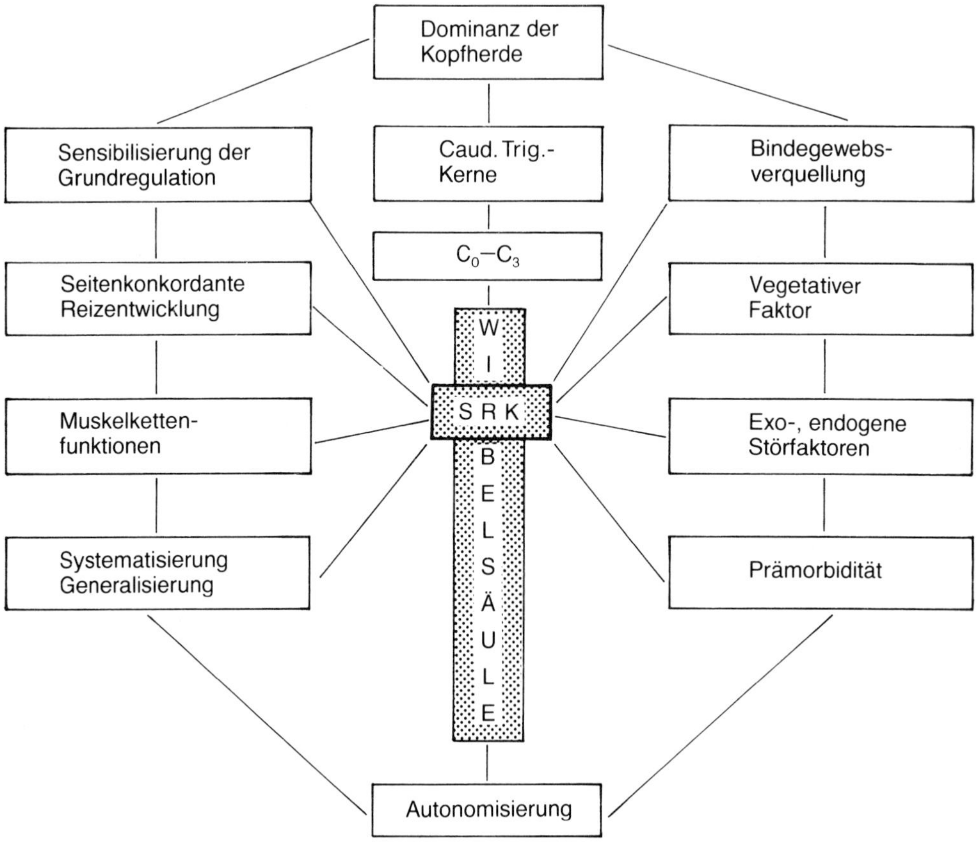

Abb. 108 Schematische Darstellung der Wirbelsäule als Drehscheibe der herdbedingten Fernstörungsmanifestation

Die Analyse der allgemein bei Herderkrankungen erreichten Sanierungserfolge läßt gewisse regelmäßige Zusammenhänge zwischen Störstelle und Fernstörungslokalisation erkennen. Als gesichert gelten heute die primäre Seitenkonkordanz von Störstelle und Fernstörungen sowie die Bevorzugung des Achsenorgans als Manifestationsort letzterer.
Den Erfahrungen der Autoren entsprechend sind die folgenden Relationen besonders häufig zu beobachten.

Herdfernstörungsrelationen

- Seitenregel: Herd und Fernstörung liegen primär homolateral. Regelmäßige Beziehungen bestehen ferner zwischen:
- Tonsillen: Arthropathien der großen Gelenke (besonders Kniegelenke), hohes Lumbalsyndrom, Schmerzzustände bei M. Scheuermann.
- Zahn-Kieferregion: Untere Molaren und tiefes Lumbalsyndrom, Weisheitszähne und neuralgiforme Schmerzen, Kopfweh sowie Migräne.
- Kieferhöhlen: Kopfschmerzen und interskapuläres Schmerzsyndrom. Alle Kopfherde weisen eine Affinität zu den drei obersten Zervikalsegmenten auf.
- Adnexe, Prostata: M. Bechterew, Reiter-Syndrom, Ostitis condensans, ligamentär-muskuläre Kreuzschmerzen.
- Narben: Quadrantenorientierte Fernstörungen im Sinne neuralgiformer Schmerzen.

Zur Diagnose »Herdbelastung« als gestaltender Teilfaktor bestehender Krankheitsbilder wäre noch auszuführen:
Die Diagnosestellung basiert einmal mehr auf der klinischen Untersuchung. Anamnese und körperlicher Befund liefern die wichtigsten Anhaltspunkte, die dann durch Hilfsbefunde (Röntgen, Labor, physikalische Testmethoden) zu ergänzen sind. Und dazu sei ausdrücklich festgehalten, daß es nach den Erfahrungen der Autoren keine absolut beweisende Einzelmethode zur Verifizierung oder zum Ausschluß einer Herdbelastung gibt. *Tabelle 9* zeigt eine Auswahl von Testmethoden auf, die zur Unterstützung im Rahmen der Herddiagnostik verwendet werden können.

Tab. 9 Herdtestung

Physikalische Teste

Elektrohauttest (EHT nach *Gehlen* u. *Standel)*
Rötung der Haut (Hyperämie zur Milieukorrektur) in den sensibilisierten Projektionszonen über den Störstellen
Thermodiagnostik (nach *Schwamm, Rost)*
Messung der Temperatur von Hautprojektionszonen (Zähne, NNH, Tons.) vor und nach Reizsetzung (Abkühlung u.a.)
Impulsdermographie/BF-Decoder *(Jahnke, Bergsmann* u. Mitarb.)
Impulsstromreizung standardisierter Meßstrecken und Erfassung von Rückstrombild und Potentialdifferenz zwischen den Elektroden

Labormedizin und Herd-/Störfeldgeschehen

Serumjodometrie *(Pischinger, Kellner)*
Bestimmung ungesättigter Bindungen im enteiweißten Serum als Maß der Redoxfunktion des Milieus
Bilaterale Oxymetrie *(Bergsmann* u. Mitarb.)
Der Vergleich der Oxyhämoglobinwerte des Venenblutes zeigt die belastete Seite
Bilaterale Leukozytenbestimmung *(Bergsmann* u. Mitarb.)
Seitendifferentes Reagieren der Leukozyten auf Reizsetzung
Elektrolytbestimmungen, Ca, K, Mg *(Perger)*
Entzündungsaktivität bei Absinken von Ca und Ansteigen von Mg

Provokationstest

Histamin-Konjunktivaltest *(Remky-Rohrscheider)*
Einträufeln einer Histaminlösung (1:5000) in die Konjunktivalsäcke: flüchtige Rötung zeigt die Sensibilisierung der Gefäße in der Nähe oronasaler Störfelder

Einen schlüssigen Beweis für die Richtigkeit der gestellten Diagnose »Herdbelastung« gibt letztlich nur der Erfolg der veranlaßten und nach strengen Kautelen ausgeführten Herdsanierung.
Der Stellenwert der herddiagnostischen Techniken der therapeutischen Lokalanästhesie im Rahmen der vorgestellten Maßnahmen ist im Falle eines positiven Sekundenphänomens als hoch anzusehen. Ein negatives Ergebnis schließt hingegen eine bestehende Herdbelastung nicht aus.
Dies gilt auch uneingeschränkt für die folgenden vorgestellten wichtigsten herddiagnostischen Techniken der therapeutischen Lokalanästhesie.

Herddiagnostische Techniken

Narbenunterspritzung

Indikation

Operationsnarben nach per-secandum-Heilung, Osteomyelitisnarben, Narben nach Schuß- oder Splitterverletzungen; blande und per primam geheilte Operationsnarben bilden äußerst selten ein herdwirksames Störfeld.

Injektionstechnik

Die Narbe wird mit flacher Nadelführung in ihrer gesamten Länge unterspritzt. Besonders zu achten ist darauf, daß die Infiltration eingezogene Narbenanteile im Verwachsungsbereich aufsprengt.
Nadel: je nach Narbenausdehnung 0,40 x 20 bis 0,80 x 80
Menge: 1–5 ml (selten mehr)

Testung der Tonsillen bzw. Tonsillektomienarben
(Abb. 109)

Indikation

Kleine livid verfärbte Tonsillen und ebenso verfärbte Gaumenbögen lassen an eine Herdaktivität denken. Tonsillenreste nach Tonsillektomie und gerötete rauhe Narbenbezirke sind gleichfalls verdächtig.

Injektionstechnik

Bei weit geöffnetem Mund wird die nicht herausgestreckte Zunge mit einem Spatel gehalten. Vom kontralateralen Mundwinkel kommend, sticht man in

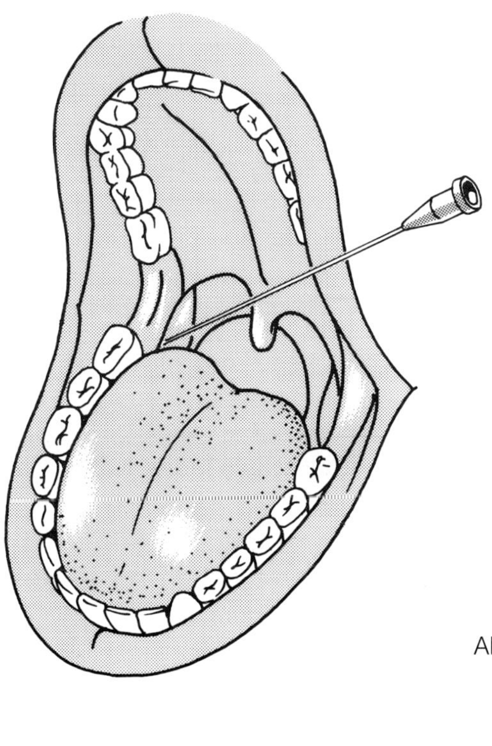

Abb. 109 Testung der Tonsillen und TE-Narben

der Gegend des unteren Tonsillenpols paratonsillär ca. 0,5 cm tief ein und infiltriert nach negativem Aspirationsversuch mit 0,5 ml des Lokalanästhetikums. Dieses Vorgehen wird für die andere Tonsille spiegelbildlich wiederholt. *(Abb. 109).*
Die verschiedentlich empfohlene zusätzliche Infiltration des oberen Tonsillenpols bringt nach der Erfahrung der Autoren keine verbesserten Testergebnisse.
Die Rachentonsille ist mit einem Einstich knapp über der Uvulabasis und Vorschieben der Nadel bis zum Knochenkontakt mit der Vorderfront des Halswirbelkörpers austestbar.
Nadel: 0,42 x 42
Menge: 1,5 ml

Testung der Nasennebenhöhlen
(Abb. 110)

Indikation

Herdsuspekte Sinusitis maxillaris et frontalis, basale Polypenbildung (suspekt auf dentogene Sinusitis).

Injektionstechnik

Drei Einstiche sind erforderlich, in der Mitte zwischen den Augenbrauen senkrecht eingehend bis zum Knochenkontakt, rechts und links in der Nasolabialfalte in Höhe des unteren Nasenrandes mit flacher Nadelführung, parallel zur Nasolabialfalte 2 cm tief vordringend *(Abb. 110).*
Nadel: 0,20 x 20
Menge: 2 ml

Testung im Zahn-Kieferbereich

Die Testung im Zahn-Kieferbereich hat sich als unzuverlässig erwiesen und kann daher nicht empfohlen werden.

Testung chronischer Beckenherde
(Abb. 111)

Indikation

Rezidivierende entzündliche Erkrankungen der Organe des kleinen Beckens (Adnexe, Prostata etc.)

Injektionstechnik

Am universellsten läßt sich die Austestung über den suprapubischen Zugang ausführen. Nach Blasenentleerung erfolgt der Einstich 1 Querfinger medial des getasteten Femoralispulses am oberen Schambeinrand. Die Nadel wird fast senkrecht, etwas kaudalwärts weisend ungefähr 5-6 cm tief eingeführt und erreicht so die vegetativen Geflechte des kleinen Beckens. Je nach vorliegendem Ausgangsbefund wird ein- oder beiderseits getestet. *(Abb. 111)*
Nadel: 0,60 x 60
Menge: 2 ml pro Seite

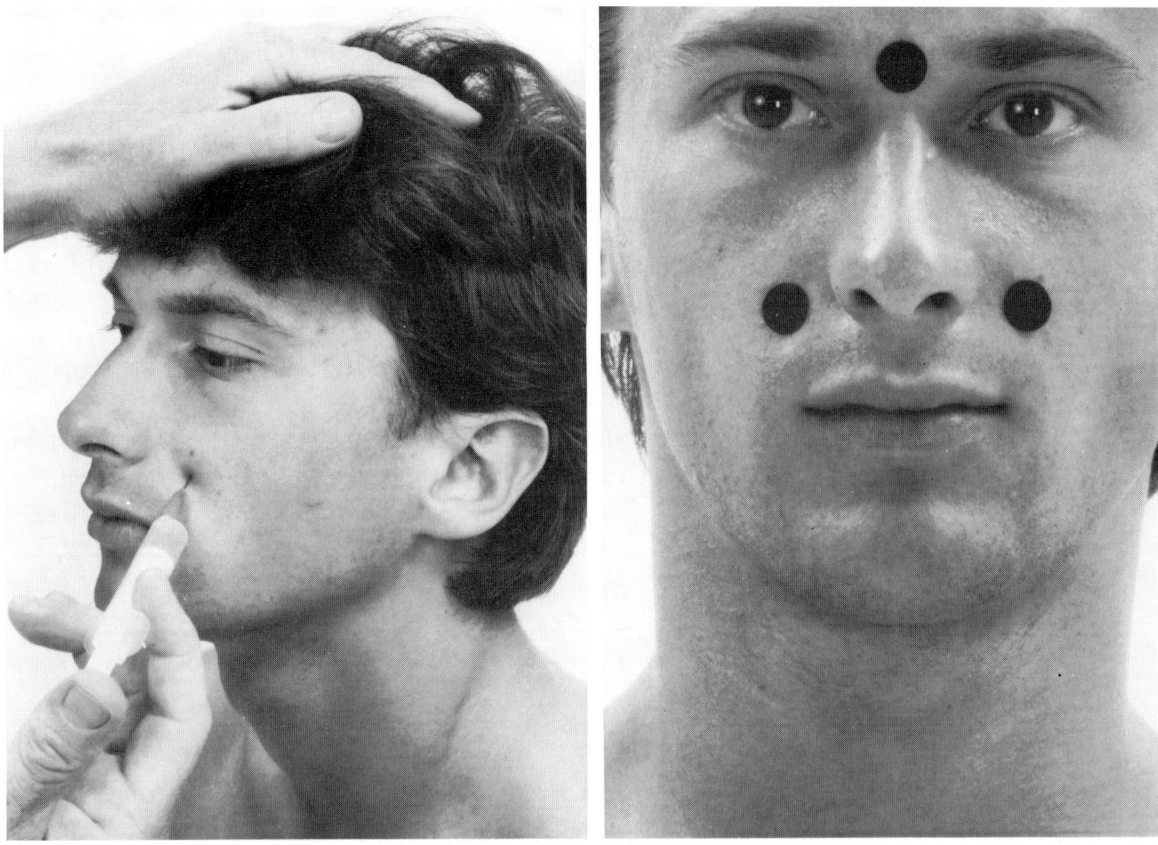

Abb. 110 Testung der Nasennebenhöhlen

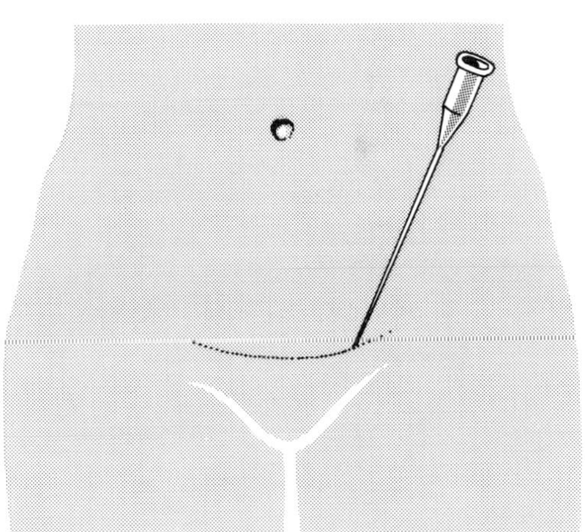

Abb. 111 Testung chronischer Entzündungen (Störfelder) der Organe des kleinen Beckens

Therapeutische Konsequenzen

Bei positiven Testergebnissen ergibt sich stets die Frage nach weiteren therapeutischen Konsequenzen.

Chronische Tonsillitiden müssen operativ saniert werden, ebenso wie Mandelreste nach Tonsillektomie.

Die chronische Sinusitis (wie ausgeführt, meist dentogen ausgelöst) erfordert ein kombiniertes Vorgehen. Die alleinige Operation der Kieferhöhle ist unzureichend, wenn die dentalen Störstellen im Oberkieferbereich unbeachtet bleiben (als solches sind alle in diesem Kapitel aufgelisteten dentalen Störstellenmöglichkeiten zu betrachten) (s. S. 209). Der Operateur muß daher diese dentalen Störstellen, den Antrumboden mit Durchwanderungsostitis und die chronisch entzündlich veränderte Antrumschleimhaut bis zum gesunden Knochen ausräumen.

Positive Testergebnisse beim Störfeld Beckenorgane sollen durch wiederholte suprapubische Infiltrationen an das vegetative Geflecht des kleinen Beckens gefestigt werden. Vielfach ist damit eine bleibende Entstörung zu erreichen.

Die Entstörung von Narben kann durch einige wiederholte Unterspritzungen gelingen. Treten weiterhin Rezidive auf, ist eine Narbenexzision ins Auge zu fassen.

Abschließend sei noch erwähnt, daß generell nach operativen Sanierungsmaßnahmen und entsprechender Abheilung das Operationsgebiet einige Male mit einem Lokalanästhetikum unterspritzt werden sollte. Es empfiehlt sich, die aus der Empirie erwachsene Bestätigung der damit verbundenen besseren Sanierungserfolge prinzipiell zu berücksichtigen.

Synopse

Die therapeutische Lokalanästhesie präsentiert sich als Infiltrationsbehandlung reiz(schmerz)tragender Strukturen mit einem Lokalanästhetikum. Therapeutisches Ziel ist der Reiz(Schmerz)abbau sowie die verbundene Entstörung einer oft weitreichenden Fehlreflektorik.
Therapeutische Lokalanästhesie muß demzufolge als Reflextherapie angesehen werden.
Therapietragendes Agens ist dabei nicht die initiale Anästhesiewirkung (die vielfach als durchaus positiver Ersteffekt zu werten ist), sondern die über die Unterbrechung der permanenten Reizdepolarisation gestörter Strukturen mögliche Entlastung des segmentalreflektorischen Komplexes. Erst eine damit einhergehende Tonusnormalisierung und der Abbau überschießender Sympathikusaktivitäten mit begleitender Reduzierung der Schmerz- und Entzündungsmediatoren im Reizgebiet schaffen die Voraussetzung für das Abklingen des Krankheitsgeschehens.
Die sich daraus ergebende unmittelbare therapeutische Konsequenz ist die Notwendigkeit der punktgenauen und strukturbedachten Applikation. Auf die diesbezüglich gegebenen Richtlinien sei ihrer Wesentlichkeit wegen nochmals hingewiesen:

Befunde an der Haut	- Therapie über die Haut
Befunde an der Muskulatur	- Therapie über die Muskulatur
Befunde am Gelenk	- Therapie über das Gelenk
Befunde am Nervensystem	- Therapie über das Nervensystem

Mit diesem einfachen Schlüssel kann nach vorausgegangener subtiler Diagnostik,die als Hauptkomponente die exakte körperliche Untersuchung (Palpation, Funktionsprüfung!) beinhalten muß, die therapeutische Lokalanästhesie, vor allem bei Schmerzsyndromen des Bewegungsapparates und bei bestimmten Kopfschmerzformen, erfolgreich eingesetzt werden. Ein großer Vorteil der therapeutischen Lokalanästhesie liegt, genauso wie bei anderen reflextherapeutischen Methoden, im nichtsystemischen Wirkungsmodus. Im Gegensatz zur oft langzeitig eingesetzten medikamentösen Therapie (NSAR) lassen sich Lokalanästhetika in der zur Infiltrationstherapie notwendigen geringen Dosierung nahezu nebenwirkungsfrei verwenden und ernste Komplikationen bei Beachtung der vorgestellten Kautelen gänzlich vermeiden. Als abschließendes Statement sei eine generelle Empfehlung erlaubt, die sich auf den Einsatzbereich der Infiltrationstherapie bezieht:

Bei gestörter Funktion als Remedium cardinale,
bei zerstörter Funktion als Remedium adjuvans

Literatur

Auberger, M.: Praktische Lokalanästhesie. Thieme, Stuttgart 1969

Bergsmann, O.: Akupunktur und Bewegungssystem. DZA 25/3 (1982) 89

Baldry, P.E.: Acupuncture, Trigger Points and musculoskeletal pain. Churchill Livingstone, New York 1989

Bergsmann, O., Meng, A.: Akupunktur und Bewegungsapparat, Versuch einer Synthese. Haug, Heidelberg 1982

Bergsmann, O., Bergsmann, R., Kellner, U. (Hrsg.): Grundsystem und Regulationsstörungen. Gedenkband der Arbeiten von G. Kellner. Haug, Heidelberg 1984

Bischko, J.: Einführung in die Akupunktur. Haug, Heidelberg 1970

Brügger, A., Rhonheimer, Ch.: Pseudoradiculäre Syndrome des Stammes. Huber, Bern, 1967

De La Fuye, R.: Traité de l'Acupuncture. Librairie Le François, Paris 1956

De La Fuye, R., Schmidt, H.: Die moderne Akupunktur. Hippokrates, Stuttgart 1952

Dittmar, F.: Die Untersuchung der reflektorischen und algetischen Krankheitszeichen. Haug, Ulm 1949

Dosch, P.: Lehrbuch der Neuraltherapie, 7. Aufl. Haug, Heidelberg 1977

Eder, M.: Grundsätzliches zur Therapie häufiger vertebragener Syndrome. Man. Med. 11/2 (1973) 25–28

Eder, M.: Chirotherapie bei vertebragenen Schmerzsyndromen. Kongreßband. Prakt. Arzt (1977a) 175–178

Eder, M.: Herdgeschehen - Komplexgeschehen. Haug, Heidelberg 1977b.

Eder, M.: Die Neuraltherapie in der Rehabilitation. Physik. Medizin und Rehabilitation 20/7 (1979) 353–355

Eder, M.: Die Therapeutische Lokalanästhesie. Der informierte Arzt 14/6 (1986) 28–32

Eder, M., Tilscher, H.: Zur Pathogenese und Klinik pseudoradikulärer Schmerzbilder. Man. Med. 19 (1981) 54

Eder, M., Tilscher, H.: Schmerzsyndrome der Wirbelsäule, 5. Aufl. Hippokrates, Stuttgart 1991

Eder, M., Tilscher, H.: Chirotherapie. Vom Befund zur Behandlung, 2. Aufl. Hippokrates, Stuttgart 1990

Fenz, E.: Behandlung rheumatischer Erkrankungen durch Anästhesie. Steinkopff, Darmstadt 1955

Gauer, O., Kramer, K., Jung, R.: Sensomotorik, Physiologie des Menschen. Bd. 14. Urban & Schwarzenberg, München/Berlin/Wien 1976

Glaser, E.M.: Die physiologischen Grundlagen der Gewöhnung. Thieme, Stuttgart 1968

Grill, F.: Die Behandlung von Schmerzsyndromen in der Orthopädie mit Akupunktur. Handbuch der Akupunktur u. Aurikulotherapie. Haug, Heidelberg 1977

Grill, F., Polt, E., Tilscher, H.: Die Anwendung der Schmerzpalpation bei der Akupunktur von Erkrankungen des Bewegungsapparates. DZA 21 (1978) 11

Gross, D.: Multifaktorielle interdisziplinäre Diagnose und konservative Therapie chronischer Schmerzzustände. Erfahrungsheilkunde 33 (1984) 498

Gross, D.: Therapeutische Lokalanästhesie. 3. Aufl. Hippokrates, Stuttgart 1985

Gross, D.: Therapeutische Lokalanästhesie. Bd. 2: Anwendung in Klinik und Praxis. Hippokrates, Stuttgart 1988

Gutzeit, K.: Wirbelsäule als Krankheitsfaktor. DMW 3 (1951) 44

Haus, W.H., Gerlach, W.: Rheumatismus und Bindegewebe. Steinkopff, Darmstadt 1966

Hansen, K.: Therapeutische Technik für die ärztliche Praxis. Thieme, Stuttgart 1952

Head, H.: Die Sensibilitätsstörungen der Haut bei Visceralerkrankungen. Hirschwald, Berlin 1898

Huneke, W.: Impletoltherapie. Hippokrates, Stuttgart 1952

Jesserer, H., Siegmeth, W., Steffen, C., Thumb, N. (Hrsg.): Praktische Rheumatologie, 2. Aufl. Österr. Rheumaliga 1984

Kellgren, H.H.: On the distribution of pain arising from deep somatic structures with charts of segmental pain areas. Clin. Sci. 4 (1939) 35

Kellner, G.: Nachweismethoden der Herderkrankungen und ihre Grundlagen. Therapiewoche 15 (1965) 24

Kibler, M.: Segmenttherapie bei Gelenkserkrankungen und inneren Krankheiten. Hippokrates, Stuttgart 1955

Killian, H.: Lokalanästhesie und Lokalanästhetika. 2. Aufl. Thieme, Stuttgart 1973

König, G., Wancura, I.: Neue chinesische Akupunktur. Maudrich, Wien 1975

König, G., Wancura, I.: Praxis und Theorie der neuen chinesischen Akupunktur, Band I. Maudrich, Wien 1979

Kossmann, B.: Klinische Methoden der Schmerztherapie. Ärztezeitschrift f. Naturheilverfahren 5 (1981) 256–264

Mackenzie, J.: Krankheitszeichen und ihre Auslegung. Kabitzsch, Würzburg 1917

Melzack, R., Wall, P.D.: Gate Control Theory of Pain. In. Pain Proc. Int. Symp. Pain. Soulairac, A.S. et al. (Eds). Academic Press, 1968

Menell, J.M.M.: Joint Play. In: Manuelle Medizin und ihre wissenschaftlichen

Grundlagen, hrsg. von H.D. Wolff. Verlag f. Medizin, Dr. E. Fischer, Heidelberg 1970

Mumenthaler, M., Schliack, H.: Läsionen peripherer Nerven, 2. Aufl. Thieme, Stuttgart 1973

Palos, St.: Die Muskelmeridiane. Haug, Heidelberg 1967

Popp, F.A.: Neue Horizonte in der Medizin. Haug, Heidelberg 1983

Stiefvater, E.: Akupunktur als Neuraltherapie. Haug, Saulgau 1953

Sutter, M.: Wesen, Klinik und Bedeutung spondylogener Reflexsyndrome. Schw. Rdsch. Med. 64 (1975) 42

Tilscher, H.: Zum Ausstrahlungsschmerz. In: Praktische Rheumatologie. Jesserer, H. et al. (Hrsg.) (1978) 227–228

Tilscher, H.: Ursachen für Lumbalsyndrome. Der Rheumatismus. Steinkopff, Darmstadt 1979

Tilscher, H.: Beeinflußbarkeit von Erkrankungen, besonders des Bewegungsapparates mittels segmental applizierter Lokaltherapie. In: Percutane Rheumatherapie, hrsg. von K. Chlud. Pharma Medical, Frankfurt 9 (1980) 12

Tilscher, H., Eder, M.: Rehabilitation von Wirbelsäulengestörten. Springer, Berlin/Heidelberg/New York 1983

Tilscher, H., Eder, M.: Reflextherapie, 2. Aufl. Hippokrates Verlag, Stuttgart 1989

Tilscher, H., Steinbrück, K.: Symptomatik und manualmedizinische Befunde der Hypermobilität. Orthop. Praxis 2 (1980) 16

Tilscher, H., Steinbrück, K., Hieke, P., Danielczyk, D.: Neuroorthopädische Probleme des Ausstrahlungsschmerzes. Orthop. Praxis 7 (1981) 531–536

Thurneysen, A.: Akupunktur und muskuläre Störungen. Akupunkturtheorie und Praxis 3 (1981) 131–137

Travell, J.G., Simons D.G.: Myofascial Pain and Dysfunction. The Trigger Point Manual. Williams & Wilkins, Baltimore/London 1983

Waller, U.: Pathogenese des spondylogenen Reflexsyndroms. Schw. Rdsch. Med. 42 (1975) 127

Wiener, N.: Kybernetik. Rowohlt, Hamburg 1969

Wolff, H.-D.: Manuelle Medizin und ihre wissenschaftlichen Grundlagen. Kongreßband. VfM, Heidelberg 1979

Zimmermann, M.: Physiologische Mechanismen von Schmerz und Schmerztherapie. Triangel 20 (1981) 1–2

Sachverzeichnis

Die **halbfett** gesetzten Zahlen beziehen sich auf die Abbildungen